Heidelberger Taschenbücher Band 171
Basistext Medizin

Barbara von Eidel

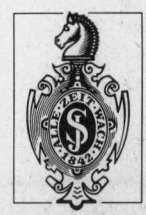

H. P. Latscha   H. A. Klein

Chemie für Mediziner

Begleittext zum Gegenstandskatalog
für die Fächer der Ärztlichen Vorprüfung

Sechste, überarbeitete Auflage

Mit 101 Abbildungen und 25 Tabellen

Springer-Verlag
Berlin Heidelberg New York Tokyo 1983

Professor Dr. Hans Peter Latscha
Anorganisch-Chemisches Institut
der Universität Heidelberg,
Im Neuenheimer Feld 270, 6900 Heidelberg 1

Dr. Helmut Alfons Klein
Bundesministerium für Arbeit und Sozialordnung
U.-Abt. Arbeitsschutz/Arbeitsmedizin
Rochusstr. 1, 5300 Bonn 1

ISBN 3-540-12745-3
6. Auflage Springer-Verlag Berlin Heidelberg New York Tokyo
ISBN 0-387-12745-3
6th edition Springer-Verlag New York Heidelberg Berlin Tokyo

ISBN 3-540-09613-2 5. Auflage Springer-Verlag Berlin Heidelberg New York
ISBN 0-387-09613-2 5th edition Springer-Verlag New York Heidelberg Berlin

CIP-Kurztitelaufnahme der Deutschen Bibliothek
Latscha, Hans P.: Chemie für Mediziner: Begleittext zum Gegenstandskatalog für d. Fächer d. ärztl. Vorprüfung / H. P. Latscha; H. A. Klein. – 6., überarb. Aufl. – Berlin; Heidelberg; New York; Tokyo : Springer, 1983.
(Heidelberger Taschenbücher; Bd. 171: Basistext Medizin)
ISBN 3-540-12745-3 (Berlin, Heidelberg, New York, Tokyo)
ISBN 0-387-12745-3 (New York, Heidelberg, Berlin, Tokyo)
NE: Klein, Helmut A.:; GT

Das Werk ist urheberrechtlich geschützt. Die dadurch begründeten Rechte, insbesondere die der Übersetzung, des Nachdruckes, der Entnahme von Abbildungen, der Funksendung, der Wiedergabe auf photomechanischem oder ähnlichem Wege und der Speicherung in Datenverarbeitungsanlagen bleiben, auch bei nur auszugsweiser Verwertung, vorbehalten. Die Vergütungsansprüche des § 54 Abs. 2 UrhG werden durch die „Verwertungsgesellschaft Wort", München, wahrgenommen.

© by Springer-Verlag Berlin Heidelberg 1974, 1975, 1976, 1977, 1980, 1983
Printed in Germany

Die Wiedergabe von Gebrauchsnamen, Handelsnamen, Warenbezeichnungen usw. in diesem Werk berechtigt auch ohne besondere Kennzeichnung nicht zu der Annahme, daß solche Namen im Sinne der Warenzeichen- und Markenschutz-Gesetzgebung als frei zu betrachten wären und daher von jedermann benutzt werden dürften.
Satz-, Druck und Bindearbeiten: Julius Beltz, Hemsbach/Bergstr.
2127/3140-543210

Vorwort zur sechsten Auflage

Diese Auflage basiert auf der fünften Auflage aus dem Jahre 1980. Sie berücksichtigt alle bis jetzt eingegangenen Korrekturvorschläge. Darüber hinaus wurde das SI-System durchgehend verwendet. Besonderen Dank sagen möchten wir den Herren Prof. F. P. Emmenegger, Freiburg (Schweiz) und Dr. H. Schick, Heidelberg für viele hilfreiche Anregungen.

Heidelberg, im September 1983   H. P. LATSCHA
                                                               H. A. KLEIN

Vorwort zur vierten Auflage

Die gute Aufnahme, die unser Buch bei den Studenten gefunden hat, machte innerhalb kurzer Zeit mehrere Auflagen notwendig. Die hier vorgelegte vierte Auflage wurde von uns eingehend überarbeitet, wobei die Wünsche unserer Leser soweit wie möglich berücksichtigt wurden.
Wie schon die vorangegangenen Auflagen lehnt sich auch dieses Buch eng an den Gegenstandskatalog an. Es geht in der Thematik selten über diesen Rahmen hinaus. Das Buch ist kein allgemeines Lehrbuch der Chemie, sondern als Lernhilfe für Medizinstudenten gedacht. Es unterscheidet sich von Lehrbüchern u. a. dadurch, daß mit Ausnahme spezieller Beispiele weder Vorkommen noch Darstellung noch Verwendung chemischer Substanzen berücksichtigt werden.
Wir wollten aber auch kein reines Antwortbuch zum Gegenstandskatalog schreiben. Dies erschien uns nicht sinnvoll, da die logische Abfolge der Lehrinhalte (bzw. Lernziele) eine Änderung der im Katalog angegebenen Reihenfolge in mehreren Fällen notwendig macht.

Um die Koordinierung mit dem neuen Lernzielkatalog zu erleichtern, sind die Lernzielnummern am Seitenrand angegeben. Außerdem wurde eine Zuordnungstabelle Lernziel-Seitenzahl aufgenommen. Einige Lernzielnummern treten mehrfach auf, weil es notwendig war, bestimmte Lernziele an mehreren Stellen des Buches zu berücksichtigen. Die Stichworte der Lernziele sind in der Regel im Text unterstrichen. Zum besseren Verständnis wurden zusätzlich Querverweise in den Text eingefügt. Für die Maßeinheiten sind nur noch die SI-Einheiten verwendet worden (Erläuterung siehe 2. und 3. Umschlagseite).

Das Buch stellt eine komprimierte Zusammenfassung des geforderten chemischen Grundwissens dar und verlangt daher im besonderen Maße eine aktive Mitarbeit des Lesers. Bei der Lektüre empfiehlt es sich, zuerst das jeweilige Kapitel ganz zu lesen und anschließend die Lernziele einzeln zu bearbeiten.

Um interessierten Lesern die Möglichkeit zu geben, sich über den Rahmen des Buches hinaus zu informieren, wurde die verwendete Literatur gesondert zusammengestellt.

Auf Übungsfragen zu den einzelnen Kapiteln wurde verzichtet, denn das Buch Examens-Fragen „Chemie für Mediziner" von Latscha, Schilling und Klein, das im J. F. Lehmanns-Verlag und im Springer-Verlag erschienen ist, enthält 400 multiple choice-Fragen zu dem angegebenen Stoffgebiet, aufgeteilt nach verschiedenen Fragetypen.

Wir bedanken uns bei unseren Lesern für wertvolle Anregungen. Besonderen Dank schulden wir den Herren Prof. W. Mayer, Prof. D. Hellwinkel, Prof. H. Ludwig, Heidelberg, für kritische Anmerkungen und Herrn Prof. W. Tochtermann, Kiel, für eine kritische Durchsicht größerer Teile des Manuskripts.

Heidelberg, im August 1977   H. P. LATSCHA
                                                                                          H. A. KLEIN

Inhaltsverzeichnis

Vorwort V

Allgemeine Chemie 1

Chemische Elemente und chemische Grundgesetze 2
Chemische Grundgesetze 3

Aufbau der Atome 5
Atomkern 5
Elektronenhülle 9
Atommodell von N. Bohr 9
Bohrsches Modell vom Wasserstoff-Atom 9
Atomspektren 11
Verbesserungen des Bohrschen Modells 11
Wellenmechanisches Atommodell des Wasserstoffatoms 12
Elektronenspin 14
Graphische Darstellung der Atomorbitale 14
Mehrelektronenatome 15

Periodensystem der Elemente 18
Einteilung der Elemente auf Grund ähnlicher Elektronenkonfiguration . 22
Periodizität einiger Eigenschaften 24

Moleküle, chemische Verbindungen und Reaktionsgleichungen . . 28
Reaktionsgleichungen 29
Stöchiometrische Rechnungen 31
Oxidationszahl 33

Chemische Bindung 35
Ionische (polare, heteropolare) Bindung, Ionenbeziehung 35
Kovalente Bindung (Atombindung) 38

MO-Theorie der kovalenten Bindung 39
VB-Theorie der kovalenten Bindung 41
Gesättigte Kohlenwasserstoffe 42
Ungesättigte Kohlenwasserstoffe 45
Metallische Bindung 47
Van der Waalssche Bindung 49
Komplexe und Komplexbindung 50

Materie und ihre Eigenschaften 54
Heterogene und homogene Stoffe 54
Zustandsformen der Materie (Aggregatzustände) 55
Gasförmiger Zustand 55
Flüssiger Zustand 59
Fester Zustand 61
Wechselwirkung zwischen Licht und Materie 62

Chemisches Gleichgewicht 65
Beeinflussung von Gleichgewichtslagen 68

Lösungen 71
Eigenschaften von Lösungsmitteln 71
Verhalten und Eigenschaften von Lösungen 74

Säuren und Basen 81
Elektrolytische Dissoziation 81
Broenstedsäuren und -basen und der Begriff des pH-Wertes 82
Säuren- und Basenstärke 85
Neutralisationsreaktionen 89
Konzentrationsmaße 90
Titrationskurven 98
pH-Abhängigkeit von Säuren- und Basen-Gleichgewichten 100
pH-Messung 104

Redoxvorgänge 107
Reduktion und Oxidation 107
Normalpotentiale von Redoxpaaren 109
Normalpotential und Reaktionsrichtung 113
Nernstsche Gleichung 115

Heterogene Gleichgewichte 119
Adsorption 120
Trennverfahren 120
Zerlegung homogener Stoffe 120
Ionenaustauscher 125

Kinetik und Energetik chemischer Reaktionen 127
Reaktionsordnung 128
Molekularität einer Reaktion 130
Konzentration-Zeit-Diagramme 131
Arrhenius-Gleichung 132
Parallelreaktionen 134

Thermodynamik 137
I. Hauptsatz der Thermodynamik 137
Anwendung des I. Hauptsatzes auf chemische Reaktionen 139
II. Hauptsatz der Thermodynamik (Teil 1) 140
Statistische Deutung der Entropie 144
II. Hauptsatz der Thermodynamik (Teil 2) 144
Zusammenhang zwischen ΔG und EMK 145
Anwendung des II. Hauptsatzes auf Lösungsvorgänge 146

Organische Chemie 151

Struktur, Stereochemie und Reaktionen von Kohlenwasserstoffen 152
Gesättigte Kohlenwasserstoffe 152
Offenkettige Alkane 152
Bau der offenkettigen Alkane 155
Cyclische Alkane und ihre Molekülstruktur 158
Das Steran-Gerüst 161
Eigenschaften und chemische Reaktionen der Alkane 164

Ungesättigte Kohlenwasserstoffe 166
Chemische Reaktionen 169
Aromatische Kohlenwasserstoffe 172
Wichtige organisch-chemische Reaktionsmechanismen 175

Heterocyclen 179

Verbindungen mit einfachen funktionellen Gruppen 182
Sauerstoff-Verbindungen 182
Alkohole (Alkanole) 182

Reaktionen mit Alkoholen 184
Ether 186
Phenole 188
Schwefel-Verbindungen 189
Thiole und Sulfide 189
Sulfonsäuren 190
Stickstoff-Verbindungen 192
Amine 192
Nitro-, Azo- und Diazo-Verbindungen 195

Verbindungen mit ungesättigten funktionellen Gruppen 198
Aldehyde und Ketone 199
Gemeinsame Reaktionen 199
Unterschiede in den Reaktionsweisen 204
Chinone 204
Carbonsäuren 207
Wichtige Carbonsäuren 208
Derivate der Carbonsäuren und ihre Reaktionen 210

Spezielle Ester 216
Lactone 216
Phosphorsäureester- und anhydride 216
Triglyceride und Phospholipide 219
Nitrile und Imine 221

Stereoisomerie 223
Molekülchiralität und Nomenklatur 224
R-S-Nomenklatur 225
D-L-Nomenklatur 228
Beispiele zur Stereochemie 229

Einige polyfunktionelle, natürliche Verbindungen 231
Hydroxy- und Ketocarbonsäuren 231

Aminosäuren 234

Peptide 238

Kohlenhydrate 241

Biopolymere 249
Polysaccharide 250

Proteine (Polypeptide) 254
Nucleinsäuren (DNA, RNA) 259

Funktionelle Gruppen in Naturstoffen (Beispiele) 262

Hinweise zur Nomenklatur organischer Verbindungen 265
Stammsysteme 265
Substituierte Systeme 266
Anwendungsbeispiel 270

**Literaturauswahl an weiterführenden Werken und
Literaturnachweis** 271

Sachverzeichnis 273

Zuordnungstabelle: Lernziel-Seitenzahl 283

Abbildungsnachweis 285

Maßeinheiten . . . . 2. und 3. Umschlagseite

Allgemeine Chemie

Chemische Elemente und chemische Grundgesetze

Die Chemie ist eine naturwissenschaftliche Disziplin. Sie befaßt sich mit der Zusammensetzung, Charakterisierung und Umwandlung von Materie. Unter Materie wollen wir dabei alles verstehen, was Raum einnimmt und Masse besitzt.
Die übliche Einteilung der Materie zeigt Abb. 1.

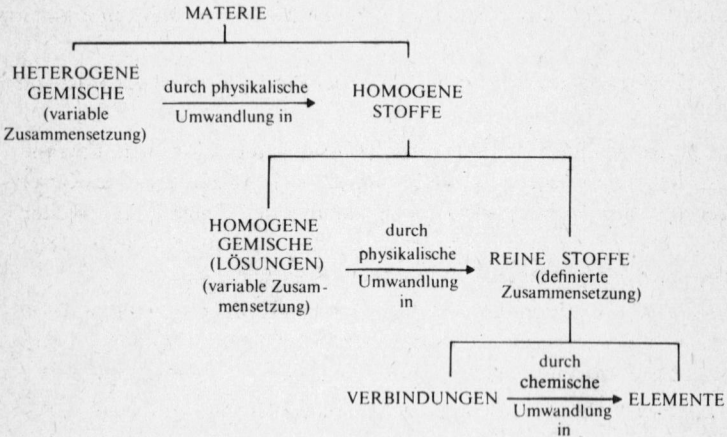

Abb. 1. Einteilung der Materie

Die chemischen Elemente in Abb. 1 sind Grundstoffe, die mit chemischen Methoden nicht weiter zerlegt werden können.

Die *Elemente* lassen sich unterteilen in *Metalle* (z. B. Eisen, Aluminium), *Nichtmetalle* (z. B. Kohlenstoff, Wasserstoff, Schwefel) und sog. *Halbmetalle* (z. B. Arsen, Antimon), die weder ausgeprägte Metalle noch Nichtmetalle sind.

Zur Zeit sind 107 chemische Elemente bekannt. Davon zählen 83 zu den Metallen, 17 zu den Nichtmetallen und 7 zu den Halbmetallen. Bei 20°C sind von 92 natürlich vorkommenden Elementen 11 Elemente gasförmig (Wasserstoff, Stickstoff, Sauerstoff, Chlor, Fluor, Edelgase), 2 flüssig (Quecksilber und Brom) und 79 fest. Die Elemente werden durch die Anfangsbuchstaben ihrer latinisierten Namen gekennzeichnet.

Beispiele: Wasserstoff H (hydrogenium), Sauerstoff O (oxygenium), Gold Au (aurum).

Chemische Grundgesetze

Schon recht früh versuchte man eine Antwort auf die Frage zu finden, in welchen Volumen- oder Gewichtsverhältnissen sich Elemente bei einer chemischen Umsetzung (Reaktion) vereinigen.

Die quantitative Auswertung von Gasreaktionen und Reaktionen von Metallen mit Sauerstoff ergab, daß bei chemischen Umsetzungen die Masse der Ausgangsstoffe (Edukte) gleich der Masse der Produkte ist, daß also die Gesamtmasse der Reaktionspartner im Rahmen der Meßgenauigkeit erhalten bleibt.

Bei einer chemischen Reaktion ist die Masse der Produkte gleich der Masse der Edukte.

Dieses *Gesetz von der Erhaltung der Masse* wurde 1785 von Lavoisier ausgesprochen. Die Einsteinsche Beziehung $E = m \cdot c^2$ zeigt, daß das Gesetz ein Grenzfall des Prinzips von der Erhaltung der Energie ist. Weitere Versuchsergebnisse sind das Gesetz der multiplen Proportionen (Dalton, 1803) und das Gesetz der konstanten Proportionen (Proust, 1810).

Gesetz der multiplen Proportionen: Die Gewichtsverhältnisse von zwei Elementen, die sich zu verschiedenen chemischen Substanzen vereinigen, stehen zueinander im Verhältnis einfacher ganzer Zahlen.

Gesetz der konstanten Proportionen: Chemische Elemente vereinigen sich in einem konstanten Gewichtsverhältnis.

Beispiel: Die Elemente Stickstoff und Sauerstoff bilden miteinander verschiedene Produkte. Die Gewichtsverhältnisse von Stickstoff und Sauerstoff verhalten sich in diesen Produkten wie 1:1, 1:2, 1:3 usw.

Auskunft über Volumenänderungen gasförmiger Reaktionspartner bei chemischen Reaktionen gibt das *chemische Volumengesetz* von Gay-Lussac (1808): Das Volumenverhältnis gasförmiger, an einer chemischen Umsetzung beteiligter Stoffe läßt sich bei gegebener Temperatur und gegebenem Druck durch einfache ganze Zahlen wiedergeben.

Ein einfaches Beispiel liefert hierfür die Elektrolyse von Wasser (Wasserzersetzung). Es entstehen zwei Volumenteile Wasserstoff auf ein Volumenteil

Sauerstoff. Entsprechend bildet sich aus zwei Volumenteilen Wasserstoff und einem Volumenteil Sauerstoff wieder Wasser.

Ein weiteres aus Experimenten abgeleitetes *Gesetz* wurde *von Avogadro* (1811) aufgestellt:

Gleiche Volumina „idealer" Gase enthalten bei gleichem Druck und gleicher Temperatur gleich viele Teilchen. (Zur Definition eines idealen Gases, s. S. 55).

Wenden wir dieses Gesetz auf die Umsetzung von Wasserstoff mit Chlor zu Chlorwasserstoff an, so folgt daraus, daß die Elemente Wasserstoff und Chlor aus zwei Teilchen bestehen müssen, denn aus je einem Volumenteil Wasserstoff und Chlor bilden sich zwei Volumenteile Chlorwasserstoff (Abb. 2):

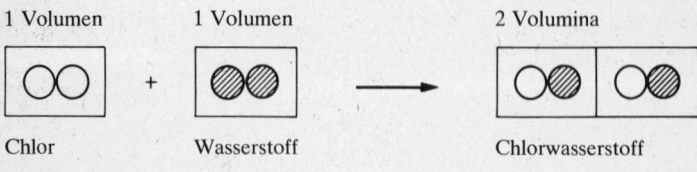

Abb. 2

Auch Elemente wie Fluor, Brom, Iod, Wasserstoff, Sauerstoff, Stickstoff oder z. B. Schwefel bestehen aus mehr als einem Teilchen. Eine einfache und plausible Erklärung dieser Gesetzmäßigkeiten war mit der 1808 von J. Dalton veröffentlichten *Atomhypothese* möglich. Danach sind die chemischen Elemente aus kleinsten, chemisch nicht weiter zerlegbaren Teilchen, den **Atomen** aufgebaut.

Aufbau der Atome

1.1.1 Zu Beginn des 20. Jahrhunderts war aus Experimenten bekannt, daß **Atome** aus mindestens zwei Arten von Teilchen bestehen müssen, aus negativ geladenen **Elektronen** und positiv geladenen **Protonen**. Über ihre Anordnung im Atom informierten Versuche von Lenard (1903), Rutherford (1911) u.a. Danach befindet sich im Zentrum eines Atoms der **Atomkern**. Er enthält den größten Teil der Masse (99,95–99,98%) und die gesamte positive Ladung des Atoms. Den Kern umgibt die **Atomhülle**. Sie besteht aus Elektronen (**Elektronenhülle**) und macht das Gesamtvolumen des Atoms aus.
Der Durchmesser eines Atoms beträgt ungefähr 10^{-8} cm ($= 0{,}1$ nm $= 100$ pm $= 1$ Å). Der Durchmesser eines Atomkerns liegt bei 10^{-12} cm, d.h. er ist zehntausendmal kleiner. Die Dichte des Atomkerns hat etwa den Wert 10^{14} g/cm^3.

Atomkern

Nach der Entdeckung der Radioaktivität (Becquerel, 1896) fand man, daß aus den Atomen eines Elements (z.B. Radium) Atome anderer Elemente (z.B. Blei und Helium) entstehen können. Daraus schloß man, daß die Atomkerne aus gleichen Teilchen aufgebaut sind. Tatsächlich bestehen die Kerne aller Atome aus den gleichen Kernbausteinen (Nucleonen), den **Protonen** und den **Neutronen** (Tabelle 1). (Diese vereinfachte Darstellung genügt für unsere Zwecke.)

Tabelle 1. Wichtige **Elementarteilchen** (subatomare Teilchen)

	Ladung	Relative Masse	Ruhemasse
Elektron	$-1\ (-e)$	10^{-4}	$0{,}0005\ u$; $m_e = 9{,}110 \cdot 10^{-31}$ kg
Proton	$+1\ (+e)$	1	$1{,}0072\ u$; $m_p = 1{,}673 \cdot 10^{-27}$ kg
Neutron	$0\ (n)$ (elektrisch neutral)	1	$1{,}0086\ u$; $m_n = 1{,}675 \cdot 10^{-27}$ kg

Aus den Massen von Elektron und Proton sieht man, daß das Elektron nur den $1/1837$ Teil der Masse des Protons besitzt. Über die Bedeutung von u s. S. 8.
Die Ladung eines Elektrons wird auch „elektrische Elementarladung" (e_0) genannt. Sie beträgt:

$e_0 = 1,602 \cdot 10^{-19} A \cdot s$ $(1 A \cdot s = 1 C).$

C = Coulomb
A = Ampère
s = Sekunde

1.1.2 Jedes chemische Element ist durch die Anzahl der Protonen im Kern seiner Atome charakterisiert. Die Protonenzahl heißt auch **Kernladungszahl**. Ein chemisches Element besteht also aus Atomen gleicher Kernladung. Da ein Atom elektrisch neutral ist, ist die Zahl seiner Protonen gleich der Zahl seiner Elektronen. Diese Zahl ist gleich der **Ordnungszahl,** nach der die Elemente im Periodensystem (s. S. 18) angeordnet sind. Die Anzahl der Protonen nimmt von Element zu Element jeweils um 1 zu.

Es wurde bereits erwähnt, daß der Atomkern praktisch die gesamte Atommasse in sich vereinigt und nur aus Protonen und Neutronen besteht. Die Summe aus der Zahl der Protonen und Neutronen wird **Nucleonenzahl (Massenzahl)** genannt. Sie ist stets ganzzahlig und entspricht ungefähr der Atommasse:

Nucleonenzahl − Protonenzahl = Neutronenzahl.

Diese Art der Berechnung stößt jedoch bei Elementen wie Chlor mit der Atommasse 35,45 auf Schwierigkeiten. Genauere Untersuchungen ergaben, daß Chlor in der Natur mit zwei Atomarten **(Nucliden)** vorkommt, die 18 bzw. 20 Neutronen neben jeweils 17 Protonen im Kern enthalten.

1.1.3 Derartige Atome mit unterschiedlicher Massenzahl, aber gleicher Protonenzahl heißen **Isotope** des betreffenden Elements. Nur 20 der natürlich vorkommenden Elemente sind sog. *Reinelemente* (keine Isotopengemische). Beispiele: F, Na, Al, P. Alle Isotope eines Elements haben chemisch die gleichen Eigenschaften. Wir ersehen daraus, daß ein Element nicht durch seine Massenzahl, sondern durch seine Kernladungszahl charakterisiert werden muß. Sie ist bei allen Atomen eines Elements gleich, während die Anzahl der Neutronen variieren kann. Es ist daher notwendig, zur Kennzeichnung der Nuclide und speziell der Isotope eine besondere Schreibweise zu verwenden. Die vollständige Kennzeichnung eines Elements ist auf folgende Weise möglich:

Nucleonenzahl   Ladungszahl
(Massenzahl)
              Elementsymbol
Ordnungszahl   Atomzahl

Beispiele:
$^{16}_{8}O_2^{2\ominus}$ besagt: doppelt negativ geladenes, aus zwei Atomen Sauerstoff der Kernladungszahl 8 und der Masse 16 aufgebautes Ion. Es handelt sich hierbei um das Peroxid-Ion, kurz $O_2^{2\ominus}$.
Untersucht man das Verhalten isotoper Nuclide, findet man Unterschiede. Diese sind im allgemeinen recht klein, können jedoch zur Isotopentrennung genutzt werden.
Unterschiede zwischen isotopen Nucliden auf Grund verschiedener Masse nennt man **Isotopieeffekte**.
Die Isotopieeffekte sind bei den Wasserstoff-Isotopen H, D und T größer als bei den Isotopen anderer Elemente, weil das Verhältnis der Atommassen 1:2:3 ist.
Die Tabellen 2 und 3 zeigen einige Beispiele für Unterschiede in den physikalischen Eigenschaften von H_2, HD, D_2 und T_2 sowie von H_2O (Wasser) und D_2O (schweres Wasser).

Tabelle 2. Physikalische Eigenschaften von Wasserstoff

Eigenschaften	H_2	HD	D_2	T_2
Siedepunkt in K	20,39	22,13	23,67	25,04
Gefrierpunkt in K	13,95	16,60	18,65	—
Verdampfungswärme beim Siedepunkt in $J \cdot mol^{-1}$	904,39	—	1226,79	1394,27

Tabelle 3. Physikalische Eigenschaften von H_2O und D_2O

Eigenschaften	H_2O	D_2O
Siedepunkt in °C	100	101,42
Gefrierpunkt in °C	0	3,8
Temperatur des Dichtemaximums in °C	3,96	11,6
Verdampfungswärme bei 25°C in $kJ \cdot mol^{-1}$	44,02	45,40
Schmelzwärme in $kJ \cdot mol^{-1}$	6,01	6,34
Dichte bei 20°C in $g \cdot cm^{-3}$	0,99823	1,10530

Die Isotope werden auf Grund ihrer Eigenschaften in **stabile** und **instabile Isotope** eingeteilt. Stabile Isotope zerfallen nicht. Der größte stabile Kern ist $^{209}_{83}Bi$.
Instabile Isotope (Radionuclide) sind **radioaktiv**, d.h. sie zerfallen in andere Nuclide und geben beim Zerfall Helium-Kerne, Elektronen, Photonen usw. ab. Man nennt die Erscheinung **radioaktive Strahlung**.

Für uns wichtig sind folgende Strahlungsarten:

α-Strahlung: Es handelt sich um Teilchen, die aus zwei Protonen und zwei Neutronen bestehen. Sie können als Helium-Atomkerne betrachtet werden: $^4_2He^{2\oplus}$ (Ladung +2, Masse $4u$). Die kinetische Energie von α-Teilchen liegt, je nach Herkunft, zwischen 4 und 6 MeV.

β-Strahlung: β-Strahlen bestehen aus Elektronen (Ladung −1, Masse $0,0005\ u$). Energie: 0,02–4 MeV.

γ-Strahlung: Elektromagnetische Strahlung sehr kleiner Wellenlänge (sehr harte Röntgenstrahlung). Sie besitzt keine Ladung und hat eine verschwindend kleine Masse (Photonenmasse). Kinetische Energie: 0,1–2 MeV.

Beispiele für natürliche und künstliche Isotope:

Erläuterungen: Die Prozentzahlen geben die natürliche Häufigkeit an. In der Klammer hinter der Strahlenart ist die Energie der Strahlung angegeben. $t_{1/2}$ ist die Halbwertzeit, a = Jahre, d = Tage. Medizinisch wichtige Isotope sind halbfett gedruckt.

Wasserstoffisotope: ^1_1H oder H (leichter Wasserstoff), 99,985 %.

^2_1H oder D (Deuterium, schwerer Wasserstoff), 0,0148 %.

^3_1H oder T (Tritium), β (0,0186 MeV), $t_{1/2} = 12,3$ a.

Kohlenstoffisotope: $^{12}_6C$, 98,892 %; $^{13}_6C$, 1,108 %; $^{14}_6C$, β (0,156 MeV), $t_{1/2} = 5730$ a.

Phosphorisotope: $^{31}_{15}P$, 100 %; $^{32}_{15}P$, β (1,71 MeV), $t_{1/2} = 14,3$ d.

Cobaltisotope: $^{59}_{27}Co$, 100 %; $^{60}_{27}Co$, β (0,314 MeV), γ (1,173 MeV, 1,332 MeV), $t_{1/2} = 5,26$ a.

Iodisotope: $^{125}_{53}I$, u. a., γ (0,035 MeV), $t_{1/2} = 60$ d; $^{127}_{53}I$, 100 %; $^{129}_{53}I$, β (0,150 MeV), γ (0,040 MeV), $t_{1/2} = 1,7 \cdot 10^7$ a; $^{131}_{53}I$, β (0,0606 MeV, 0,33 MeV, 0,25 MeV, …), γ (0,364 MeV, 0,637 MeV, 0,284 MeV …), $t_{1/2} = 8,05$ d

Messung radioaktiver Strahlung: Die meisten Meßverfahren nutzen die **ionisierende Wirkung** der radioaktiven Strahlung aus. *Photographische Techniken* (Schwärzung eines Films) sind nicht sehr genau, lassen sich aber gut zu Dokumentationszwecken verwenden. *Szintillationszähler* enthalten Stoffe (z. B. Zinksulfid, ZnS), welche die Energie der radioaktiven Strahlung absorbieren und in sichtbare Strahlung (Lichtblitze) umwandeln, die photoelektrisch registriert wird. Weitere bekannte Meßgeräte sind die *Wilsonsche Nebelkammer* und das *Geiger-Müller-Zählrohr*.

Die *Zerfallsgeschwindigkeiten* aller radioaktiven Substanzen folgen einem Gesetz erster Ordnung: Die Zerfallsgeschwindigkeit hängt von der Menge des radioaktiven Materials ab (vgl. S. 129).

1.1.4 s. S. 30

1.1.5 Die **Atommasse** ist die durchschnittliche Masse eines Atoms eines bestimmten chemischen Elements in der gesetzlichen atomphysikalischen Einheit: atomare Masseneinheit, Kurzzeichen: u.

Eine atomare Masseneinheit u ist $^1/_{12}$ der Masse des Kohlenstoffisotops der Masse 12 ($^{12}_{6}$C). In Gramm ausgedrückt ist $u = 1{,}66053 \cdot 10^{-24}$ g.

Beispiele:
Die Atommasse von Wasserstoff ist:

$A_H = 1{,}0079\ u$ bzw. $1{,}0079 \cdot 1{,}6605 \cdot 10^{-24}$ g.

Die Atommasse von Chlor ist:

$A_{Cl} = 35{,}435\ u$ bzw. $35{,}453 \cdot 1{,}6605 \cdot 10^{-24}$ g.

In der Chemie rechnet man ausschließlich mit Atommassen, die in atomaren Einheiten u ausgedrückt sind und läßt die Einheit meist weg. Man rechnet also mit den Zahlenwerten 1,0079 für Wasserstoff (H), 15,999 für Sauerstoff (O), 12,011 für Kohlenstoff (C) usw.
Diese Zahlenwerte sind identisch mit den früher üblichen (dimensionslosen) **relativen** Atommassen. Die früher ebenfalls gebräuchlichen **absoluten** Atommassen sind identisch mit den in Gramm ausgedrückten Atommassen. (Z. B. ist $1{,}0079 \cdot 1{,}6605 \cdot 10^{-24}$ g die absolute Atommasse von Wasserstoff.)

Elektronenhülle

Erhitzt man Gase oder Dämpfe chemischer Substanzen in der Flamme eines Bunsenbrenners oder im elektrischen Lichtbogen, so strahlen sie Licht aus. Wird dieses Licht durch ein Prisma oder Gitter zerlegt, erhält man ein diskontinuierliches Spektrum, d. h. ein Linienspektrum. Trotz einiger Ähnlichkeiten hat jedes Element ein charakteristisches Linienspektrum (Bunsen, Kirchhoff, 1860). Die Spektrallinien entstehen dadurch, daß die Atome Licht nur in diskreten Quanten (Photonen) ausstrahlen. Dies hat seinen Grund in der Struktur der Elektronenhülle.

Atommodell von N. Bohr (1913)

Von den klassischen Vorstellungen über den Bau der Atome wollen wir hier nur das Bohrsche Atommodell skizzieren.

Bohrsches Modell vom Wasserstoff-Atom

Das Wasserstoff-Atom besteht aus einem Proton und einem Elektron. Das Elektron (Masse m, Ladung $-e$) bewegt sich auf einer Kreisbahn vom Radius r

ohne Energieverlust (strahlungsfrei) mit der Lineargeschwindigkeit *v* um den Kern (Masse m_p, Ladung $+e$).
Die Umlaufbahn ist stabil, weil die Zentrifugalkraft, die auf das Elektron wirkt (mv^2/r), gleich ist der Coulombschen Anziehungskraft zwischen Elektron und Kern (e^2/r^2), d.h. es gilt:

$$\frac{mv^2}{r} = \frac{e^2}{r^2} \quad \text{oder} \quad mv^2 = \frac{e^2}{r}$$

Zur Vereinfachung der Gleichungen wird hier das elektrostatische Maßsystem verwendet

Die Energie *E* des Elektrons auf seiner Umlaufbahn setzt sich zusammen aus der potentiellen Energie E_{pot} und der kinetischen Energie E_{kin}:

$$E_{pot} = \int_{\infty}^{r} e^2/r^2 dr = -e^2/r; \quad E_{kin} = 1/2\, mv^2; \quad E = -e^2/2r.$$

Nach der Energiegleichung sind für das Elektron (in Abhängigkeit vom Radius *r*) alle Werte erlaubt von 0 (für $r = \infty$) bis ∞ (für $r = 0$). Damit das Modell mit den Atomspektren vereinbar ist, ersann Bohr eine Quantisierungsbedingung. Er verknüpfte den Bahndrehimpuls (*mvr*) des Elektrons mit dem Planckschen Wirkungsquantum *h* (beide haben die Dimension einer Wirkung):

$$mvr = n \cdot h/2\pi.$$

Für *n* (*Hauptquantenzahl*) dürfen nur ganze Zahlen (1, 2, ... bis ∞) eingesetzt werden. Zu jedem Wert von *n* gehört eine Umlaufbahn mit einer bestimmten Energie, welche einem „stationären" Zustand (**diskretes Energieniveau**) des Atoms entspricht. Kombiniert man die Gleichungen für *v* und *E* mit der Quantisierungsvorschrift, erhält man für den Bahnradius und die Energie des Elektrons auf einer Umlaufbahn:

$$r = \frac{n^2 h^2}{4\pi^2 m \cdot e^2} \quad \text{und} \quad E = -\frac{2\pi^2 m \cdot e^4}{n^2 h^2}$$

Für

$n = 1$ ist $r_1 = 52{,}92$ pm und $E_1 = -1313$ kJ $\cdot$ mol^{-1}
$n = 2$ ist $r_2 = 212$ pm und $E_2 = -328$ kJ $\cdot$ mol^{-1}.

Durch das negative Vorzeichen wird deutlich gemacht, daß der Wert für E_2 weniger negativ ist als derjenige für E_1. Daraus folgt, daß der Zustand mit E_1 die niedrigere Energie besitzt.
Der stabilste Zustand eines Atoms (Grundzustand) ist der Zustand niedrigster Energie. Höhere Bahnen (Zustände) heißen angeregte Zustände. Abb. 3 zeigt die Elektronenbahnen und die zugehörigen Energien für das Wasserstoffatom in Abhängigkeit von der Hauptquantenzahl *n*.

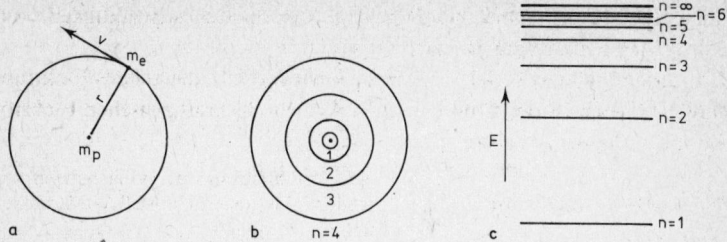

Abb. 3a–c. Bohrsches Atommodell. **a** Bohrsche Kreisbahn. **b** Bohrsche Kreisbahnen für das Wasserstoffatom mit n = 1, 2, 3 und 4. **c** Energieniveaus für das Wasserstoffatom mit n = 1, 2, 3, 4 ... ∞

Atomspektren

Nach Bohr sind Übergänge zwischen verschiedenen Bahnen bzw. energetischen Zuständen (Energieniveaus) möglich, wenn die Energiemenge, die der Energiedifferenz zwischen den betreffenden Zuständen entspricht, entweder zugeführt (absorbiert) oder in Form von elektromagnetischer Strahlung (Photonen) ausgestrahlt (emittiert) wird. Erhöht sich die Energie eines Atoms und entspricht die Energiezufuhr dem Energieunterschied zwischen zwei Zuständen E_m bzw. E_n, dann wird ein Elektron auf die höhere Bahn mit E_n angehoben. Kehrt es in den günstigeren Zustand E_m zurück, wird die Energiedifferenz $\Delta E = E_n - E_m$ als Licht (Photonen) ausgestrahlt.

Für den Zusammenhang der Energie eines Photons mit seiner Frequenz gilt eine von Einstein (1905) angegebene Beziehung:

$$E = h\nu.$$

Die Frequenz einer Spektrallinie in einem Atomspektrum ist demnach gegeben durch $\nu = \dfrac{\Delta E}{h}$. Die Linien in einem Spektrum entsprechen allen möglichen Elektronenübergängen.

Verbesserungen des Bohrschen Modells

Sommerfeld und Wilson erweiterten das Bohrsche Atommodell, indem sie es auf Ellipsenbahnen ausdehnten. Ellipsenbahnen haben im Gegensatz zum Kreis zwei Freiheitsgrade, denn sie sind durch die beiden Halbachsen bestimmt. Will man daher die Atomspektren durch Übergänge zwischen Ellipsenbahnen beschreiben, braucht man demzufolge zwei Quantenbedingungen. Man erhält

zu der Hauptquantenzahl n die sog. azimutale Quantenzahl k. Um Spektren von Atomen mit mehreren Elektronen erklären zu können, wurde k durch die Nebenquantenzahl l ersetzt ($k = l - 1$). Die Nebenquantenzahl l bestimmt den Bahndrehimpuls des Elektrons.
Als dritte Quantenzahl wurde die *magnetische Quantenzahl m* eingeführt. Sie bestimmt die Neigung der Ebene einer Ellipsenbahn gegen ein äußeres magnetisches Feld.
Trotz dieser und anderer Verbesserungen versagt das Bohrsche Modell in mehreren Fällen. Vor allem aber entbehren die stationären Zustände jeder theoretischen Grundlage.

1.1.6 Wellenmechanisches Atommodell des Wasserstoffatoms

Das wellenmechanische Modell berücksichtigt die Beobachtung, daß sich Elektronen je nach Versuchsanordnung wie Teilchen mit Masse, Energie und Impuls oder aber wie Wellen verhalten. Ferner beachtet es die Heisenbergsche Unschärfebeziehung, wonach es im atomaren Bereich unmöglich ist, von einem Teilchen gleichzeitig Ort und Impuls mit beliebiger Genauigkeit zu bestimmen.

Das Elektron des Wasserstoffatoms wird als eine kugelförmige, stehende (in sich selbst zurücklaufende) Welle im Raum um den Atomkern aufgefaßt. Die maximale Amplitude einer solchen Welle ist eine Funktion der Ortskoordinaten x, y und z: $\Psi(x, y, z)$. Das Elektron kann durch eine solche Wellenfunktion beschrieben werden. Ψ selbst hat keine anschauliche Bedeutung. Nach M. Born kann man jedoch das Produkt $\Psi^2 \, dxdydz$ als die Wahrscheinlichkeit interpretieren, das Elektron in dem Volumenelement $dV = dxdydz$ anzutreffen (**Aufenthaltswahrscheinlichkeit**). Nach E. Schrödinger läßt sich das Elektron auch als Ladungswolke mit der Dichte Ψ^2 auffassen (**Elektronendichteverteilung**).

1926 verknüpfte Schrödinger Energie und Welleneigenschaften eines Systems wie des Elektrons im Wasserstoffatom durch eine Differentialgleichung. Vereinfacht hat die „Schrödingergleichung" die Form:

$$H\Psi = E\Psi.$$

H heißt Hamilton-Operator und bedeutet die Anwendung einer Rechenoperation auf Ψ. H stellt die allgemeine Form der Gesamtenergie des Systems dar. E ist der Zahlenwert der Energie für ein bestimmtes System. Wellenfunktionen Ψ, die Lösungen der Schrödinger-Gleichung sind, heißen Eigenfunktionen. Die Energiewerte E, welche zu diesen Funktionen gehören, nennt man Eigenwerte. Die Eigenfunktionen entsprechen den stationären Zuständen des Atoms im Bohrschen Modell.

Ersetzt man die kartesischen Koordinaten durch Polarkoordinaten, haben die Lösungen der Schrödinger-Gleichung die allgemeine Form:

$\psi_{n,l,m} = R_{n,l}(r) \cdot Y_{l,m}(\vartheta, \varphi)$.

Diese Eigenfunktionen (Einteilchen-Wellenfunktionen) nennt man Atom-**Orbitale** (AO) (Mulliken, 1931). Das Wort Orbital ist ein Kunstwort und deutet die Beziehung zum Bohrschen Kreis an (englisch: orbit = Planetenbahn, Bereich).
Die Indizes n, l, m entsprechen der Hauptquantenzahl n, der Nebenquantenzahl l und der magnetischen Quantenzahl m. Die Quantenzahlen ergeben sich in diesem Modell gleichsam von selbst. $\Psi_{n,l,m}$ kann nur dann eine Lösung der Schrödinger-Gleichung sein, wenn die Quantenzahlen folgende Werte annehmen:

$n = 1, 2, 3, \ldots \infty$ (ganze Zahlen),
$l = 0, 1, 2, \ldots$ bis $n - 1$,
$m = +l, +(l - 1), \ldots 0, \ldots -(l - 1), -l$; m kann maximal $2l + 1$ Werte annehmen.

Atomorbitale werden durch ihre Nebenquantenzahl l gekennzeichnet, wobei man den Zahlenwerten für l aus historischen Gründen Buchstaben in folgender Weise zuordnet:

$l = 0, 1, 2, 3, \ldots$
    | | | |
   s, p, d, f, ...

Man sagt, ein Elektron besetzt ein Atom-Orbital und meint damit, daß es durch eine Wellenfunktion beschrieben werden kann, die eine Lösung der Schrödinger-Gleichung ist. Speziell spricht man von einem s-Orbital bzw. p-Orbital und versteht darunter ein Atom-Orbital, für das die Nebenquantenzahl l den Wert Null bzw. 1 hat.
Zustände gleicher Hauptquantenzahl bilden eine sog. **Schale**. Innerhalb einer Schale bilden die Zustände gleicher Nebenquantenzahl ein sog. **Niveau** (Unterschale): z.B. s-Niveau, p-Niveau, d-Niveau. Den Schalen mit den Hauptquantenzahlen $n = 1, 2, 3, \ldots$ werden die Buchstaben K, L, M usw. zugeordnet. Elektronenzustände, welche die gleiche Energie haben, nennt man *entartet*. Im freien Atom besteht das p-Niveau aus drei und das d-Niveau aus fünf entarteten AO.

Elektronenspin

Die Quantenzahlen n, l und m genügen nicht zur vollständigen Erklärung der Atomspektren, denn sie beschreiben gerade die Hälfte der erforderlichen Elektronenzustände. Dies veranlaßte 1925 Uhlenbeck und Goudsmit zu der Annahme, daß jedes Elektron neben seinem räumlich gequantelten Bahndrehimpuls einen Eigendrehimpuls hat. Dieser kommt durch eine Drehung des Elektrons um seine eigene Achse zustande und wird *Elektronenspin* genannt. Der Spin ist ebenfalls gequantelt. Je nachdem, ob die Spinstellung parallel oder antiparallel zum Bahndrehimpuls ist, nimmt die Spinquantenzahl s die Werte $+^1/_2$ oder $-^1/_2$ an. Die Spinrichtung wird durch einen Pfeil angedeutet: ↑ bzw. ↓. (Die Werte der Spinquantenzahl wurden spektroskopisch bestätigt.)

Graphische Darstellung der Atomorbitale

Der Übersichtlichkeit wegen zerlegt man oft die Wellenfunktion $\Psi_{n,l,m}$ in ihren sog. Radialteil $R_{n,l}(r)$, der nur vom Radius r abhängt, und in die sog. Winkelfunktion $Y_{l,m}(\varphi, \vartheta)$. Beide Komponenten von Ψ werden meist getrennt betrachtet.
Abb. 4 zeigt die sog. Polardiagramme der Winkelfunktion Y für s- und p-Orbitale (vom Elektron des Wasserstoffatoms). Die Diagramme entstehen, wenn man den Betrag von $Y_{l,m}$ für jede Richtung als Vektor vom Koordinatenursprung ausgehend aufträgt. Die Richtung des Vektors ist durch die Winkel φ und ϑ gegeben. Sein Endpunkt bildet einen Punkt auf der Oberfläche der räumlichen Gebilde in Abb. 4. Die Polardiagramme haben für unterschiedliche Kombinationen von l und m verschiedene Formen oder Orientierungen.
Für *s*-Orbitale ist $l = 0$. Daraus folgt: m kann $2 \cdot 0 + 1 = 1$ Wert annehmen, d.h. m kann nur Null sein. Das Polardiagramm für s-Orbitale ist daher *kugelsymmetrisch*.
Für *p*-Orbitale ist $l = 1$. m kann demnach die Werte $-1, 0, +1$ annehmen. Diesen Werten entsprechen drei verschiedene Orientierungen der p-Orbitale im Raum. Die Richtungen sind identisch mit den Achsen des kartesischen

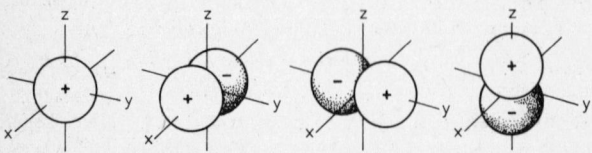

s-Funktion (l=0) p_x-Funktion (m=+1) p_y-Funktion (m=-1) p_z-Funktion (m=0)

Abb. 4. Graphische Darstellung der Winkelfunktion $Y_{0;0}$ und $Y_{1;-1,0,+1}$

Koordinatenkreuzes. Deshalb unterscheidet man meist zwischen p_x, p_y- und p_z-Orbitalen. Die Polardiagramme dieser Orbitale ergeben *hantelförmige* Gebilde. Beide Hälften einer solchen Hantel sind durch eine sog. *Knotenebene* getrennt. In dieser Ebene ist die Aufenthaltswahrscheinlichkeit eines Elektrons praktisch Null.
Beachte: Die Winkelfunktionen $Y_{l,m}$ sind von der Hauptquantenzahl *n* unabhängig. Sie sehen daher für alle Hauptquantenzahlen gleich aus. Das Atomorbital ist jedoch das Produkt aus der Radialfunktion und der Winkelfunktion. Sein Quadrat gibt die Aufenthaltswahrscheinlichkeit des Elektrons an. Abb. 5b zeigt ein 2*p*-Atomorbital. Man sieht deutlich den Unterschied zum Polardiagramm des 2*p*-Orbitals des Wasserstoffatoms in Abb. 4 und 5a.

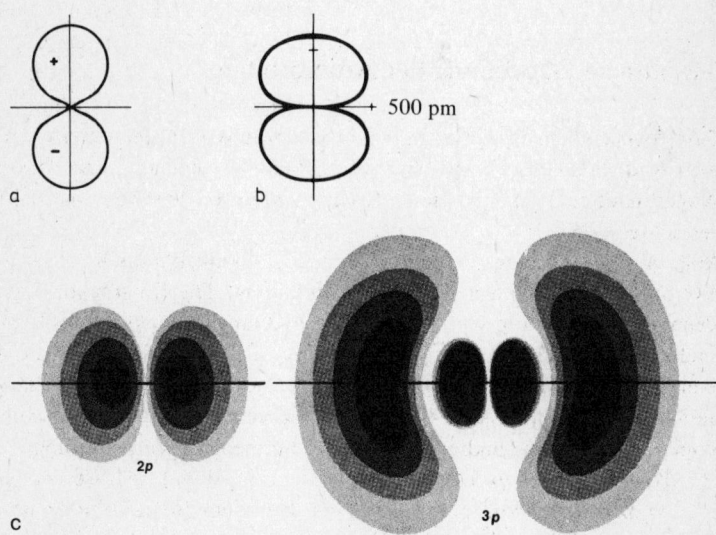

Abb. 5. a Darstellung der Winkelfunktion von ψ^2 2p_z: $Y_{1;0}$. **b** Darstellung eines **2*p*-Orbitals** des H-Atoms durch Begrenzungslinien. Durch Rotation um die senkrechte Achse entsteht das dreidimensionale Orbital, wobei ein Elektron in diesem Orbital mit 99%iger Wahrscheinlichkeit innerhalb des Rotationskörpers anzutreffen ist. **c** Konturliniendiagramm für 2*p*- und 3*p*-Orbitale. Die verschieden schraffierten Zonen entsprechen einer Aufenthaltswahrscheinlichkeit von 20%, 40%, 60% und 80%. (Aus: Allgemeine Chemie, Bd. I von R. S. Becker u. W. E. Wentworth. Stuttgart: Thieme 1976)

1.2.4 Mehrelektronenatome

Die Schrödinger-Gleichung läßt sich für Atome mit mehr als einem Elektron nicht exakt lösen. Man kann aber die Elektronenzustände in einem Mehrelektronenatom durch Wasserstoff-Orbitale wiedergeben, wenn man die Abhängigkeit der Orbitale von der Hauptquantenzahl berücksichtigt. Die Anzahl der Orbitale und ihre Winkelfunktionen sind die gleichen wie im Wasserstoffatom. Jedes Elektron eines Mehrelektronenatoms wird wie das Elektron des Wasserstoffatoms durch die vier Quantenzahlen n, l, m und s beschrieben.

Nach einem von Pauli ausgesprochenen Prinzip (**Pauli-Prinzip,** Pauli-Verbot) stimmen keine zwei Elektronen in allen vier Quantenzahlen überein.

Haben zwei Elektronen z. B. gleiche Quantenzahlen n, l, m, müssen sie sich in der Spinquantenzahl s unterscheiden. Hieraus folgt: Ein Atomorbital kann höchstens mit zwei Elektronen, und zwar mit antiparallelem Spin besetzt werden.

Besitzt ein Atom energetisch gleichwertige (entartete) Elektronenzustände, z. B. für $l = 1$ entartete p-Orbitale und werden mehrere Elektronen eingebaut, so erfolgt der Einbau derart, daß die Elektronen die Orbitale zuerst mit parallelem Spin besetzen (**Hundsche Regel**). Anschließend erfolgt paarweise Besetzung mit antiparallelem Spin, falls genügend Elektronen vorhanden sind.

Beispiel: Es sollen drei und vier Elektronen in ein p-Niveau eingebaut werden:

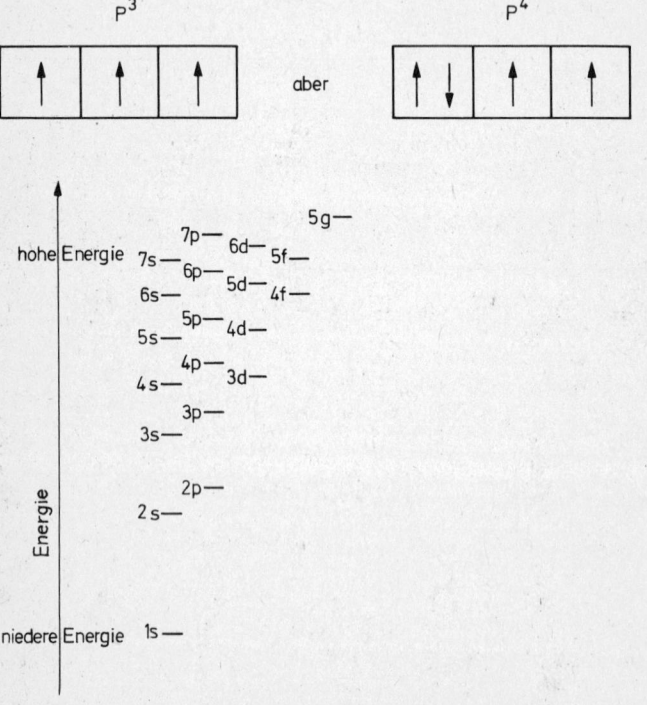

Abb. 6. Energieniveauschema für vielelektronische Atome

Niveaus unterschiedlicher Energie werden in der Reihenfolge zunehmender Energie mit Elektronen besetzt (Abb. 6).
Die Elektronenzahl in einem Niveau wird als Index rechts oben an das Orbitalsymbol geschrieben. Die Kennzeichnung der Schale, zu welcher das Niveau gehört, erfolgt, indem man die zugehörige Hauptquantenzahl vor das Orbitalsymbol schreibt. Beispiel: 1 s^2 (sprich: eins s zwei) bedeutet: In der K-Schale ist das s-Niveau mit zwei Elektronen besetzt.
Die Elektronenanordnung in einem Atom nennt man auch seine **Elektronenkonfiguration**. Jedes Element hat seine charakteristische Elektronenkonfiguration.
Abb. 6 zeigt die Reihenfolge der Orbitalbesetzung in (neutralen) Mehrelektronenatomen, wie sie experimentell gefunden wird.
Ist die Hauptquantenzahl $n = 1$, so existiert nur das 1s-AO.
Besitzt ein Atom ein Elektron und befindet sich dieses im 1s-AO, besetzt das Elektron den stabilsten Zustand (Grundzustand), s. S. 10!
Abb. 7 zeigt die Besetzung der Elektronenschalen. Die maximale Elektronenzahl einer Schale ist $2n^2$.
Für die Reihenfolge der Besetzung beachte Abb. 6!

Schale	Hauptquantenzahl n	Nebenquantenzahl l	Elektronentypus	Magnetische Quantenzahl m	Spinquantenzahl $s = \pm^1/_2$	Elektronen je Teilschale maximal	Maximale Elektronenzahl für die ganze Schale
K	1	0	s	0	$\pm^1/_2$	2	2
L	2	0	s	0	$\pm^1/_2$	2	8
		1	p	$-1,0,+1$	$\pm^1/_2$	$3 \times 2 = 6$	
M	3	0	s	0	$\pm^1/_2$	2	18
		1	p	$-1,0,+1$	$\pm^1/_2$	$3 \times 2 = 6$	
		2	d	$-2,-1,0,+1,+2$	$\pm^1/_2$	$5 \times 2 = 10$	
N	4	0	s	0	$\pm^1/_2$	2	32
		1	p	$-1,0,+1$	$\pm^1/_2$	$3 \times 2 = 6$	
		2	d	$-2,-1,0,+1,+2$	$\pm^1/_2$	$5 \times 2 = 10$	
		3	f	$-3,-2,-1,0,+1,+2,+3$	$\pm^1/_2$	$7 \times 2 = 14$	

Abb. 7

1.2 Periodensystem der Elemente

1.2.1 Das beste Ergebnis vieler Versuche, die Elemente auf Grund ihrer chemischen und physikalischen Eigenschaften zu ordnen, ist das 1869 von D. Mendelejew und L. Mayer unabhängig voneinander aufgestellte Periodensystem der Elemente. Beide Forscher benutzten die Atommasse als ordnendes Prinzip. Da die Atommasse von der Häufigkeit der Isotope eines Elements abhängt, wurden einige Änderungen nötig, als man zur Ordnung der Elemente ihre Kernladungszahl heranzog. Aus den Röntgenspektren der Elemente konnte 1913 Moseley experimentell ihre lückenlose Reihenfolge bestätigen.

Ordnet man die Elemente mit zunehmender **Kernladungszahl** (Ordnungszahl) und faßt chemisch ähnliche („verwandte") Elemente in Gruppen zusammen, erhält man das **„Periodensystem der Elemente",** wie es Abb. 11 zeigt (s. S. 21).

1.2.4 Eine logische Ableitung des Periodensystems aus den Elektronenzuständen der Elemente erlaubt das sog. „Aufbauprinzip". Ausgehend vom Wasserstoffatom werden die Energieniveaus entsprechend ihrer energetischen Reihenfolge besetzt. Abb. 8 zeigt die Reihenfolge der Besetzung. Tabelle 4 und Abb. 9 enthalten das Ergebnis in Auszügen.

Abb. 10 zeigt eine vereinfachte Darstellung des Atomaufbaus nach dem Bohrschen Atommodell für die Elemente Lithium bis Chlor.

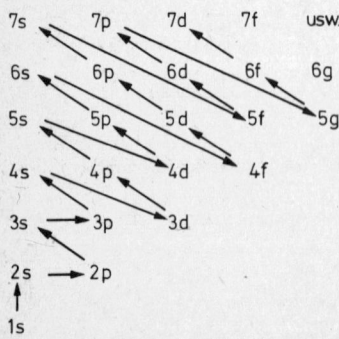

Abb. 8. Reihenfolge der Besetzung von Atomorbitalen

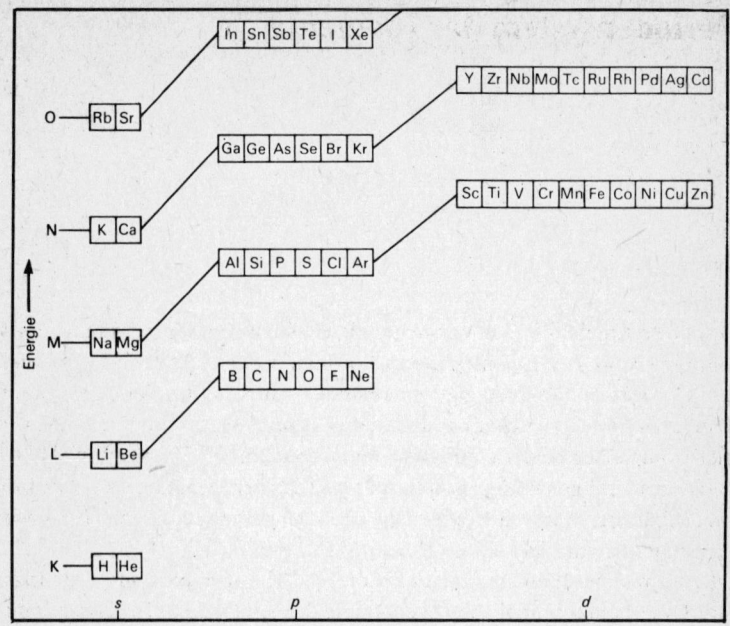

Abb. 9. Energieniveauschemata der wichtigsten Elemente

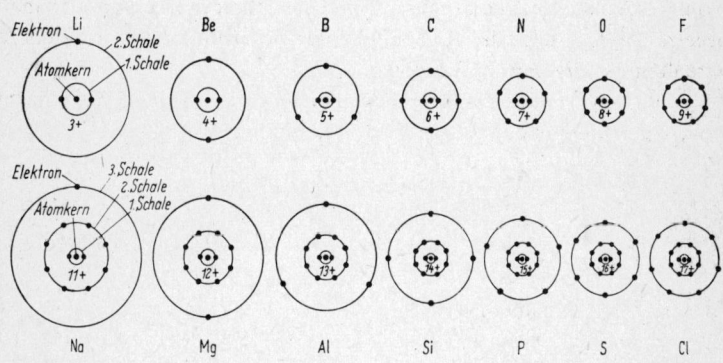

Abb. 10. Elektronenschalen und relative Atomradien der Elemente Lithium bis Chlor

Tabelle 4

Z	K 1s	L 2s 2p	M 3s 3p 3d	N 4s 4p 4d 4f	O 5s 5p 5d 5f	P 6s 6p 6d	Q 7s
1 H	1						
2 He	2						
3 Li	2	1					
4 Be	2	2					
5 B	2	2 1					
6 C	2	2 2					
7 N	2	2 3					
8 O	2	2 4					
9 F	2	2 5					
10 Ne	2	2 6					
11 Na	2	2 6	1				
12 Mg	2	2 6	2				
13 Al	2	2 6	2 1				
14 Si	2	2 6	2 2				
15 P	2	2 6	2 3				
16 S	2	2 6	2 4				
17 Cl	2	2 6	2 5				
18 Ar	2	2 6	2 6				
19 K	2	2 6	2 6	1			
20 Ca	2	2 6	2 6	2			
21 Sc	2	2 6	2 6 1	2			
22 Ti	2	2 6	2 6 2	2			
23 V	2	2 6	2 6 3	2			
24 Cr	2	2 6	2 6 5	1			
25 Mn	2	2 6	2 6 5	2			
26 Fe	2	2 6	2 6 6	2			
27 Co	2	2 6	2 6 7	2			
28 Ni	2	2 6	2 6 8	2			
29 Cu	2	2 6	2 6 10	1			
30 Zn	2	2 6	2 6 10	2			
87 Fr	2	2 6	2 6 10	2 6 10 14	2 6 10	2 6	1
88 Ra	2	2 6	2 6 10	2 6 10 14	2 6 10	2 6	2
89 Ac	2	2 6	2 6 10	2 6 10 14	2 6 10	2 6 1	2 ?
90 Th	2	2 6	2 6 10	2 6 10 14	2 6 10	2 6 2	2 ?
91 Pa	2	2 6	2 6 10	2 6 10 14	2 6 10 2	2 6 1	2 ?
92 U	2	2 6	2 6 10	2 6 10 14	2 6 10 3	2 6 1	2

Ordnungszahl 25 — Atommasse[1] 54,94 — Symbol Mn — Name Mangan

[1] Durchschnittliche Atommasse der natürlichen Isotopenverteilung. Eingeklammerte Werte sind die Massenzahlen des stabilsten oder am besten untersuchten Isotops.

Gruppe Ia	IIa	III b	IV b	V b	VI b	VII b	VIII b	VIII b	VIII b	I b	II b	IIIa	IVa	Va	VIa	VIIa	VIIIa
1 1,008 H Wasserstoff																	2 4,003 He Helium
3 6,939 Li Lithium	4 9,012 Be Beryllium											5 10,811 B Bor	6 12,011 C Kohlenstoff	7 14,007 N Stickstoff	8 15,999 O Sauerstoff	9 18,998 F Fluor	10 20,183 Ne Neon
11 22,990 Na Natrium	12 24,312 Mg Magnesium											13 26,982 Al Aluminium	14 28,086 Si Silizium	15 30,974 P Phosphor	16 32,064 S Schwefel	17 35,453 Cl Chlor	18 39,948 Ar Argon
19 39,10 K Kalium	20 40,08 Ca Calcium	21 44,96 Sc Scandium	22 47,90 Ti Titan	23 50,94 V Vanadium	24 52,00 Cr Chrom	25 54,94 Mn Mangan	26 55,84 Fe Eisen	27 58,93 Co Kobalt	28 58,71 Ni Nickel	29 63,54 Cu Kupfer	30 65,38 Zn Zink	31 69,72 Ga Gallium	32 72,59 Ge Germanium	33 74,92 As Arsen	34 78,96 Se Selen	35 79,91 Br Brom	36 83,80 Kr Krypton
37 85,47 Rb Rubidium	38 87,62 Sr Strontium	39 88,91 Y Yttrium	40 91,22 Zr Zirkon	41 92,91 Nb Niob	42 95,94 Mo Molybdän	43 (98) Tc Technetium	44 101,07 Ru Ruthenium	45 102,91 Rh Rhodium	46 106,4 Pd Palladium	47 107,87 Ag Silber	48 112,40 Cd Cadmium	49 114,82 In Indium	50 118,69 Sn Zinn	51 121,75 Sb Antimon	52 127,60 Te Tellur	53 126,90 I Iod	54 131,30 Xe Xenon
55 132,91 Cs Cäsium	56 137,34 Ba Barium	57 138,91 La Lanthan	72 178,49 Hf Hafnium	73 180,95 Ta Tantal	74 183,85 W Wolfram	75 186,2 Re Rhenium	76 190,2 Os Osmium	77 192,2 Ir Iridium	78 195,1 Pt Platin	79 196,97 Au Gold	80 200,59 Hg Quecksilber	81 204,37 Tl Thallium	82 207,2 Pb Blei	83 208,98 Bi Bismut	84 (210) Po Polonium	85 (210) At Astat	86 (222) Rn Radon
87 (223) Fr Francium	88 (226) Ra Radium	89 (227) Ac Actinium	104 (257/60) Ku Kurtschatovium	105 (260) Ha Hahnium													

58 140,12 Ce Cer	59 140,91 Pr Praseodym	60 144,24 Nd Neodym	61 (147) Pm Promethium	62 150,35 Sm Samarium	63 151,96 Eu Europium	64 157,25 Gd Gadolinium	65 158,93 Tb Terbium	66 162,50 Dy Dysprosium	67 164,93 Ho Holmium	68 167,26 Er Erbium	69 168,93 Tm Thulium	70 173,04 Yb Ytterbium	71 174,97 Lu Lutetium
90 232,04 Th Thorium	91 (231) Pa Protactinium	92 238,03 U Uran	93 (237) Np Neptunium	94 (239) Pu Plutonium	95 (243) Am Americium	96 (247) Cm Curium	97 (249) Bk Berkelium	98 (252) Cf Californium	99 (254) Es Einsteinium	100 (257) Fm Fermium	101 (258) Md Mendelevium	102 (255) No Nobelium	103 (257) Lr Lawrencium

Abb. 11. Periodensystem der Elemente

Das Periodensystem läßt sich unterteilen in **Perioden** und **Gruppen**. Es gibt 7 Perioden und 16 Gruppen (8 Haupt- und 8 Nebengruppen). Die Perioden sind die (horizontalen) Zeilen. Innerhalb einer Periode sind die Elemente von links nach rechts nach steigender Ordnungszahl bzw. Elektronenzahl angeordnet. So hat Calcium (Ca) ein Elektron mehr als Kalium (K), oder Schwefel (S) ein Elektron mehr als Phosphor (P). Elemente, die in einer (vertikalen) Spalte untereinander stehen, bilden eine Gruppe. Sie besitzen die gleiche Anzahl Valenzelektronen (das sind die Elektronen in den äußeren Schalen) und sind deshalb einander chemisch ähnlich („Elementfamilie").

1.2.2 s. S. 24

1.2.3 Einteilung der Elemente auf Grund ähnlicher Elektronenkonfiguration

Edelgase: Bei den Edelgasen gilt für die äußersten Elektronenschalen: He $1s^2$, Ne $2s^2p^6$, Ar $3s^2p^6$ usw. Die Elektronenkonfiguration s^2p^6 ist energetisch besonders günstig („**Edelgaskonfiguration**"). Edelgase sind demzufolge extrem reaktionsträge und haben hohe Ionisierungsenergien (s. S. 26). Lediglich mit Fluor und Sauerstoff ist bei den schweren Edelgasen Verbindungsbildung möglich.
Hauptgruppenelemente („repräsentative" Elemente): Bei den Hauptgruppenelementen werden beim Durchlaufen einer Periode von links nach rechts die äußeren Schalen besetzt. Mit Ausnahme der *äußersten* sind die übrigen Schalen entweder vollständig besetzt oder leer oder besitzen eine anderweitig stabile Konfiguration.

1.2.4 s. S. 18 und S. 19.
1.2.5 Beispiele für Hauptgruppenelemente sind — nach Gruppen eingeteilt — (biochemisch wichtige Elemente sind unterstrichen):
   1. Gruppe: Wasserstoff (H), Lithium (Li), Natrium (Na), Kalium (K)
   2. Gruppe: Magnesium (Mg), Calcium (Ca), Barium (Ba)
   3. Gruppe: Bor (B), Aluminium (Al)
   4. Gruppe: Kohlenstoff (C), Silicium (Si), Blei (Pb)
   5. Gruppe: Stickstoff (N), Phosphor (P), Arsen (As)
   6. Gruppe: Sauerstoff (O), Schwefel (S)
   7. Gruppe: Fluor (F), Chlor (Cl), Brom (Br), Iod (I)
   8. Gruppe: Helium (He), Neon (Ne)

Die Metalle der 1. Gruppe werden auch Alkalimetalle genannt und die der 2. Gruppe Erdalkalimetalle. Die Elemente der 6. Gruppe sind die sog. Chalkogene und die der 7. Gruppe die sog. Halogene. In der 8. Gruppe stehen die Edelgase.

Übergangselemente **(Nebengruppenelemente):** Bei den Übergangselementen werden beim Durchlaufen einer Periode von links nach rechts Elektronen in innere Schalen eingebaut. Es werden die 3d-, 4d-, 5d- und 6d-Zustände besetzt. Übergangselemente nennt man üblicherweise die Elemente mit den Ordnungszahlen 21–30, 39–48 und 72–80. Sie haben mit Ausnahme der letzten und z. T. vorletzten Elemente jeder Übergangselementreihe unvollständig besetzte *d*-Orbitale in der *zweit*äußersten Schale. Anomalien bei der Besetzung treten auf, weil halb- und vollbesetzte Zustände besonders stabil (energiearm) sind. So hat Chrom (Cr) ein 4s-Elektron aber fünf 3d-Elektronen, und Kupfer (Cu) hat ein 4s-Elektron und zehn 3d-Elektronen.

Bei den sog. „inneren" *Übergangselementen* werden die 4f- und 5f-Zustände der *dritt*äußersten Schale besetzt. Es sind die Lanthaniden oder Seltenen Erden (Ce bis Lu) und Actiniden (Th bis Lr). Alle Übergangselemente sind Metalle; die meisten von ihnen bilden Komplexverbindungen (vgl. S. 50).

1.2.6 Biochemisch wichtige Übergangselemente, die teilweise nur als sog. Spurenelemente im Organismus vorkommen, sind: Eisen (Fe), Cobalt (Co), Kupfer (Cu), Zink (Zn), Chrom (Cr), Molybdän (Mo) und Mangan (Mn).

1.2.7 Beispiele für *medizinisch* wichtige Elemente sind Helium (He), Lithium (Li), Barium (Ba), Blei (Pb), Arsen (As), Quecksilber (Hg), Technetium (Tc).

Valenzelektronenzahl und Oxidationsstufen
Die Elektronen in der äußersten Schale der Elemente sind für ihre chemischen und z. T. auch physikalischen Eigenschaften verantwortlich. Weil die Elemente nur mit Hilfe dieser Elektronen miteinander verknüpft werden können, d. h. Bindungen (Valenzen) ausbilden können, nennt man diese Außenelektronen auch **Valenzelektronen**.
Die Valenzelektronen bestimmen also das chemische Verhalten der Elemente. Wird einem neutralen chemischen Element durch irgendeinen Vorgang **ein** Valenzelektron entrissen, wird es **ein**fach positiv geladen. Es entsteht ein **ein**wertiges *Kation* (s. S. 81). Das Element wird oxidiert (s. S. 107), seine **Oxidationsstufe** (Oxidationszahl s. S. 33) ist +1. Die Oxidationszahl −1 erhält man, wenn einem neutralen Element ein Valenzelektron zusätzlich hinzugefügt wird. Es entsteht ein *Anion* (s. S. 81). Höhere bzw. tiefere Oxidationsstufen werden entsprechend durch Subtraktion bzw. Addition mehrerer Valenzelektronen erhalten.
Beachte: Als *Ionen* bezeichnet man geladene Teilchen (Atome, Moleküle); positiv geladene werden *Kationen,* negativ geladene *Anionen* genannt. Die jeweilige Ladung wird mit dem entsprechenden Vorzeichen oben rechts an dem Element, Molekül etc. angegeben z. B. $Cl^{\ominus}$, $SO_4^{2\ominus}$, $Cr^{3\oplus}$.

1.2.2 Periodizität einiger Eigenschaften

Es gibt viele Eigenschaften der Elemente, die sich periodisch mit zunehmender Ordnungszahl ändern. Einige von ihnen sind Gegenstand des Lernzieles 1.2.2.

1. Atom- und Ionenradien. Aus Abb. 12 kann man entnehmen, daß die Atomradien innerhalb einer Gruppe von oben nach unten zunehmen (Vermehrung der Elektronenschalen). Innerhalb einer Periode nehmen die Atomradien von links nach rechts ab, wegen stärkerer Kontraktion infolge zunehmender Kernladung bei konstanter Schalenzahl.
Diese Aussagen gelten analog für die Radien der Kationen bzw. Anionen.

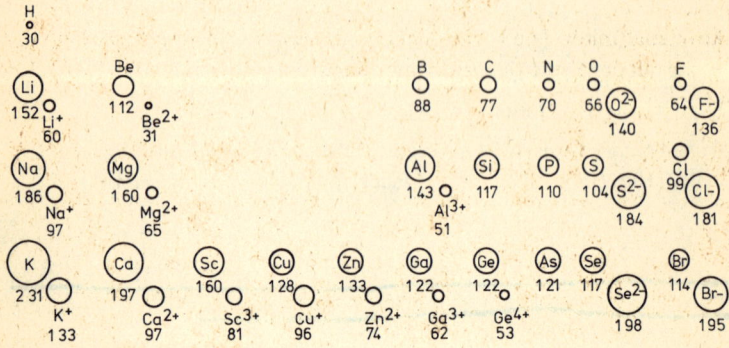

Abb. 12. Atom- und Ionenradien (in *pm*)

2. Elektronegativität. Nach L. Pauling ist die Elektronegativität ein **Maß** für das Bestreben eines Atoms, in einer **kovalenten Einfachbindung** Elektronen an sich zu ziehen. Abb. 13 zeigt die von Pauling angegebenen Werte für eine Reihe wichtiger Elemente. Wie man deutlich sehen kann, nimmt die Elektronegativität innerhalb einer Periode von links nach rechts zu und innerhalb einer Gruppe von oben nach unten meist ab. Fluor wird als negativstem Element willkürlich die Zahl 4 zugeordnet. Demzufolge handelt es sich bei den Zahlenwerten in Abb. 13 um relative Zahlenwerte.

H 2,1						H 2,1
Li 1,0	Be 1,5	B 2,0	C 2,5	N 3,0	O 3,5	F 4,0
Na 0,9	Mg 1,2	Al 1,5	Si 1,8	P 2,1	S 2,5	Cl 3,0
K 0,8	Ca 1,0				Se 2,4	Br 2,8
Rb 0,8	Sr 1,0				Te 2,1	I 2,4
Cs 0,7	Ba 0,9					

Abb. 13. Elektronegativitäten nach Pauling

3. Elektronenaffinität. Die Elektronenaffinität (EA) ist definiert als diejenige Energie, die mit der Elektronenaufnahme durch ein gasförmiges Atom oder Ion verbunden ist:

$$X + e^\ominus \longrightarrow X^\ominus; \quad Cl + e^\ominus \longrightarrow Cl^\ominus; \quad EA = -387 \text{ kJ} \cdot \text{mol}^{-1}$$

Beispiel: Das Chlor-Atom nimmt ein Elektron auf und geht in das $Cl^\ominus$-Ion über. Hierbei wird eine Energie von 356 kJ · mol^{-1} frei (negatives Vorzeichen). Nimmt ein Atom mehrere Elektronen auf, so muß Arbeit gegen die abstoßende Wirkung des ersten „überschüssigen" Elektrons geleistet werden. Die Elektronenaffinität hat dann einen positiven Wert.

Innerhalb einer Periode nimmt der Absolutwert der Elektronenaffinität i. allg. von links nach rechts zu und innerhalb einer Gruppe von oben nach unten ab. Tabelle 5 enthält einige Elektronenaffinitäten.

Tabelle 5. Elektronenaffinitäten von Nichtmetallatomen (kJ · mol^{-1})

H	− 67	$O + 2e^\ominus \longrightarrow O^{2\ominus}$	+ 628 kJ
F	−340	$S + 2e^\ominus \longrightarrow S^{2\ominus}$	+ 335 kJ
Cl	−356		
Br	−330	Auch Edelgase haben positive	
I	−302	Elektronenaffinitäten.	

4. Ionisierungspotential. Unter dem Ionisierungspotential (Ionisierungsenergie) (IP) versteht man die Energie, die aufgebracht werden muß, um von einem gasförmigen Atom oder Ion das am schwächsten gebundene Elektron vollständig abzutrennen.

$$\overset{0}{Na} \longrightarrow \overset{+1}{Na}{}^\oplus + e^\ominus; \quad IP = 5,1 \text{ eV} = 8,1 \cdot 10^{-19} \text{J}$$

Wird das erste Elektron abgetrennt, spricht man vom ersten Ionisierungspotential usw. Das Ionisierungspotential ist direkt meßbar und ein Maß für den Energiezustand des betreffenden Elektrons (Abb. 14). Im allgemeinen nimmt die Ionisierungsenergie innerhalb einer Periode von links nach rechts zu (wachsende Kernladung) und innerhalb einer Gruppe von oben nach unten ab (wachsender Atomradius).

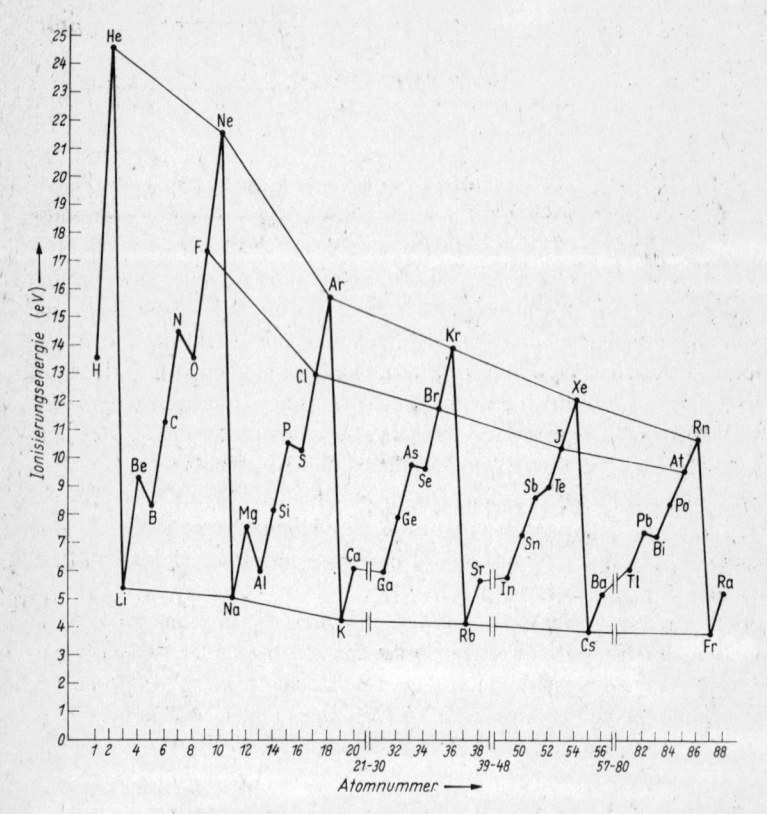

Abb. 14. „Erste" Ionisierungspotentiale (in eV) der Hauptgruppenelemente

5. Metallischer und nichtmetallischer Charakter der Elemente (Abb. 15).

Innerhalb einer Periode nimmt der **metallische** Charakter von links nach rechts ab und innerhalb einer Gruppe von oben nach unten zu. Für den **nichtmetallischen** Charakter gelten die entgegengesetzten Richtungen. Im Periodensystem stehen demzufolge die Metalle links und unten und die Nichtmetalle rechts und oben. Eine „Trennungslinie" bilden die sogenannten Halbmetalle B, Si, Ge, As,

Te, die auch in ihrem Verhalten zwischen beiden Gruppen stehen. Die Trennung ist nicht scharf; es gibt eine breite Übergangszone.

Li	Be	B	C	N	O	F
Na	Mg	Al	Si	P	S	Cl
K	Ca	Ga	Ge	As	Se	Br
Rb	Sr	In	Sn	Sb	Te	I
Cs	Ba	Tl	Pb	Bi	Po	At

Abb. 15

Charakterisierung der Metalle. $^3/_4$ aller Elemente sind Metalle, und $^9/_{16}$ aller binären Systeme sind Metallsysteme. Metalle haben hohe elektrische und thermische Leitfähigkeit, metallischen Glanz, kleine Elektronegativitäten, Ionisierungspotentiale und Elektronenaffinitäten. Sie können Oxide bilden und sind in Verbindungen (besonders in Salzen) fast immer der positiv geladene Partner. Metalle sind dehnbar, formbar usw. Sie kristallisieren in sog. Metallgittern, s. S. 62 (Über die Bindung in Metallen s. S. 47).

Charakterisierung der Nichtmetalle. Die Nichtmetalle stehen mit Ausnahme des Wasserstoffs im Periodensystem eine bis vier Positionen vor einem Edelgas. Ihre Eigenschaften ergeben sich aus den allgemeinen Gesetzmäßigkeiten im Periodensystem.

Nichtmetalle haben relativ hohe Ionisierungspotentiale, große negative Elektronenaffinitäten (für die einwertigen Anionen) und große Elektronegativitätswerte (außer den Edelgasen). Hervorzuheben ist, daß sie meist Isolatoren sind und untereinander *typisch kovalente* Verbindungen bilden, wie Kohlendioxid (CO_2), Schwefeldioxid (SO_2) und Stickstoffdioxid (NO_2).

2 Moleküle, chemische Verbindungen und Reaktionsgleichungen

Die kleinste Kombination von Atomen eines Elements oder verschiedener Elemente, die unabhängig existenzfähig ist, heißt **Molekül**. Ein Molekül ist das kleinste für sich genommen existenzfähige Teilchen einer chemischen **Verbindung**. Alle Verbindungen (Moleküle) lassen sich in die Elemente zerlegen. Die Zerlegung einer Verbindung in die Elemente zur Bestimmung von Zusammensetzung und Aufbau nennt man *Analyse,* den Aufbau einer Verbindung aus den Elementen bzw. Elementkombinationen *Synthese.*

Ein Molekül wird dadurch hinsichtlich seiner Zusammensetzung charakterisiert, daß man die Elementsymbole seiner elementaren Komponenten nebeneinander stellt. Kommt ein Element in einem Molekül mehrfach vor, wird die Anzahl durch eine tiefgestellte Zahl rechts unten am Elementsymbol angegeben.

Beispiele: Das Wasserstoffmolekül H_2 enthält zweimal das Element Wasserstoff H. Das Wassermolekül enthält zweimal das Element Wasserstoff H und einmal das Element Sauerstoff O. Sein Symbol ist H_2O.

Weitere Beispiele: N_2, O_2, Br_2, F_2, I_2.

$2\,H \longrightarrow H_2$; $2\,Br \longrightarrow Br_2$; ein Schwefelmolekül S_8 ist aus 8 S-Atomen aufgebaut.

Beispiele für einfache Verbindungen sind auch die **Alkali-** und **Erdalkalihalogenide**. Es handelt sich um Kombinationen aus dem Alkalimetall wie Natrium (Na), Kalium (K) oder einem Erdalkalimetall wie Calcium (Ca), Strontium (Sr) oder Barium (Ba) mit den Halogenen Fluor (F), Chlor (Cl), Brom (Br) oder Iod (I).

2.1.1 Die Formeln sind den Namen in Klammern zugeordnet: Natriumfluorid (NaF), Natriumchlorid (NaCl), Natriumbromid (NaBr), Calciumchlorid ($CaCl_2$), Strontiumchlorid ($SrCl_2$), Bariumchlorid ($BaCl_2$). Solche Formeln sind *Summenformeln* (Bruttoformeln, empirische Formeln), die nur die Elementzusammensetzung der betreffenden Substanzen angeben. Sie sagen nichts aus über die räumliche Anordnung der Bestandteile.

Auskunft über die räumliche Anordnung der einzelnen Elemente in einem Molekül und die Molekülgröße gibt die **Strukturformel (Konstitutionsformel)** bzw. das *Raumgitter* bei Salzen und anderen festen Stoffen.

Einige Beispiele sollen die Unterschiede erläutern:

	Summenformel:		
Methan		CH_4	Strukturformel: Abb. 31, S. 43
Ammoniak		NH_3	Strukturformel: Abb. 32, S. 44
Phosphor (III)-oxid		P_4O_6	Strukturformel: Abb. 18, S. 29
Natriumchlorid		$(NaCl)_n$	Raumgitter: Abb. 19, S. 36
Siliciumdioxid (Cristobalit)		$(SiO_2)_n$	Raumgitter: Abb. 16, S. 29
Diphosphorsäure		$H_4P_2O_7$	Strukturformel: Abb. 17, S. 29
Arsenoxid (kubisch)		As_4O_6	Strukturformel: Abb. 18, S. 29

Neben dem Arsentrioxid As_4O_6 gibt es das Arsenpentoxid As_2O_5 und das Arsentetroxid As_2O_4.

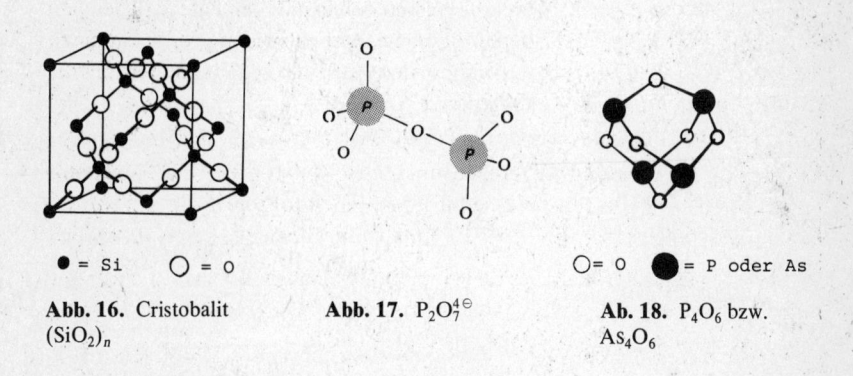

● = Si   ○ = O

Abb. 16. Cristobalit $(SiO_2)_n$

Abb. 17. $P_2O_7^{4\ominus}$

○ = O   ● = P oder As

Ab. 18. P_4O_6 bzw. As_4O_6

Reaktionsgleichungen

Die auf S. 2 angegebenen Grundgesetze der Chemie bilden die Grundlage für die quantitative Beschreibung chemischer Reaktionen in Form chemischer *Reaktionsgleichungen*. Hierbei schreibt man die Ausgangsstoffe auf die linke Seite und die Produkte auf die rechte Seite des Gleichheitszeichens. Wie das Wort Gleichung besagt, muß die Zahl der Atome eines Elements auf beiden Seiten der Gleichung insgesamt gleich sein. Die Reaktion von Chlor Cl_2 mit Wasserstoff H_2 zu Chlorwasserstoff HCl kann folgendermaßen wiedergegeben werden:

$H_2 + Cl_2 = 2\,HCl + $ Energie

Verläuft eine Reaktion weitgehend vollständig von links nach rechts, ersetzt man das Gleichheitszeichen durch einen nach rechts gerichteten Pfeil:

$H_2 + Cl_2 \longrightarrow 2\,HCl$

Existiert bei einer bestimmten Reaktion auch eine merkliche Zersetzung der Produkte in die Ausgangsstoffe (Rückreaktion), verwendet man Doppelpfeile:

$$A + B \rightleftharpoons C$$

Um chemische Gleichungen quantitativ auswerten zu können, benötigt man außer der Atommasse auch die Molekülmasse (früher Molekulargewicht genannt).

2.1.1 Die **Molekularmasse** oder **Molekülmasse** ist die Summe der Atommassen aller Atome eines Moleküls. Sie wird in der Einheit atomare Masseneinheit u angegeben.

Beispiele: Die Molekülmasse von HCl ist $1 + 35,5 = 36,5$; die Molekülmasse von Methan (CH_4) ist $12 + 4 \cdot 1 = 16$.

(Auch hier läßt man, weil Verwechslung ausgeschlossen, die Einheit u weg.)

Einheit der Stoffmenge ist das *Mol* (Kurzzeichen: mol). 1 Mol ist die Stoffmenge eines Systems bestimmter Zusammensetzung, das aus ebensovielen Teilchen besteht, wie Atome in $^{12}/_{1000}$ Kilogramm des Nuclids $^{12}_{6}C$ enthalten sind.

1.1.4 Ein Mol ist also eine bestimmte Anzahl Teilchen (Atome, Moleküle, Ionen usw.). Diese Anzahl ist die Avogadrosche Konstante N_A; oft heißt sie auch **Avogadrosche Zahl N_A** oder **Loschmidtsche Zahl N_L**.

Der exakteste heute bekannte Wert von N_A ist:

$$N_A = 6,0220943 \cdot 10^{23} \, mol^{-1}$$

Die Größe dieser Zahl wird klar, wenn man bedenkt, daß

602 209 430 000 000 000 000 000

Wasserstoffatome zusammengenommen 1,0079 g wiegen.

Die Stoffmengeneinheit Mol verknüpft die beiden gesetzlichen Einheiten für Massen, das Kilogramm und die atomare Masseneinheit u:

$$1 u = 1 \frac{g}{mol} = 1,6605 \cdot 10^{-24} \, g$$

Mit der allgemeinen Definition Mol als Stoffmengeneinheit werden die früher üblichen Stoffmengenangaben Gramm-Atom (= soviel Substanzmenge in Gramm wie die Atommasse angibt) und Gramm-Molekül (= soviel Substanzmenge in Gramm einer Verbindung, wie ihre Molekülmasse angibt) überflüssig.

Beispiele:
Unter 1 mol Eisen (Fe) versteht man N_A-Atome Eisen mit der in Gramm ausgedrückten Substanzmenge der Atommasse: 1 mol Fe = $55,84 \cdot 1,6 \cdot 10^{-24}$ g $\cdot 6 \cdot 10^{23}$ = 55,84 g.

Unter 1 mol Methan (CH_4) versteht man N_A-Moleküle Methan mit der in Gramm ausgedrückten Substanzmenge 1 mol:

1 mol = (1 · 12,01 + 4 · 1,00) g = 16 g

Unter 1 mol Natriumchlorid ($Na^{\oplus} Cl^{\ominus}$) versteht man N_A · $Na^{\oplus}$-Ionen + N_A · $Cl^{\ominus}$-Ionen mit der zahlenmäßig in Gramm ausgedrückten Substanzmenge 1 mol = 58,5 g.

Das *Molvolumen* erhält man (durch einen Rückschluß) aus dem Volumengesetz von Avogadro: Gleiche Zahlen von verschiedenen Teilchen nehmen im gasförmigen Zustand bei gleichen Bedingungen (Druck, Temperatur) gleiche Volumina ein. Bei 0°C und 1 bar ergibt sich für alle Gase das *Normvolumen*: $V_n = 22,414\ l \cdot mol^{-1}$.

Mit Hilfe des Normvolumens V_n von Gasen sind Umrechnungen zwischen Masse und Volumen möglich.

5.1.1 Für die *Konzentrationen* von *Lösungen* sind verschiedene Angaben gebräuchlich. Viel benutzt wird die **Molarität,** Symbol $mol \cdot l^{-1}$ oder **M**. Die Molarität einer Lösung ist die Anzahl Mole des gelösten Stoffes in 1 Liter *Lösung*.

Beispiele: Eine 1 **M**-KCl-Lösung (molare Lösung) enthält 1 mol KCl in 1 Liter Lösung. Eine 0,2 **M**-Lösung von $BaCl_2$ enthält 0,2 mol = 41,6 g $BaCl_2$ in 1 Liter. Die $Ba^{2\oplus}$-Ionen-Konzentration ist 0,2 molar. Die Konzentration der Chlorid-Ionen ist 0,4 **M,** weil die Lösung 2 · 0,2 mol $Cl^{\ominus}$-Ionen im Liter enthält.

Beachte: Zum Unterschied von der Molarität ist die *Molalität* einer Lösung die Anzahl Mole des gelösten Stoffes pro 1000 g Lösungsmittel.

Die Konzentration eines Stoffes wird meist durch eckige Klammern symbolisiert: [HCl] bedeutet „Konzentration von HCl" in einer beliebigen Maßeinheit. S. hierzu: Konzentrationsangaben des SI-Systems, S. 90.

4.1.10 Stöchiometrische Rechnungen

Betrachten wir nun wieder die Umsetzung von Wasserstoff und Chlor zu Chlorwasserstoff nach der Gleichung:

$H_2 + Cl_2 \longrightarrow 2\ HCl$ + Energie,

so beschreibt die Gleichung die Reaktion nicht nur qualitativ, daß nämlich aus einem Molekül Wasserstoff und einem Molekül Chlor zwei Moleküle Chlorwasserstoff entstehen, sondern sie sagt auch quantitativ:

1 mol = 2,016 g Wasserstoff = 22,414 l Wasserstoff (0°C, 1 bar) und

1 mol = 70,906 g = 22,414 l Chlor geben unter Wärmeentwicklung von 185 kJ
   bei 0° C
2 mol = 72,922 g = 44,828 l Chlorwasserstoff.

Dies ist ein Beispiel einer stöchiometrischen Rechnung.

Stöchiometrie heißt das Teilgebiet der Chemie, das sich mit den Gewichtsverhältnissen zwischen den Elementen und Verbindungen beschäftigt, wie es die Formeln und Gleichungen wiedergeben.
Bei Kenntnis der Atommassen der Reaktionspartner und der Reaktionsgleichung kann man z. B. den theoretisch möglichen Stoffumsatz (theoretische **Ausbeute**) berechnen.

Beispiel einer Ausbeuteberechnung:
Wasserstoff (H_2) und Sauerstoff (O_2) setzen sich zu Wasser (H_2O) um nach der Gleichung:

$2 H_2 + O_2 \longrightarrow 2 H_2O + $ Energie.

Frage: Wie groß ist die theoretische Ausbeute an Wasser, wenn man 3 g Wasserstoff bei einem beliebig großen Sauerstoffangebot zu Wasser umsetzt?
Lösung: Wir setzen anstelle der Elementsymbole die Atom- bzw. Molekülmassen in die Gleichung ein:

$2 \cdot 2 + 2 \cdot 16 = 2 \cdot 18$

oder

$4g + 32g = 36g$

d. h. 4 g Wasserstoff setzen sich mit 32 g Sauerstoff zu 36 g Wasser um.
Die Wassermenge x, die sich bei der Reaktion von 3 g Wasserstoff bildet, ergibt sich zu $x = \dfrac{36 \cdot 3}{4} = 27$ g Wasser. Die Ausbeute an Wasser beträgt also 27 g.
Ganz allgemein kann man stöchiometrische Rechnungen dadurch vereinfachen, daß man den Stoffumsatz auf 1 Mol bezieht. Als Beispiel sei die Zersetzung von Quecksilberoxid betrachtet. Das Experiment zeigt:

$2 HgO \longrightarrow 2 Hg + O_2$.

Schreibt man diese Gleichung für 1 mol HgO, ergibt sich: $HgO \longrightarrow Hg + {}^1/_2 O_2$.
Setzen wir die Atommassen ein, so folgt: aus $200,59 + 16 = 216,59$ g HgO entstehen beim Erhitzen 200,59 g Hg und 16 g Sauerstoff.

Man rechnet also meist mit der einfachsten Formel. Obwohl man weiß, daß elementarer Schwefel als S_8-Molekül vorliegt, schreibt man für die Verbrennung von Schwefel mit Sauerstoff zu Schwefeldioxid anstelle von $S_8 + 8\,O_2 \longrightarrow 8\,SO_2$ vereinfacht: $S + O_2 \longrightarrow SO_2$.

Bei der Analyse einer Substanz ist es üblich, die Zusammensetzung nicht in g, sondern in Gewichtsprozenten der Elemente anzugeben.

Beispiel: Wasser H_2O besteht zu $2 \cdot 100/18 = 11{,}11\%$ aus Wasserstoff und zu $16 \cdot 100/18 = 88{,}88\%$ aus Sauerstoff.

Berechnung von empirischen Formeln.

Etwas schwieriger ist die Berechnung der Summenformel aus den Prozentwerten.

Beispiel: Gesucht ist die einfachste Formel einer Verbindung, die aus 50,05% Schwefel und 49,95% Sauerstoff besteht. Dividiert man die Gewichtsprozente durch die Atommassen der betreffenden Elemente, erhält man die Atomverhältnisse der unbekannten Verbindung. Diese werden nach dem Gesetz der multiplen Proportionen in ganze Zahlen umgewandelt:

$$\frac{50{,}05}{32{,}06} : \frac{49{,}95}{15{,}99} = 1{,}56 : 3{,}12 = 1 : 2.$$

Die einfachste Formel ist SO_2.

2.1.3 Oxidationszahl

Die **Oxidationszahl** ist ein wichtiger Hilfsbegriff besonders bei der Beschreibung von Redoxvorgängen (s. S. 107).

Die Oxidationszahl eines Elements ist die Zahl der formalen Ladungen eines Atoms in einem Molekül, die man erhält, wenn man sich das Molekül aus Ionen aufgebaut denkt. Sie ist eine ganze Zahl. Die Angabe der Oxidationszahl geschieht in der Weise, daß sie

a) mit vorangestelltem Vorzeichen über das entsprechende Elementsymbol geschrieben wird: $\overset{0}{Na}$, $\overset{+1}{Na}$.

b) mit vorangestelltem Vorzeichen oben rechts von dem Elementsymbol angegeben wird: Sn^{+II}.

c) oft auch als römische Zahl in Klammern hinter das Elementsymbol oder den Elementnamen geschrieben wird: Eisen-(III)-chlorid, Fe(III)-chlorid, $FeCl_3$.

Regeln zur Ermittlung der Oxidationszahl:
1. Die Oxidationszahl eines Atoms im elementaren Zustand ist Null.
2. Die Oxidationszahl eines einatomigen Ions entspricht seiner Ladung.

3. In Molekülen ist die Oxidationszahl des Elements mit der kleineren Elektronegativität positiv, diejenige des Elements mit der größeren Elektronegativität negativ.
4. Die algebraische Summe der Oxidationszahlen der Atome eines neutralen Moleküls ist Null.
5. Die Summe der Oxidationszahlen der Atome eines Ions entspricht seiner Ladung.
6. Die Oxidationszahl des Wasserstoffs in Verbindungen ist +1 (nur in Hydriden ist sie −1).
7. Die Oxidationszahl des Sauerstoffs in Verbindungen ist −2 (Ausnahmen sind: Peroxide, Sauerstoff-fluoride und $O_2^{\oplus}$-Kation).

Beispiele: Die Oxidationszahlen des Stickstoffs in verschiedenen Stickstoffverbindungen sind z. B.:

$\overset{-3}{N}H_4Cl$ (Ammoniumchlorid), $\overset{-3}{N}H_4^{\oplus}$, $\overset{-3}{N}H_3$, $\overset{-3}{N}H_2^{\ominus}$, $\overset{-2}{N}_2H_4$, $H_2\overset{-1}{N}OH$ (Hydroxylamin)

$\overset{+1}{N}_2O$ (Distickstoffmonoxid), $H\overset{+1}{N}O$, $\overset{+2}{N}O$, $\overset{+4}{N}O_2$, $\overset{+5}{N}O_3^{\ominus}$.

In vielen Fällen lassen sich die Oxidationszahlen der Elemente aus dem Periodensystem ablesen. Die Gruppennummer gibt meistens die höchstmögliche Oxidationszahl eines Elements an (Tabelle 6).

Tabelle 6. Die häufigsten Oxidationszahlen wichtiger Elemente

+1	(H)	Li	(Na)	(K)	Rb	Cs	(Cu)	Ag	Au	Tl	Cl	Br	I
+2	(Mg)	Ca	Sr	Ba	Mn	(Fe)	Co	Ni	(Cu)	(Zn)	Cd	Hg	Sn	Pb
+3	B	Al	Cr	Mn	(Fe)	Co	N	P	As	Sb	Bi	Cl
+4	C	Si	Sn	Pb	S	Se	Te	Xe
+5	N	P	As	Sb	Cl	Br	I
+6	Cr	S	Se	Te	Xe
+7	Mn	Cl	I
+8	Os	Xe
−1	F	Cl	Br	I	H	O
−2	(O)	S	Se	Te
−3	N	P	As
−4	C

Die häufigsten Oxidationszahlen biochemisch besonders wichtiger Elemente sind durch Kreise kenntlich gemacht.

Chemische Bindung

2.1.2 Untersucht man Substanzen auf die Kräfte, die ihre Bestandteile zusammenhalten (chemische Bindung), so findet man verschiedene Typen der chemischen Bindung. Sie werden in reiner Form nur in wenigen Grenzfällen beobachtet. In der Regel überwiegen die Übergänge zwischen den Bindungsarten. Nachfolgend skizziert werden die ionische, die kovalente, die metallische, die koordinative Bindung (Bindung in Komplexen) sowie die van der Waals-Bindung einschließlich der hydrophoben Wechselwirkung. Die polare Atombindung und die daraus resultierende Wasserstoffbrückenbindung findet man auf S. 72.

2.1.6 Ionische (polare, heteropolare) Bindung, Ionenbeziehung

= niedrige EN

2.1.5 Voraussetzung für die Bildung einer ionisch gebauten Substanz ist, daß ein Bestandteil ein relativ niedriges Ionisierungspotential hat und der andere eine hohe Elektronegativität besitzt. Die Mehrzahl der ionisch gebauten Stoffe bildet sich demnach durch Kombination von Elementen mit stark unterschiedlicher Elektronegativität. Sie stehen am linken und rechten Rand des Periodensystems (Metalle und Nichtmetalle). Ionische Verbindungen sind u. a. Halogenide ($NaCl$, $CaCl_2$, CaF_2, $BaCl_2$), Oxide (CaO), Sulfide (Na_2S), Sulfate ($MgSO_4$, $CaSO_4$, $CuSO_4$, $FeSO_4$, $ZnSO_4$), Hydroxide ($NaOH$, KOH, $Ca(OH)_2$), Carbonate (K_2CO_3 = Pottasche, Na_2CO_3 = Soda, $CaCO_3$, $NaHCO_3$). Bei der Bildung ionisch gebauter Substanzen geht mindestens ein Elektron von einem Bestandteil mehr oder weniger vollständig auf einen anderen Bestandteil über. In der Regel besitzen die entstehenden Ionen „Edelgaskonfiguration".

Die Theorie der ionischen (polaren) Bindung ist sehr einfach, da es sich hauptsächlich um elektrostatische Anziehungskräfte handelt. Stellt man sich die Ionen in erster Näherung als positiv und negativ geladene, nichtkompressible Kugeln vor, dann gilt für die Kraft, mit der sie sich anziehen, das Coulombsche Gesetz:

$$K = \frac{e_1 \cdot e_2}{4\pi\varepsilon\varepsilon_0 \cdot r^2} \quad (\varepsilon_0 = \text{Dielektrizitätskonstante des Vakuums})$$

mit den Ladungen e_1 bzw. e_2 und r als Abstand zwischen den als Punktladungen gedachten Ionenkugeln. ε ist die Dielektrizitätskonstante des Mediums (s. S. 72). Die Ionenkugeln können sich nun einander nicht beliebig nähern, da sich die gleichsinnig geladenen Kerne der Ionen abstoßen. Zwischen Anziehung und Abstoßung stellt sich ein Gleichgewichtszustand ein, der dem Gleichgewichtsabstand der Ionen im Gitter entspricht. Im Natriumchlorid ist er 280 pm (Abb. 19).

Die Coulombsche Anziehungskraft bevorzugt keine Raumrichtung, d. h. sie ist *ungerichtet*. Dies führt dazu, daß sich eine möglichst große Zahl von entgegengesetzt geladenen Ionen um ein als Zentralion herausgegriffenes Ion gruppieren (große Koordinationszahl). Abb. 19 zeigt dies deutlich. Das Raumgitter, das sich mit ionischen Bausteinen aufbaut, heißt **Koordinationsgitter** *(Ionengitter)*.

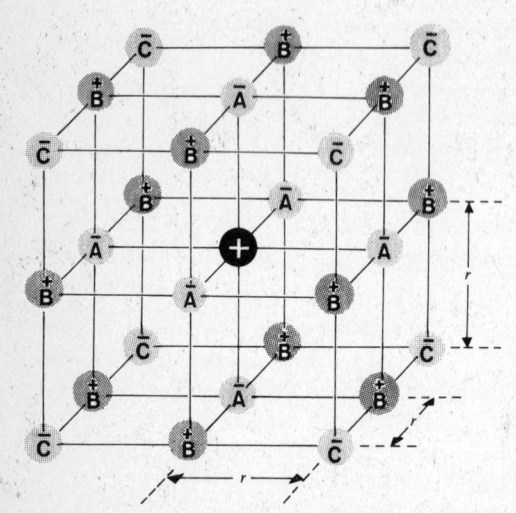

Abb. 19. Ausschnitt aus dem Natriumchlorid (NaCl)-Gitter. A, B, C sind verschieden weit entfernte $Na^{\oplus}$- und $Cl^{\ominus}$-Ionen

Die Energie, die bei der Vereinigung äquivalenter Mengen gasförmiger (g) Kationen und Anionen zu einem Einkristall (fest, (f)) von 1 mol frei wird, heißt die **Gitterenergie** U_G der bestreffenden Substanz.

$X^{\oplus}(g) + Y^{\ominus}(g) \longrightarrow XY(f) + U_G.$

Für NaCl ist die Gitterenergie -770 kJ $\cdot$ mol^{-1}. Um diesen Energiebetrag ist das Koordinationsgitter stabiler als die isolierten Ionen.

Die Gitterenergie ist den Ionenladungen direkt und dem Kernabstand (Summe der Ionenradien) umgekehrt proportional.

In einem Ionengitter sind Ionen entgegengesetzter Ladung und meist unterschiedlicher Größe in einem stöchiometrischen Verhältnis so untergebracht, daß das Prinzip der elektrischen Neutralität gewahrt ist, und daß die elektrostatischen Anziehungskräfte die Abstoßungskräfte überwiegen. Da in den meisten Ionengittern die Anionen größer sind als die Kationen, stellt sich dem Betrachter das Gitter als ein Anionengitter dar (dichteste Packung aus Anionen), bei dem die Kationen in den Gitterzwischenräumen (Lücken) sitzen und für den Ladungsausgleich sowie den Gitterzusammenhalt sorgen. Es leuchtet unmittelbar ein, daß somit für den Bau eines Koordinationsgitters das Verhältnis der Radien der Bausteine eine entscheidende Rolle spielt (Abb. 20).

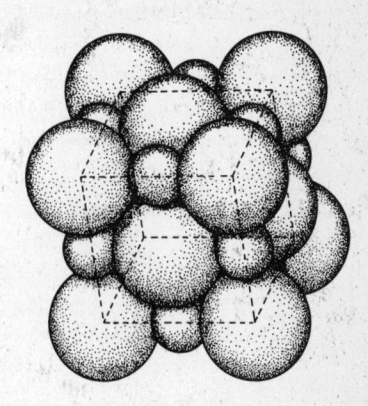

Abb. 20. Natriumchloridgitter (NaCl)

Die Abb. 21–25 zeigen typische Ionengitter. Die schwarzen Kugeln stellen die Kationen dar.

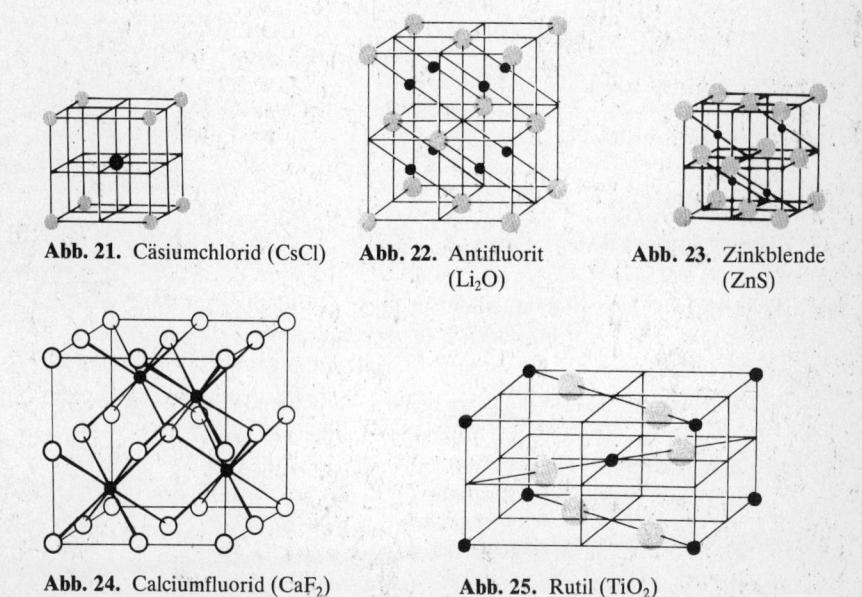

Abb. 21. Cäsiumchlorid (CsCl)   **Abb. 22.** Antifluorit (Li$_2$O)   **Abb. 23.** Zinkblende (ZnS)

Abb. 24. Calciumfluorid (CaF$_2$)   **Abb. 25.** Rutil (TiO$_2$)

2.1.5 Eigenschaften ionisch gebauter Substanzen: Sie besitzen einen relativ hohen Schmelz- und Siedepunkt und sind hart und spröde. Ihre Lösungen und Schmelzen leiten den elektrischen Strom infolge Ionenwanderung.

Ein Beispiel für die technische Anwendung der Leitfähigkeit von Schmelzen ist die elektrolytische Gewinnung unedler Metalle wie Aluminium, Magnesium, der Alkalimetalle usw. (Darstellung durch Elektrolyse).

Zur Aluminium-Herstellung verwendet man eine Lösung von Aluminiumoxid Al_2O_3 in geschmolzenem Kryolith Na_3AlF_6. Das Al_2O_3 wird aus Bauxit hergestellt. Dieser enthält verschiedene Aluminiumhydroxide, darunter $Al(OH)_3$.

Tabelle 7 enthält Beispiele für ionisch gebaute Verbindungen.

Tabelle 7. Kristallstrukturen einiger ionischer Verbindungen

Struktur	Beispiele
Cäsiumchlorid	$CsCl$, $CsBr$, CsI, $TlCl$, $TlBr$, TlI, NH_4Cl, NH_4Br
Natriumchlorid	Halogenide des $Li^\oplus$, $Na^\oplus$, $K^\oplus$, $Rb^\oplus$
	Oxide und Sulfide des $Mg^{2\oplus}$, $Ca^{2\oplus}$, $Sr^{2\oplus}$, $Ba^{2\oplus}$,
	$Mn^{2\oplus}$, $Ni^{2\oplus}$, AgF, $AgCl$, $AgBr$, NH_4I
Zinkblende	Sulfide des $Be^{2\oplus}$, $Zn^{2\oplus}$, $Cd^{2\oplus}$, $Hg^{2\oplus}$
	$CuCl$, $CuBr$, CuI, AgI, ZnO
Fluorit	Fluoride des $Ca^{2\oplus}$, $Sr^{2\oplus}$, $Ba^{2\oplus}$, $Cd^{2\oplus}$, $Pb^{2\oplus}$
	$BaCl_2$, $SrCl_2$, ZrO_2, ThO_2, UO_2
Antifluorit	Oxide und Sulfide des $Li^\oplus$, $Na^\oplus$, $K^\oplus$, $Rb^\oplus$
Rutil	Fluoride des $Mg^{2\oplus}$, $Ni^{2\oplus}$, $Mn^{2\oplus}$, $Zn^{2\oplus}$, $Fe^{2\oplus}$
	Oxide des $Ti^{4\oplus}$, $Mn^{4\oplus}$, $Sn^{4\oplus}$, $Te^{4\oplus}$

2.1.5 Kovalente Bindung (Atombindung)

2.1.8 Die kovalente Bindung (Atom-, Elektronenpaarbindung) bildet sich zwischen Elementen ähnlicher Elektronegativität aus. Im Gegensatz zur elektrostatischen Bindung ist sie *gerichtet*, d.h. sie verbindet ganz bestimmte Atome miteinander.

Zur Beschreibung dieser Bindungsart benutzt der Chemiker im wesentlichen zwei Theorien. Diese sind als **Molekülorbitaltheorie** (MO-Theorie) und **Valenzbindungstheorie** (VB-Theorie) bekannt. Beide Theorien sind Näherungsverfahren zur Lösung der Schrödinger-Gleichung für Moleküle.

MO-Theorie der kovalenten Bindung

In der MO-Theorie beschreibt man die Zustände von Elektronen in einem Molekül ähnlich wie die Elektronenzustände in einem Atom durch Wellenfunktionen Ψ_{MO}. Die Wellenfunktion, welche eine Lösung der Schrödinger-Gleichung ist, heißt *Molekülorbital* (MO). Jedes Ψ_{MO} ist durch Quantenzahlen definiert, die seine Form und Energie bestimmen. Zu jedem Ψ_{MO} gehört ein bestimmter Energiewert. $\Psi^2 dxdydz$ kann als die Wahrscheinlichkeit interpretiert werden, mit der das Elektron in dem Volumenelement $dxdydz$ angetroffen wird. Im Gegensatz zu den Atomorbitalen sind die MO mehrzentrig, z. B. zweizentrig für ein Molekül A-A (z. B. H_2). Eine exakte Formulierung der Wellenfunktion ist in fast allen Fällen unmöglich. Man kann sie aber näherungsweise formulieren, wenn man die Gesamtwellenfunktion z. B. durch Addition oder Subtraktion (Linearkombination) von Anteilen einzelner isolierter Atomorbitale zusammensetzt (LCAO-Methode = linear combination of atomic orbitals):

$$\Psi_{MO} = c_1 \Psi_{AO} \pm c_2 \Psi_{AO}.$$

Die Koeffizienten c_1 und c_2 werden so gewählt, daß die Energie, die man erhält, wenn man Ψ_{MO} in die Schrödinger-Gleichung einsetzt, einen minimalen Wert annimmt. Minimale potentielle Energie entspricht einem stabilen Zustand.

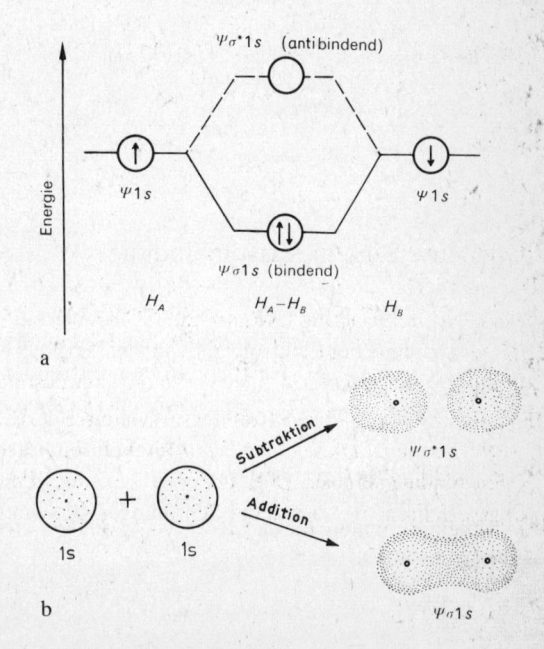

Abb. 26a u. b. Graphische Darstellung der Bildung von Ψ 1s-MO

Durch die Linearkombination zweier AO erhält man zwei Molekülorbitale, nämlich MO(I) durch Addition der AO und MO(II) durch Subtraktion der AO. MO(I) hat eine kleinere potentielle Energie als die isolierten AO. Die Energie von MO(II) ist um den gleichen Betrag höher als die der isolierten AO. MO(I) nennt man ein bindendes Molekülorbital und MO(II) ein antibindendes oder lockerndes. (Das antibindende MO wird oft mit * markiert.) Abb. 26a zeigt das Energieniveauschema des H_2-Moleküls.

Der Einbau der Elektronen in die MO erfolgt unter Beachtung von Hundscher Regel und Pauli-Prinzip in der Reihenfolge zunehmender potentieller Energie. Ein MO kann von maximal zwei Elektronen mit antiparallelem Spin besetzt werden.

Abb. 27 zeigt die Verhältnisse für $H_2^{\oplus}$, H_2, $He_2^{\oplus}$ und „He_2". Die Bindungseigenschaften der betreffenden Moleküle sind in Tabelle 8 angegeben.

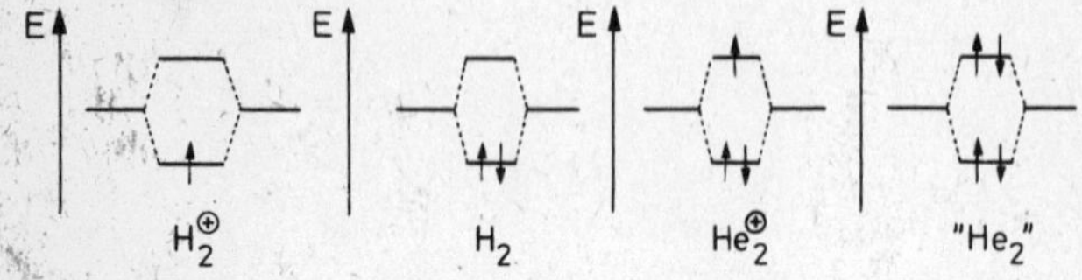

Abb. 27

Tabelle 8. Bindungseigenschaften einiger zweiatomiger Moleküle

Molekül	Valenzelektronen	Bindungsenergie kJ/mol	Kernabstand pm
$H_2^{\oplus}$	1	269	106
H_2	2	435	74
$He_2^{\oplus}$	3	≈300	108
„He_2"	4	0	—

Aus Tabelle 8 kann man entnehmen, daß H_2 die stärkste Bindung hat. In diesem Molekül sitzen beide Elektronen in dem bindenden MO. Ein „He_2" existiert nicht, weil seine vier Elektronen sowohl das bindende als auch das antibindende MO besetzen würden.

Beachte: In der MO-Theorie befinden sich die Valenzelektronen der Atome nicht in Atomorbitalen, d. h. bevorzugt in der Nähe bestimmter Kerne, sondern in Molekülorbitalen, die sich über das Molekül erstrecken.

VB-Theorie der kovalenten Bindung

Beispiel 1: Das Wasserstoff-Molekül H_2. Es besteht aus zwei Protonen und zwei Elektronen. Isolierte H-Atome besitzen je ein Elektron in einem $1s$-Orbital. Eine Bindung zwischen den H-Atomen kommt nun dadurch zustande, daß sich ihre Ladungswolken durchdringen, d. h. daß sich ihre $1s$-Orbitale überlappen (s. Abb. 28). Der Grad der Überlappung ist ein Maß für die Stärke der Bindung. In der Überlappungszone ist eine endliche Aufenthaltswahrscheinlichkeit für beide Elektronen vorhanden.

Die reine kovalente Bindung ist meist eine **Elektronenpaarbindung**. Die beiden Elektronen der Bindung stammen von beiden Bindungspartnern. Es ist üblich, ein Elektronenpaar, das die Bindung zwischen zwei Atomen herstellt, durch einen Strich **(Valenzstrich)** darzustellen. Eine mit Valenzstrichen aufgebaute Molekülstruktur nennt man Valenzstruktur. Für manche Moleküle lassen sich mehrere Valenzstrukturen angeben. Über die Erscheinung der Resonanz oder Mesomerie s. S. 173. Beispiel $SO_4^{2\ominus}$:

$$\begin{array}{c}
\overline{|\underline{O}|} \\
| \\
\overline{\underline{O}} - S - \overline{\underline{O}}|^{\ominus} \\
\| \\
|\underline{O}|
\end{array}
\leftrightarrow
\begin{array}{c}
\overline{|\underline{O}|} \\
| \\
{}^{\ominus}|\overline{\underline{O}} - S = \overline{\underline{O}} \\
\| \\
|\underline{O}|
\end{array}
\leftrightarrow
\begin{array}{c}
\overline{|\underline{O}|} \\
| \\
\overline{\underline{O}} = S = \overline{\underline{O}} \\
| \\
|\underline{O}|_{\ominus}
\end{array}
\leftrightarrow
\begin{array}{c}
|\underline{O}| \\
\| \\
{}^{\ominus}|\overline{\underline{O}} - S \oplus \overline{\underline{O}}|^{\ominus} \\
| \\
|\underline{O}|_{\ominus}
\end{array}
\leftrightarrow
\begin{array}{c}
\overline{|\underline{O}|}^{\ominus} \\
| \\
{}^{\ominus}|\overline{\underline{O}} - S - \overline{\underline{O}}|\; 2\oplus {}^{\ominus} \\
| \\
|\underline{O}|_{\ominus}
\end{array}
\text{ usw.}$$

Abb. 28 Elektronenpaarbindung

2.1.10 Elektronenpaare eines Atoms, die sich nicht an einer Bindung beteiligen, heißen einsame oder **freie Elektronenpaare**. Sie werden am Atom durch einen Strich symbolisiert.

Beispiele: $H_2\overline{\underline{O}}$, $|NH_3$, $H_2\overline{\underline{S}}$, $R-\overline{\underline{O}}H$, $R-\overline{\underline{O}}-R$, $H-\overline{\underline{F}}|$, $R-\overline{N}H_2$

Radikale
Es gibt auch Substanzen mit **ungepaarten Elektronen,** sog. Radikale. Beispiele sind das Diradikal O_2, NO oder organische Radikale wie das Triphenylmethylradikal. Auch bei chemischen Umsetzungen treten Radikale auf. So bilden sich durch Photolyse von Chlormolekülen Chloratome mit je einem ungepaarten Elektron, die mit H_2-Molekülen zu Chlorwasserstoff reagieren können (Chlorknallgasreaktion). Substanzen mit ungepaarten Elektronen verhalten sich *paramagnetisch.* Sie werden von einem magnetischen Feld angezogen.

2.1.11 s. S. 71
2.1.12 s. S. 72
2.1.13 s. S. 73

9.1.1 Gesättigte Kohlenwasserstoffe

9.1.2 Beispiel 2: Das Methan-Molekül CH_4. Strukturbestimmungen am CH_4-Molekül haben gezeigt, daß das Kohlenstoffatom von vier Wasserstoffatomen in Form eines Tetraeders umgeben ist. Die Bindungswinkel H-C-H sind 109°28′ (Tetraederwinkel). Die Abstände vom C-Atom zu den H-Atomen sind gleich lang (gleiche Bindungslänge) (vgl. Abb. 30). Eine mögliche Beschreibung der Bindung im CH_4 ist folgende:
Im Grundzustand hat das Kohlenstoffatom die Elektronenkonfiguration $1s^2\ 2s^2\ 2p^2$. Es könnte demnach nur zwei Bindungen ausbilden mit einem Bindungswinkel von 90° (denn zwei p-Orbitale stehen senkrecht aufeinander). Damit das Kohlenstoffatom vier Bindungen eingehen kann, muß ein Elektron aus dem $2s$-Orbital in das leere $2p$-Orbital angehoben werden (Abb. 29). Die hierzu nötige Energie (Promotions- oder Promovierungsenergie) wird durch den Energiegewinn, der bei der Molekülbildung realisiert wird, aufgebracht. Das Kohlenstoffatom befindet sich nun in einem „angeregten" Zustand. Gleichwertige Bindungen aus s- und p-Orbitalen mit Bindungswinkeln von 109°28′ erhält man nach Pauling durch mathematisches Mischen *(hybridisieren)* der Atomorbitale. Aus einem s- und drei p-Orbitalen entstehen vier gleichwertige **sp^3-Hybrid-Orbitale,** die vom C-Atom ausgehend in die Ecken eines Tetraeders gerichtet sind (Abb. 31). Die Bindung zwischen dem C-Atom

```
2p ↑ ↑ _          2p ↑ ↑ ↑          sp³ ↑ ↑ ↑ ↑
2s ↑↓             2s ↑              
1s ↑↓             1s ↑↓             1s ↑↓
C (Grundzustand)  C* (angeregter    C (hybridisierter
                  Zustand)          Zustand)
```

Abb. 29

und den vier Wasserstoffatomen im CH_4 kommt nun dadurch zustande, daß jedes der vier Hybrid-Orbitale des C-Atoms mit je einem $1s$-Orbital eines Wasserstoffatoms überlappt (Abb. 31).

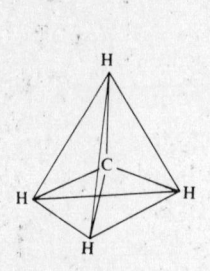

Abb. 30

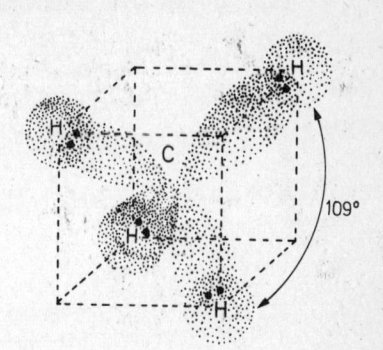

Abb. 31. VB-Struktur von CH_4. In dieser und allen weiteren Darstellungen sind die Orbitale vereinfacht gezeichnet

9.1.3 Bindungen, wie sie im Methan ausgebildet werden, sind **rotationssymmetrisch** um die Verbindungslinie der Atome, die durch eine Bindung verknüpft sind. Sie heißen σ-**Bindungen**.

Substanzen, die wie Methan die größtmögliche Anzahl von σ-Bindungen ausbilden, nennt man *gesättigte* Verbindungen. CH_4 ist also ein gesättigter Kohlenwasserstoff (s. S. 152).

2.1.4 Als **Bindigkeit** oder Bindungszahl bezeichnet man allgemein die Anzahl der Atombindungen, die von einem Atom betätigt werden. Im **CH_4** ist Kohlenstoff vierbindig. Im Ammoniak-Molekül **NH_3** ist die Bindigkeit des Stickstoffatoms 3 und diejenige des Wasserstoffatoms 1. Im Ammonium-Ion **$NH_4^\oplus$** ist das N-Atom vierbindig. Das Sauerstoffatom ist im **H_2O**-Molekül zwei- und im **$H_3O^\oplus$**-Molekül dreibindig. Das Schwefelatom bildet im Schwefelwasserstoff **H_2S** zwei Atombindungen aus. Schwefel ist daher in diesem Molekül zweibindig. Im Chlorwasserstoff **HCl** ist das Chloratom einbindig. (Das Wasserstoffatom ist stets einbindig.)

2.1.9 Auch Moleküle wie H_2O und NH_3, die nicht wie CH_4 von vier H-Atomen umgeben sind, zeigen eine Tendenz zur Ausbildung eines Tetraederwinkels. Der Grund liegt darin, daß bei ihnen das Zentralatom (O bzw. N) auch sp^3-hybridisiert ist (Abb. 32,33).

Die Valenzkonfiguration des N-Atoms ist $2s^2\ 2p^3$ und diejenige des O-Atoms $2s^2\ 2p^4$. Durch Mischen des einen s-AO mit den drei p-AO entstehen vier gleichwertige sp^3-Hybridorbitale. Im NH_3-Molekül können drei Hybridorbitale mit je einem $1s$-AO eines H-Atoms überlappen. Das vierte Hybridorbital wird durch das freie Elektronenpaar am N-Atom besetzt. Im H_2O-Molekül sind zwei Hybridorbitale von je zwei freien Elektronenpaaren des O-Atoms besetzt! Da letztere einen größeren Raum einnehmen als bindende Paare, führt dies zu einer Verringerung des H-Y-H Bindungswinkels auf 107° (NH_3) bzw. 105° (H_2O). (Y = N bzw. O).

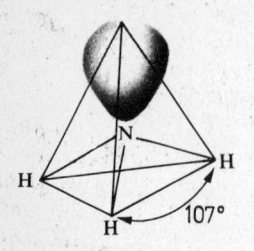

Abb. 32. Ammoniak (NH_3) 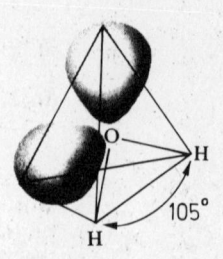 **Abb. 33.** Wasser (H_2O)

Beispiel 3: Ethan C_2H_6. Aus Abb. 34 geht hervor, daß beide C-Atome in diesem gesättigten Kohlenwasserstoff mit jeweils vier sp^3-hybridisierten Orbitalen je vier σ-Bindungen ausbilden. Drei Bindungen entstehen durch Überlappung je eines sp^3-Hybridorbitals mit je einem 1s-Orbital eines Wasserstoffatoms, während die vierte Bindung durch Überlappung von zwei sp^3-Hybridorbitalen beider C-Atome zustandekommt. Bei dem Ethanmolekül sind somit zwei Tetraeder über eine Ecke miteinander verknüpft. Am Beispiel der C-C-Bindung ist angedeutet, daß um jede σ-Bindung prinzipiell freie Drehbarkeit (Rotation) möglich ist. (Sterische Hinderungen können sie einschränken oder aufheben.)

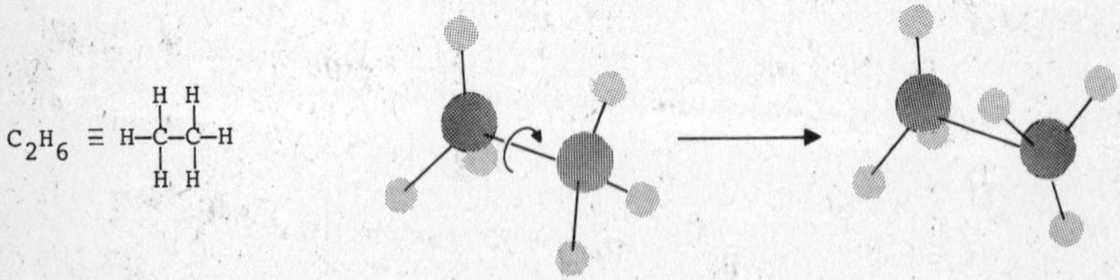

Abb. 34. Rotation um die C-C-Bindung im Ethan

In Abb. 35 ist als weiteres Beispiel für ein Molekül mit sp^3-hybridisierten Bindungen das Propanmolekül angegeben.

$C_3H_8 \equiv$ H–C–C–C–H (with H's)

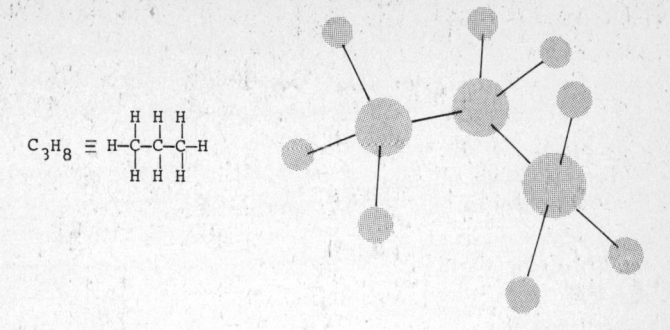

Abb. 35

9.1.2 Ungesättigte Kohlenwasserstoffe
9.1.1
9.1.4 Als Beispiel für eine *ungesättigte* Verbindung betrachten wir das Ethen (Ethylen) C_2H_4 (Abb. 36).
Ungesättigte Verbindungen sind dadurch von den gesättigten unterschieden, daß ihre Atome weniger als die maximale Anzahl von σ-Bindungen ausbilden.
Im Ethen betätigt jedes C-Atom drei σ-Bindungen mit seinen drei Nachbarn (zwei H-Atome, ein C-Atom). Der Winkel zwischen den Bindungen ist etwa 120°. Jedes C-Atom liegt in der Mitte eines Dreiecks. Dadurch kommen alle Atome in einer Ebene zu liegen (Molekülebene).
Das σ-Bindungsgerüst läßt sich durch **sp^2-Hybridorbitale** an den C-Atomen aufbauen. Hierbei wird ein Bindungswinkel von 120° erreicht. Wählt man als Verbindungslinie zwischen den C-Atomen die *x*-Achse des Koordinatenkreuzes, besetzt das übrig gebliebene *p*-Elektron das p_z-Orbital.
Im Ethen können sich die p_z-Orbitale beider C-Atome wirksam überlappen. Dadurch bilden sich Bereiche hoher Ladungsdichte oberhalb und unterhalb der Molekülebene. In der Molekülebene selbst ist die Ladungsdichte (Aufenthaltswahrscheinlichkeit der Elektronen) praktisch Null. Eine solche Ebene nennt man *Knotenebene*. Die Bindung heißt **π-Bindung**.
Bindungen aus einer σ- und einer oder zwei π-Bindungen nennt man **Mehrfachbindungen**.

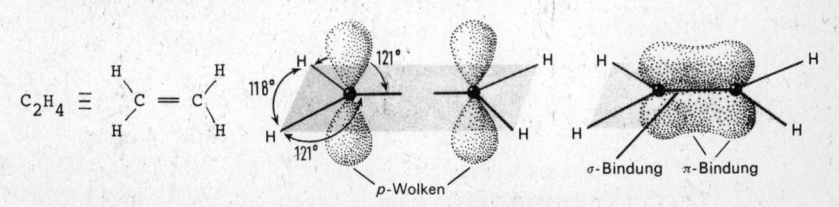

Abb. 36. Bildung einer π-Bindung durch Überlagerung zweier *p*-AO

Im Ethen haben wir eine sog. **Doppelbindung** >C = C< vorliegen. σ- und π-Bindungen beeinflussen sich in einer Mehrfachbindung gegenseitig. Man kann experimentell zwar zwischen einer Einfachbindung (σ-Bindung) und einer Mehrfachbindung (σ- + π-Bindungen) unterscheiden, aber nicht zwischen einzelnen σ- und π-Bindungen einer Mehrfachbindung.

Durch Ausbildung von Mehrfachbindungen wird die **Rotation** um die Bindungsachsen **aufgehoben.** Sie ist nur dann wieder möglich, wenn die Mehrfachbindungen gelöst werden (indem man z. B. das ungesättigte Molekül durch Addition in ein gesättigtes überführt, s. S. 169).

9.1.2 Übungsbeispiel

$$H_3C-\overset{1}{\underset{H}{\overset{H}{C}}}-\overset{2}{\underset{CH=CH_2}{C}}\cdots C\overset{H}{\underset{O}{\diagdown}}$$

Die C-Atome 1 und 2 sind sp^3-hybridisiert, alle anderen 9 C-Atome besitzen sp^2-hybridisierte Orbitale.

Eine Substanz mit einer σ-Bindung und zwei π-Bindungen ist das Ethin (Acetylen) C_2H_2 (Abb. 37). Im Ethin ist das Bindungsgerüst linear. Die C-Atome sind **sp-hybridisiert** (≮180°). Die übriggebliebenen zwei p-Orbitale an jedem C-Atom ergeben durch Überlappung zwei π-Bindungen.

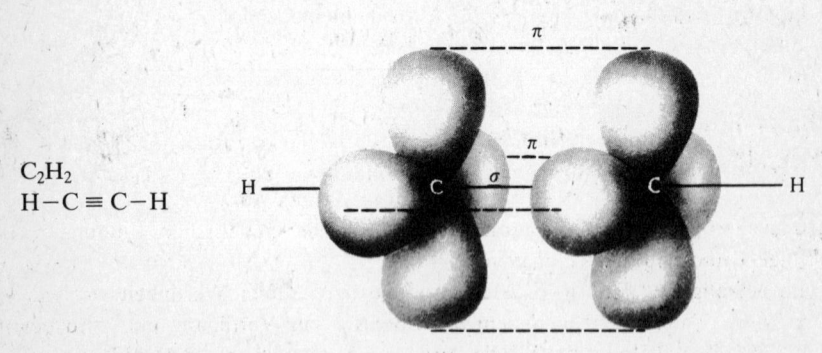

C_2H_2
$H-C \equiv C-H$

Abb. 37. Bildung der π-Bindungen beim Acetylen (Ethin)

2.1.7 Tabelle 9a zeigt eine Zusammenstellung der Bindungslängen (Atomabstände) von Kovalenz- und Ionenbindungen. Tabelle 9b enthält zum Vergleich eine Auswahl verschieden großer Objekte.

Tabelle 9a

Bindung	Bindungslänge (pm)	Bindung	Bindungslänge (pm)
C−C	154	N≡N	109
C=C	135	Cl−Cl	199
C≡C	120	AgF	246
H−H	74	AgCl	277
O−H	96	AgBr	288
N−H	100	AgI	280
C−H	107	NaCl	281
Cl−H	127		

Beachte: 1000 pm = 1 nm = 10^{-9} m.

Tabelle 9b

Objekt	Größe (nm)
Atome, Ionen	0,1–0,3 (= 100–300 pm)
Glucose (Durchmesser)	0,5 (= 500 pm)
Myoglobin (Durchmesser)	4,4
Zellmembran	5–10
Mitochondrien (Durchmesser)	500–800
Zellkern (Durchmesser)	2000
Zelle	500–>25 000
Viren	10–300
Phage T_2 (Kopf bis Spikes)	200
Bakterien	500–50 000
Hefe- und Schimmelpilze	5000–>10 000
Protozoen (z. B. Amöbe)	2000–20 000
Algen	1000–10^{12}

Metallische Bindung

Von den theoretischen Betrachtungsweisen der metallischen Bindung ist folgende besonders anschaulich:

Im Metallgitter stellt jedes Metallatom je nach seiner Wertigkeit ein oder mehrere Valenzelektronen dem Gesamtgitter zur Verfügung und wird ein Kation (Metallatomrumpf). Die Elektronen gehören allen Metallkationen gemeinsam; sie sind praktisch über das ganze Gitter verteilt und bewirken seinen Zusammenhalt. Diese quasi frei beweglichen Elektronen, das sog. **„Elektronengas"**, sind der Grund für das besondere Leitvermögen der Metalle. Es nimmt mit zunehmender Temperatur ab, weil die Wechselwirkung der Elektronen mit den Metallkationen zunimmt.

Es gibt auch eine Modellvorstellung der metallischen Bindung auf der Grundlage der MO-Theorie (s. S. 39). Hierbei betrachtet man das Metallgitter als ein Riesenmolekül und baut es schrittweise aus einzelnen Atomen auf. Besitzt z.B. ein Metallatom in der äußersten Schale (Valenzschale) ein s-Atomorbital und nähert sich ihm ein zweites Atom, werden aus den beiden Atomorbitalen zwei Molekülorbitale gebildet. Kommt ein drittes Atom hinzu, werden drei Molekülorbitale erhalten. Im letzten Fall sind die MO dreizentrig, denn sie erstrecken sich über drei Kerne bzw. Atomrümpfe (Kern plus innere Elektronen). Baut man das Metallgitter in der angegebenen Weise weiter auf, kommt mit jedem neuen Atom ein neues MO hinzu. Jedes MO besitzt eine bestimmte potentielle Energie (Energieniveau). Betrachtet man eine relativ große Zahl von Atomen, so wird die Aufspaltung der Orbitale, d. h. der Abstand zwischen den einzelnen Energieniveaus, durch neu hinzukommende Atome kaum weiter vergrößert, sondern die Energieniveaus rücken näher zusammen. Sie unterscheiden sich nurmehr wenig voneinander, und man spricht von einem **Energieband** (Abb. 38).

Der Einbau der Elektronen in ein solches Energieband erfolgt unter Beachtung der Hundschen Regel und des Pauliprinzips in der Reihenfolge zunehmender Energie. Jedes Energieniveau (MO) kann maximal mit zwei Elektronen mit antiparallelem Spin besetzt werden.

In einem Metallgitter wird jedes Valenzorbital eines isolierten Atoms (z.B. $2s$-, $2p$-Atomorbital) zu einem Energieband auseinandergezogen. (Die inneren Orbitale werden kaum beeinflußt, weil sie zu stark abgeschirmt sind.) Die Bandbreite ist eine Funktion des Atomabstandes im Gitter und der Energie der Ausgangsorbitale. Die Bänder sind um so breiter, je größer ihre Energie ist. Die höheren Bänder erstrecken sich ohne Unterbrechung über den ganzen Kristall. Die Elektronen können daher in diesen Bändern nicht bestimmten Atomen zugeordnet werden. In ihrer Gesamtheit gehören sie dem ganzen Kristall, d.h. die Atome tauschen ihre Elektronen im raschen Wechsel aus. Das oberste elektronenführende Band heißt **Valenzband**. Es kann teilweise oder voll besetzt sein. Ein vollbesetztes Band leistet keinen Beitrag zur elektrischen Leitfähigkeit. Ein leeres oder unvollständig besetztes Band heißt Leitfähigkeitsband oder **Leitungsband** (Abb. 39).

In einem Metall grenzen Valenzband und Leitungsband unmittelbar aneinander oder überlappen sich. Das Valenz- bzw. Leitungsband ist nicht vollständig besetzt und kann Elektronen für den Stromtransport zur Verfügung stellen. Legt man an einen Metallkristall ein elektrisches Feld an, bewegen sich die Elektronen im Leitungsband bevorzugt in eine Richtung. Verläßt ein Elektron seinen Platz, wird es durch ein benachbartes Elektron ersetzt usw.

Die elektrische Leitfähigkeit der Metalle hängt von der Zahl derjenigen Elektronen ab, für die unbesetzte Elektronenzustände zur Verfügung stehen (effektive Elektronenzahl).

Mit dem Elektronenwechsel direkt verbunden ist auch die Wärmeleitfähigkeit. Der metallische Glanz kommt dadurch zustande, daß die Elektronen in einem Energieband praktisch jede Wellenlänge des sichtbaren Lichtes absorbieren und wieder abgeben können (hoher Extinktionskoeffizient).
Bei einem *Nichtleiter* (Isolator) ist das Valenzband voll besetzt und von dem Leitungsband durch eine Energieschwelle (verbotene Zone) getrennt.
Bei einem idealen Isolator hat die verbotene Zone eine unendliche Breite.

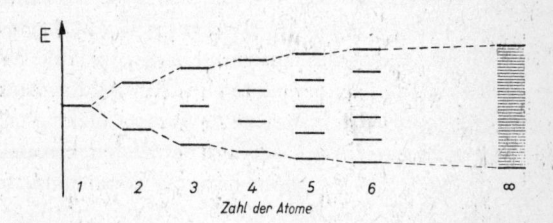

Abb. 38. Aufbau von einem Energieband durch wiederholte Anlagerung von Atomen mit einem s-AO

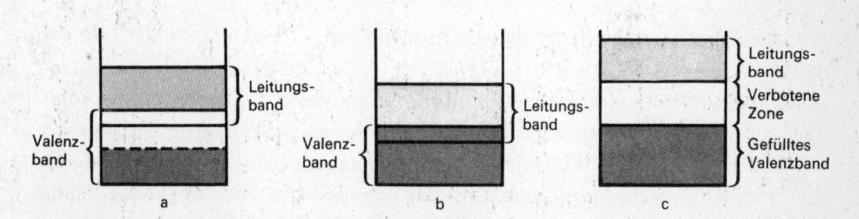

Abb. 39a–c. Schematische Energiebänderdiagramme. **a** Überlappung eines teilweise besetzten Valenzbandes mit einem Leitungsband. **b** Überlappung eines gefüllten Valenzbandes mit einem Leitungsband. **c** Valenz- und Leitungsband sind durch eine „verbotene Zone" getrennt: Isolator

Van der Waalssche Bindung

Van der Waalssche Bindung nennt man zwischenmolekulare Anziehungskräfte, die ebenso wie die ionische und kovalente Bindung auf der Anziehung zwischen ungleichnamigen elektrischen Ladungen beruhen. Da die Ladungsunterschiede relativ klein sind, ergeben sich nur schwache Bindungen mit einer Bindungsenergie von 0,08–42 kJ · mol^{-1}. Van der Waalskräfte wirken grundsätzlich zwischen allen Atomen, Ionen und Molekülen, auch wenn diese ungeladen und unpolar sind.

In den Kohlenwasserstoffen beispielsweise ist zwar die Ladungsverteilung symmetrisch, doch die Elektronen bewegen sich ständig. Dadurch kommt es zu Abweichungen von der Durchschnittsverteilung und zur Ausbildung eines kurzlebigen Dipols (s. S. 71). Dieser induziert im Nachbarmolekül einen weiteren Dipol, so daß sich schließlich die Moleküle gegenseitig anziehen, auch wenn die induzierten Dipole ständig wechseln. Die Reichweite dieser Anziehungskräfte ist sehr gering; ihre Stärke hängt von der Oberfläche der Moleküle ab.

Folgen dieser Wechselwirkung sind u.a. die Zunahme der Schmelz- und Siedepunkte der Alkane (s. S. 158), die Bindung von Phospholipiden (s. S. 219) an Proteine (Lipoproteine in Membranen) und die hydrophoben Bindungen im Innern von Proteinmolekülen (s. S. 255). Die Kohlenwasserstoffketten kommen dabei einander so nahe, daß Wassermoleküle aus dem Zwischenbereich herausgedrängt werden. Zusätzlich spielen Entropieeffekte (s. S. 144) eine wichtige Rolle: Hydrophobe Gruppen stören infolge ihrer „Unverträglichkeit" mit hydrophilen Gruppen die durch Wasserstoffbrückenbindungen festgelegte Struktur des Wassers. Die dadurch entstehenden Entropieänderungen beeinflussen in hohem Maße den Lösungsvorgang (vgl. S. 146).

2.2 Komplexe und Komplexbindung

Komplexverbindungen, Koordinationsverbindungen oder kurz Komplexe heißen Verbindungen, die ein **Zentralteilchen** (Atom, Ion) enthalten, das von sog. **Liganden** (Ionen, neutrale Moleküle) umgeben ist. Diese allgemeinen Kriterien erfahren dadurch eine Einschränkung, daß man meist nur dann eine Verbindung als Komplex bezeichnet, wenn Zentralteilchen und Liganden für sich unter normalen Bedingungen existenzfähig sind, und die Komplexbildung unter chemisch vernünftigen Bedingungen tatsächlich abläuft. (Verbindungen wie CH_4, PF_5 oder $SO_4^{2\ominus}$ fallen daher nicht unter diese Definition.) Durch die Komplexbildung verlieren die Komplexbausteine ihre spezifischen Eigenschaften. So kann man z.B. in der Komplexverbindung $K_3[Fe(CN)_6]$ weder die $Fe^{3\oplus}$-Ionen noch die $CN^{\ominus}$-Ionen qualitativ nachweisen. Erst nach der Zerstörung des Komplexes z.B. durch Kochen mit konz. Schwefelsäure ist dies möglich.

2.2.1 Die Zahl der Liganden, die das Zentralteilchen umgeben, ist seine **Koordina-**
2.2.2 **tionszahl** (KoZ oder KZ). Die Position, die ein Ligand in einem Komplex
2.2.3 einnehmen kann, heißt Koordinationsstelle. Zentralteilchen sind meist Metalle und Metallionen. Liganden können eine Vielzahl von Ionen und Molekülen sein. Besetzt ein Ligand eine Koordinationsstelle, so heißt er *einzähnig*, besetzt er mehrere Koordinationsstellen (am gleichen Zentralteilchen), so spricht man von einem *mehrzähnigen* Liganden oder *Chelat-Liganden* (Chelator). Die

zugehörigen Komplexe nennt man **Chelatkomplexe.** Wenn zwei Zentralteilchen über Liganden verbrückt sind, spricht man von mehrkernigen Komplexen. Abb. 40a zeigt einen zweikernigen Komplex. Als Brückenliganden sind mehrzähnige Liganden geeignet, aber auch einzähnige, sofern sie mehrere geeignete Elektronenpaare besitzen. Tabelle 10 enthält eine Auswahl **ein- und mehrzähniger Liganden.** Die Abb. 40b und 41 zeigen einige Beispiele für Komplexverbindungen, und zwar außer ihrer Summenformel auch die räumliche Anordnung der Liganden um das Zentralteilchen (räumliche Konfiguration). Je nach der Summe der Ladungen von Zentralteilchen und Liganden sind die Komplexe neutral oder elektrisch geladen.

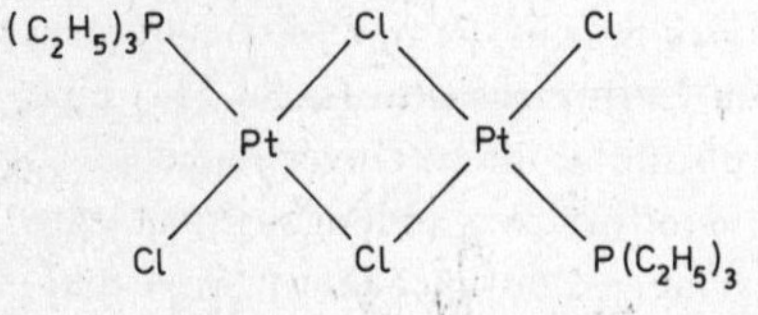

a

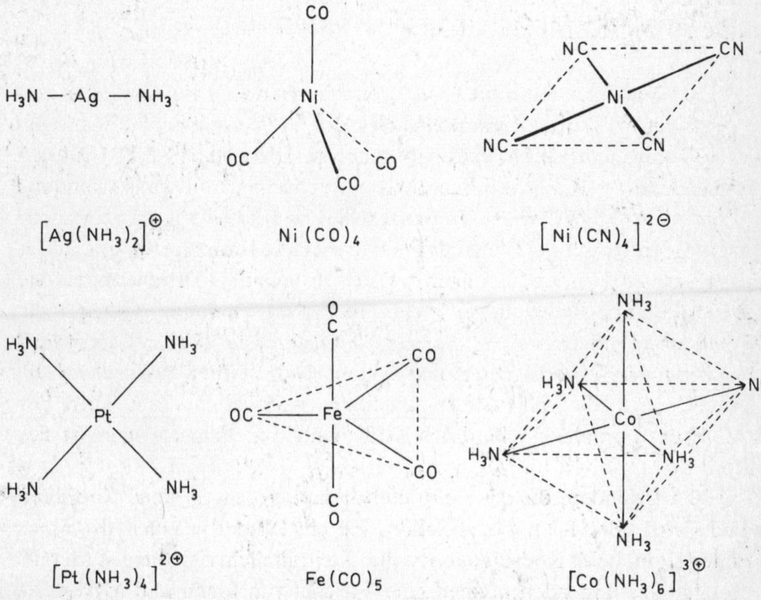

b

Abb. 40a u. b. Beispiele für Komplexe mit **ein**zähnigen Liganden und verschiedener Koordinationszahl

Tabelle 10

Einzähnige Liganden
CO, CN$^\ominus$, |NH$_3$, SCN$^\ominus$, H$_2\overline{\text{O}}$, F$^\ominus$, OH$^\ominus$, Cl$^\ominus$, Br$^\ominus$, I$^\ominus$

2.2.3 Mehrzähnige Liganden (Chelat-Liganden)

Zweizähnige Liganden

| Oxalat-Ion | Ethylen-diamin(en) | Diacetyl-dioxim | Acetylacetonat-Ion (acac$^-$) | 2,2′-Dipyridyl (dipy) |

Dreizähniger Ligand

Vierzähniger Ligand

Diethylentriamin(dien)

Anion der Nitrilotriessigsäure

Fünfzähniger Ligand

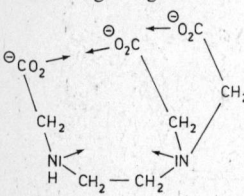

Sechszähniger Ligand

Anion der Ethylendiamin-triessigsäure

Anion der Ethylendiamin-tetra-essigsäure (EDTE)
(EDTA ist das Dinatriumsalz der Säure)

Die Pfeile deuten die freien Elektronenpaare an, die üblicherweise Koordinationsstellen besetzen.

[Cu(en)$_2$]$^\oplus$

[Cu(dipy)$_2$]$^\oplus$ =
Cu(I)-Bis-(2,2′-Dipyridyl)-Komplexion

Abb. 41. Beispiele für Chelatkomplexe

Beispiele für Zentralteilchen in biochemisch wichtigen Komplexverbindungen sind $Fe^{2\oplus}$, $Fe^{3\oplus}$, $Mg^{2\oplus}$, $Co^{3\oplus}$.

Wie aus Tabelle 8 hervorgeht, besitzen Liganden mindestens ein freies Elektronenpaar. Über dieses Elektronenpaar werden sie an das Zentralteilchen gebunden. Die Komplexbildung ist somit eine Reaktion zwischen einem Elektronenpaar-Donator (D) (Lewis-Base) und einem Elektronenpaar-Acceptor (A) (Lewis-Säure):

$$A + D \rightleftharpoons A - D$$

Es gibt weitgehend ionisch bis weitgehend kovalent gebaute Komplexverbindungen.

2.2.4 Komplexbildungsreaktionen sind Gleichgewichtsreaktionen. Fügt man z. B. zu festem AgCl wäßrige Ammoniaklösung (NH_3-Lösung), so geht das AgCl in Lösung, weil ein wasserlöslicher Diammin-Komplex entsteht:

$$AgCl + 2\,NH_3 \rightleftharpoons [Ag(NH_3)_2]^{\oplus} + Cl^{\ominus} \text{ bzw. } Ag^{\oplus} + 2\,NH_3 \rightleftharpoons [Ag(NH_3)_2]^{\oplus}$$

Die Massenwirkungsgleichung für diese Reaktion ist:

$$\frac{[[Ag(NH_3)_2]^{\oplus}]}{[Ag^{\oplus}] \cdot [NH_3]^2} = K = 10^8;\ (pk = -lg\,K = -8) \text{ vgl. S. 66, 84.}$$

K heißt hier **Komplexbildungskonstante** oder Stabilitätskonstante. Ein großer Wert für K bedeutet, daß das Gleichgewicht auf der rechten Seite der Reaktionsgleichung liegt, und daß der Komplex stabil ist. Der reziproke Wert heißt **Komplexzerfalls**konstante: $K \approx 10^{-8}$ für den Silberdiammin-Komplex.

Gibt man zu einem Komplex ein Molekül oder Ion hinzu, das imstande ist, mit dem Zentralteilchen einen stärkeren Komplex zu bilden, so werden die ursprünglichen Liganden aus dem Komplex herausgedrängt.

$$[Cu(OH_2)_4]^{2\oplus} + 4\,NH_3 \rightleftharpoons [Cu(NH_3)_4]^{2\oplus} + 4\,H_2O.$$

Weitere Beispiele für Komplexbildungsreaktionen sind:

$$AgI + 2\,KCN \rightarrow [Ag(CN)_2]^{\ominus} + 2\,K^{\oplus} + I^{\ominus}.$$

Ebenso wie Kaliumcyanid KCN reagiert Natiumcyanid NaCN.

$$AgBr + 2\,Na_2S_2O_3 \rightarrow [Ag(S_2O_3)_2]^{3\ominus} + 4\,Na^{\oplus} + Br^{\ominus}.$$
      Natriumthiosulfat

2.2.5 s. S. 146

3 Materie und ihre Eigenschaften

3.1.1 Heterogene und homogene Stoffe (vgl. Abb. 1)

Heterogene (uneinheitliche) Gemische besitzen eine variable Zusammensetzung aus homogenen (einheitlichen) Stoffen. Sie können durch physikalische Methoden in die homogenen Bestandteile zerlegt werden.

Homogene Stoffe liegen dann vor, wenn man keine Uneinheitlichkeit erkennen kann. Homogene Stoffe werden auch als *Phasen* bezeichnet; heterogene Stoffe sind demnach mehrphasige Systeme, z.B. schmelzendes Eis. (Zu dem Begriff System vgl. S. 137).

Zwei- und Mehrphasensysteme werden nach dem Aggregatzustand der homogenen Bestandteile unterschieden. Beispiele: Suspensionen, Emulsionen, Aerosole, fest-feste Gemische wie Granit etc. (s. S. 79).

Homogene Stoffe können Lösungen (homogene Gemische) aus Reinsubstanzen oder bereits Reinsubstanzen selbst sein (z.B. Wasser, Kohlenstoff). Der Begriff Lösung ist hier sehr weit gefaßt. Es gibt flüssige Lösungen (z.B. Natriumchlorid in Wasser gelöst), feste Lösungen (z.B. Metallegierungen), gasförmige Lösungen (z.B. Luft). Der in einer Lösung überwiegend vorhandene Bestandteil heißt Lösungsmittel.

Homogene Gemische lassen sich durch physikalische Methoden in die reinen Stoffe zerlegen. Beispiel: Eine klare Lösung von Natriumchlorid in Wasser kann man in die Komponenten Wasser und festes Natriumchlorid trennen, wenn man das Wasser verdampft und den Wasserdampf wieder verdichtet (kondensiert).

Ein **reiner Stoff** (Reinsubstanz) ist dadurch charakterisiert, daß jeder Teil der Substanz die gleichen unveränderlichen Eigenschaften und die gleiche Zusammensetzung hat (z.B. Wasser).

3.1.2 Die Entscheidung darüber, ob Reinsubstanzen, reine Verbindungen oder reine Elemente vorliegen, kann man aufgrund von **Reinheitskriterien** treffen.

Reine Substanzen, Verbindungen und Elemente haben ganz bestimmte, nur für sie charakteristische Eigenschaften, z.B. **Emissions-** und **Absorptionsspektren** (s. S. 63); **Siedepunkt** (s. S. 60); **Schmelzpunkt** (s. S. 61); **chromatographische Daten** (s. S. 121) und **Brechungsindex**. Letzterer gibt die Änderung der Fortpflanzungsrichtung von Lichtwellen beim Durchtritt durch eine Substanz an.

Zustandsformen der Materie (Aggregatzustände)

Die Materie kommt in drei Zustandsformen vor: gasförmig, flüssig und fest.

Gasförmiger Zustand

Von den 107 chemischen Elementen sind unter Normalbedingungen nur die Nichtmetalle H_2, O_2, N_2, Cl_2, F_2 und die Edelgase gasförmig. Gewisse kovalent gebaute Moleküle (meist mit kleiner Molekülmasse) sind ebenfalls gasförmig wie NH_3, CO und HCl. Manche Stoffe können durch Temperaturerhöhung und (oder) Druckverminderung in den gasförmigen Zustand überführt werden.

Gase bestehen aus einzelnen Teilchen (Atomen, Ionen, Molekülen) und befinden sich in relativ großem Abstand voneinander in schneller Bewegung. Sie diffundieren in jeden Teil des ihnen zur Verfügung stehenden Raumes und verteilen sich darin statistisch. Gase sind in jedem beliebigen Verhältnis miteinander mischbar, wobei homogene Gemische entstehen. Sie haben ein geringes spezifisches Gewicht und sind kompressibel, d.h. durch Druckerhöhung verringert sich der Abstand zwischen den einzelnen Gasteilchen. Einige Gase lassen sich durch Druckerhöhung und (oder) Abkühlen verflüssigen oder kristallisieren.

Stoßen Gasteilchen bei ihrer statistischen Bewegung auf die Wand des sie umschließenden Gefäßes, üben sie auf diese Gefäßwand Druck aus: Druck = Kraft/Fläche ($N \cdot m^{-2}$).

Der gasförmige Zustand läßt sich durch allgemeine Gesetze beschreiben. Besonders einfache Gesetzmäßigkeiten ergeben sich, wenn man „ideale Gase" betrachtet.

Ideales Gas: Die Teilchen eines idealen Gases bestehen aus Massenpunkten und besitzen somit keine räumliche Ausdehnung (kein Volumen). Ein solches Gas ist praktisch unendlich verdünnt, und es gibt keine Wechselwirkung zwischen den einzelnen Teilchen.

Reales Gas: Die Teilchen eines realen Gases besitzen ein Eigenvolumen. Es existieren Wechselwirkungskräfte zwischen ihnen, und der Zustand eines idealen Gases wird nur bei großer Verdünnung näherungsweise erreicht.

Die folgenden Gasgesetze gelten streng nur für ideale Gase:

1. Gesetz von Boyle und Mariotte

$p \cdot V =$ **konstant** (für $T =$ konstant)

Bei konstanter Temperatur T ist für eine gleichbleibende Gasmenge das Produkt aus Druck p und Volumen V konstant. Das bedeutet: Steigender Druck führt zu kleinerem Volumen und umgekehrt.

Die Druck-Volumen-Kurve ist der positive Ast einer Hyperbel (Abb. 42). Trägt man V gegen $1/p$ auf, resultiert eine Gerade durch den Koordinatenursprung. Die Steigung der Geraden entspricht der Konstanten.

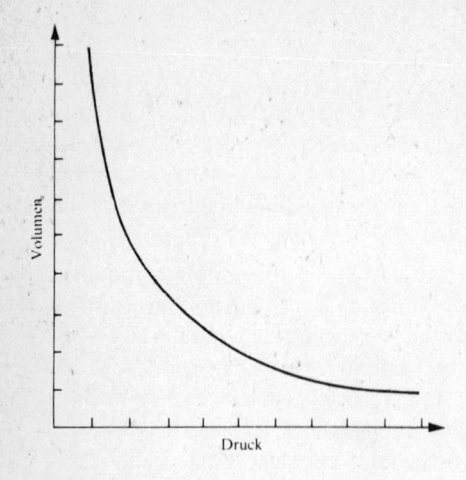

Abb. 42. Druck-Volumen-Kurve eines idealen Gases (Gesetz von Boyle-Mariotte)

2. Gesetz von Gay-Lussac

Dieses Gesetz beschreibt: a) bei konstantem Druck die Volumenänderung einer bestimmten Gasmenge in Abhängigkeit von der Temperatur oder b) bei konstantem Volumen die Druckänderung des Gases in Abhängigkeit von der Temperatur t:

a) $V_t = V_o(1 + \dfrac{1}{273{,}15} \cdot t)$ (für p = konstant)

b) $p_t = p_o(1 + \dfrac{1}{273{,}15} \cdot t)$ (für V = konstant)

(V_o bzw. p_o ist der Druck bzw. das Volumen bei 0°C)

Daraus folgt:
a) Bei einer Temperaturerhöhung um 1°C dehnt sich das Gas bei konstantem Druck um $1/_{273{,}15}$ seines Volumens bei 0°C aus.
b) Bei einer Temperaturerhöhung um 1°C steigt der Druck bei konstantem Volumen um $1/_{273{,}15}$ seines Druckes bei 0°C.

Die graphische Darstellung von a) ergibt eine Gerade. Diese schneidet die Abscisse bei $-273{,}15°C$. D.h.: Alle idealen Gase haben bei $-273{,}15°C$ das Volumen Null. Diese Temperatur bezeichnet man als den *absoluten Nullpunkt*.

Hierauf baut sich die Temperaturskala von Kelvin (1848) auf. Die *absolute Temperatur* $T(K) = 273{,}15 + t\,(°C)$.
Setzt man $T(K)$ anstelle von $t(°C)$ in die Formeln a) und b) ein, erhält man:

$$V_T = V_o \frac{T}{T_o} \quad \text{bzw.} \quad p_T = p_o \frac{T}{T_o}.$$

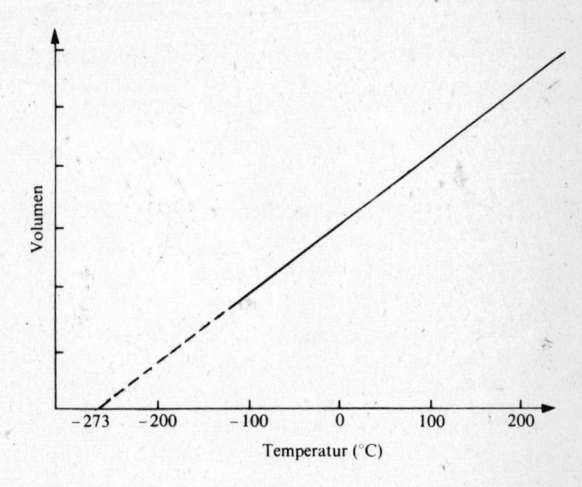

Abb. 43. Temperatur-Volumen-Kurve eines idealen Gases

3. Allgemeine Gasgleichung

Durch Kombination der Gesetze 1) und 2) erhält man:

$$p \cdot V = p_o \frac{T}{T_o} V_o \quad \text{oder} \quad p \cdot V = \frac{p_o V_o}{T_o} T$$

V_o ist das Molvolumen eines idealen Gases bei $0°C$ und 1 bar. Nach der Molekularhypothese von Avogadro (s. S. 4) ist $V_o = 22{,}414\,l$.

Bezieht man die vorstehende Gleichung auf ein Mol Gas und setzt für $V_o = 22{,}414\,l$, $p_o = 1{,}013$ bar und $T_o = 273{,}15\,K$, ergibt sich

$$p \cdot V = \frac{22{,}414 \cdot 1{,}013}{273{,}15} \cdot T$$

(mit $R = \dfrac{22{,}414 \cdot 1{,}013}{273{,}15} = 0{,}08312\,l \cdot \text{bar} \cdot K^{-1} \cdot \text{mol}^{-1}$
$= 8{,}316\,J \cdot K^{-1} \cdot \text{mol}^{-1}$)

oder

$$p \cdot V = R \cdot T \qquad \text{mit } R = \text{allgemeine Gaskonstante.}$$

Betrachtet man n Mole eines Gases, wobei n der Quotient aus der Masse des Gases und seiner Atom- bzw. Molekülmasse ist, erhält man (mit $V = \dfrac{v}{n}$) die allgemeine Beziehung:

$$p \cdot v = n \cdot R \cdot T \text{ (allgemeine Gasgleichung)}.$$

Beispiele:
1. Welches Volumen nehmen 10 g Kohlenmonoxid (CO) unter Normalbedingungen ein, wenn man CO als ideales Gas betrachtet?

   $p = 1$ bar, $T = 0°C = 273\ K$,   Molekülmasse von CO = 28,0.

   Lösung: 10 g CO entsprechen $10{,}0/28 = 0{,}357$ mol

   Einsetzen in $p \cdot v = n \cdot R \cdot T$ ergibt:

   (1 bar) $\cdot\ v = (0{,}357\text{ mol}) \cdot (0{,}0821\ l \cdot \text{bar} \cdot K^{-1} \cdot \text{mol}^{-1}) \cdot (273\ K)$ oder
   $v = 8{,}00$ Liter.

2. Wieviel g H_2SO_4 können höchstens aus 60 l SO_2 und 30 l O_2 erhalten werden, wenn die beiden Gase bei $45°C$ und 1,5 bar vorliegen?

   Reaktionsgleichungen (vgl. S. 29): $2\ SO_2 + O_2 \longrightarrow 2\ SO_3$
   $2\ SO_3 + 2\ H_2O \longrightarrow 2\ H_2SO_4$

   2 mol SO_2 reagieren mit 1 mol O_2 und ergeben mit H_2O 2 mol H_2SO_4, d. h. aus 1 mol SO_2 erhält man 1 mol H_2SO_4. Die angegebenen Werte müssen mittels der Gasgesetze auf Normalbedingungen umgerechnet werden:

   $$\dfrac{p_1 \cdot v_1}{T_1} = \dfrac{p_2 \cdot v_2}{T_2}$$

   eingesetzt: $\dfrac{1 \cdot x}{273} = \dfrac{1{,}5 \cdot 60}{318};\quad x = 76{,}2\ l\ SO_2.$

   Da sich in 22,41 l 1 mol SO_2 befinden, enthalten 76,2 l SO_2 insgesamt $76{,}2/22{,}4 = 3{,}4$ mol SO_2. Dies entspricht 3,4 mol H_2SO_4 oder $3{,}4 \cdot 98 = 333{,}7$ g H_2SO_4, wobei 98 die Molmasse von H_2SO_4 ist.

Gasmischungen:
a) Gesamtvolumen v: Werden verschiedene Gase mit den Volumina v_1, v_2, v_3 ... von gleichem Druck p und gleicher Temperatur T vermischt, ist das

Gesamtvolumen v (bei gleichbleibendem p und T) gleich der Summe der Einzelvolumina:

$$v = v_1 + v_2 + v_3 + \ldots = \Sigma v_i \ (v_i = \text{Partialvolumina}).$$

b) Gesamtdruck p: Dieser ergibt sich aus der Addition der Partialdrucke (Einzeldrucke) der Gase im Gasgemisch:

$$p = p_1 + p_2 + p_3 + \ldots = \Sigma p_i.$$

Setzen wir das in die allgemeine Gasgleichung ein, erhalten wir das Daltonsche Gesetz:

$$p = \sum p_i = \sum n_i \cdot \frac{R \cdot T}{v}$$

Flüssiger Zustand

Der flüssige Zustand bildet den Übergang zwischen dem gasförmigen und dem festen Zustand. Eine Flüssigkeit besteht aus Teilchen (Atome, Moleküle), die noch relativ frei beweglich sind. Anziehungskräfte, welche stärker sind als in Gasen, führen bereits zu einem gewissen Ordnungszustand. Flüssigkeiten besitzen meist eine Phasengrenzfläche (Oberfläche). Da Teilchen, die sich in der Oberflächenschicht befinden, einseitig nach innen gezogen werden, wird eine möglichst kleine Oberfläche angestrebt. Ein Maß für die Kräfte, die eine Oberflächenverkleinerung bewirken, ist die Oberflächenspannung.
Flüssigkeiten sind kaum kompressibel. Sie sind viscos, d. h. sie setzen dem Fließen Widerstand entgegen.

Dampfdruck einer Flüssigkeit

Die Teilchen einer Flüssigkeit besitzen bei einer gegebenen Temperatur unterschiedliche Geschwindigkeiten, d. h. verschiedene kinetische Energie. Durch Zusammenstöße mit anderen Teilchen ändert sich ihre kinetische Energie ständig. Die meisten besitzen jedoch eine mittlere kinetische Energie. Die Energieverteilung ist temperaturabhängig.
Teilchen in der Nähe der Oberfläche können die Flüssigkeit verlassen, wenn ihre kinetische Energie ausreicht, die Anziehungskräfte zu überwinden. Sie wechseln in den Gasraum (Gasphase) über der Flüssigkeit über. Bei diesem Prozeß wird der Flüssigkeit Energie in Form von Wärme entzogen (Verdunstungskälte). Den

Vorgang nennt man Verdampfen. Diejenige Energie, die nötig ist, um ein Mol einer Flüssigkeit bei einer bestimmten Temperatur zu verdampfen, heißt molare **Verdampfungswärme** bzw. Verdampfungsenthalpie (für p = konstant).

Je höher die Konzentration der Teilchen in der Gasphase wird, um so häufiger stoßen sie miteinander zusammen, kommen mit der Oberfläche der flüssigen Phase in Berührung und werden von ihr eingefangen.

Im Gleichgewichtszustand verlassen pro Zeiteinheit so viele Teilchen die Flüssigkeit, wie wieder kondensieren. Die Konzentration der Teilchen in der Gasphase (Dampfraum) ist konstant. Der Gasdruck, den die verdampfte Flüssigkeit dann besitzt, heißt **Dampfdruck**.

Jede Flüssigkeit hat bei einer bestimmten Temperatur einen ganz bestimmten Dampfdruck. Er nimmt mit steigender Temperatur zu. Die Änderung des Druckes in Abhängigkeit von der Temperatur zeigen die Dampfdruckkurven (Abb. 44).

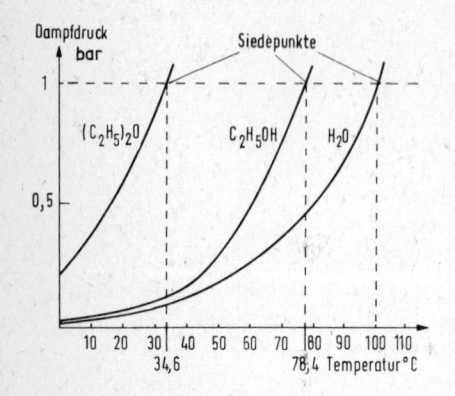

Abb. 44. Dampfdrucke von Wasser, Ethanol und Ether als Funktion der Temperatur

Siedepunkt

Ist der Dampfdruck einer Flüssigkeit gleich dem Außendruck, so siedet die Flüssigkeit. Die zugehörige Temperatur heißt der Siedepunkt (Sdp.) oder Kochpunkt (Kp.) der Flüssigkeit. Der normale Siedepunkt einer Flüssigkeit entspricht der Temperatur, bei der der Dampfdruck gleich 1 bar ist (Atmosphärendruck, Abb. 44). Die Temperatur einer siedenden Flüssigkeit bleibt — die nötige Energiezufuhr vorausgesetzt — konstant, bis die gesamte Flüssigkeit verdampft ist.

Gefrierpunkt

Kühlt man eine Flüssigkeit ab, so verlieren ihre Teilchen kinetische Energie. Wird ihre Geschwindigkeit so klein, daß sie durch Anziehungskräfte in einem Kristallgitter fixiert werden können, beginnt die Flüssigkeit zu gefrieren. Der normale Gefrierpunkt (auch Schmelzpunkt Schmp. oder Festpunkt Fp.) einer Flüssigkeit entspricht der Temperatur, bei der sich flüssige und feste Phase bei einem Gesamtdruck von 1 bar im Gleichgewicht befinden.
Die Temperatur eines Zweiphasensystems (flüssig/fest) bleibt solange konstant, bis die gesamte Flüssigkeit fest oder flüssig geworden ist.

Fester Zustand

Feste Stoffe sind entweder *amorph* oder *kristallin*.

Der amorphe Zustand ist energiereicher als der kristalline. Amorphe Stoffe sind *isotrop*, d.h. ihre physikalischen Eigenschaften sind unabhängig von der Raumrichtung. Beispiel: Glas.

In *kristallinen* Stoffen sind die Bestandteile (Atome, Ionen oder Moleküle) in Form eines regelmäßigen räumlichen Gitters (Raumgitter) angeordnet. Das Gitter bestimmt die äußere Gestalt und die physikalischen Eigenschaften des Stoffes. Durch den Gitteraufbau sind einige physikalische Eigenschaften wie Lichtbrechung richtungsabhängig, d.h. kristalline Stoffe sind *anisotrop*. Sie sind im allgemeinen schwer deformierbar und spröde. Lassen sich Kristalle ohne Zersetzung genügend hoch erhitzen, bricht das Kristallgitter zusammen, d.h. die Substanz schmilzt (z.B. Schmelzen von Eis). Das gleiche geschieht beim Lösen eines Kristalls in einem Lösungsmittel. Beim Eindampfen, Eindunsten oder Abkühlen von Lösungen bzw. Schmelzen kristallisierbarer Substanzen kristallisieren diese meist wieder aus. Hierbei wird das Kristallgitter wieder aufgebaut. Über die Löslichkeit eines Stoffes s. S. 146.

Zerlegt man ein Raumgitter, erhält man als kleinste sinnvolle Einheit, die sog. *Elementarzelle*. Abb. 45 zeigt eine Elementarzelle. Durch Aneinanderfügen

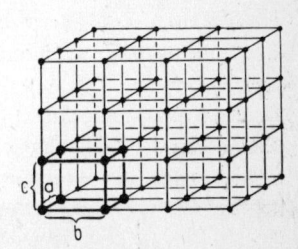

Abb. 45. Ausschnitt aus einem Raumgitter, das aus Elementarzellen aufgebaut ist

von Elementarzellen in allen drei Raumrichtungen kann man das Raumgitter aufbauen.

Unterteilt man die Raumgitter nach der Art ihrer Bausteine, erhält man folgende Gittertypen:

a) *Atomgitter:* 1. Bausteine: Atome; Bindungsart: kovalent s. S. 38; Eigenschaften: hart, hoher Schmelzpunkt; Beispiel: Diamant.
2. Bausteine: Edelgasatome; Bindungsart: van der Waalssche Bindung s. S. 49; Eigenschaften: tiefer Schmelz- und Siedepunkt.

b) *Molekülgitter:* 1. Bausteine: Moleküle; Bindungsart: van der Waalssche Bindung s. S. 49; Eigenschaften: tiefer Schmelz- und Siedepunkt; Beispiele: Benzol, Kohlendioxid.
2. Bausteine: Moleküle; Bindungsart: Dipol-Dipol-Wechselwirkungen (s. S. 71), Wasserstoffbrückenbindung (s. S. 72); Beispiele: H_2O, HF.

c) *Metallgitter:* Bausteine: Metallionen und Elektronen; Bindungsart: metallische Bindung s. S. 47; Eigenschaften: thermische und elektrische Leitfähigkeit, metallischer Glanz, ductil usw. Beispiel: Natrium, Calcium, Kupfer, Silber, Gold.

d) *Ionengitter:* Bausteine: Ionen; Bindungsart: elektrostatisch s. S. 35; Eigenschaften: elektrische Leitfähigkeit (Ionenleitfähigkeit) in Lösung und Schmelze; hart, hoher Schmelzpunkt. Beispiel: Natriumchlorid (Kochsalz).

Wechselwirkung zwischen Licht und Materie

Moleküle haben unter bestimmten Bedingungen eine bestimmte Energie. Diese setzt sich aus verschiedenen Energieformen zusammen, z. B. der Schwingungsenergie (hervorgerufen durch Schwingungen der Kerne) und der Elektronenenergie (Energie der Elektronen im Molekül).

Mit Licht, das man sich als elektromagnetische Wellen vorstellen kann, können Moleküle in Wechselwirkung treten, indem z. B. Schwingungsvorgänge angeregt oder verstärkt werden, Elektronen aus energetisch tieferliegenden Zuständen in höhere angehoben werden usw. Als Folge dieser Wechselwirkung erhöhen sich z. B. die Schwingungsenergie und (oder) die Elektronenenergie oder andere Energieparameter. Gleichzeitig wird die Intensität der elektromagnetischen Welle, die die Energieerhöhung bewirkt hat, geschwächt: Die betreffende Welle wird absorbiert.

Bestrahlt man eine Substanzprobe mit Licht unterschiedlicher Wellenlänge, indem man die Wellenlänge kontinuierlich ändert und mißt die Intensität des Lichtes nach der Wechselwirkung mit den Molekülen der Substanz, so beobachtet man Absorption für solche Wellenlängen, bei denen irgendein Energieübergang stattgefunden hat. Auf diese Weise erhält man ein für die betrachtete Substanz — im untersuchten Spektralbereich — charakteristisches *Absorptionsspektrum.*

In Abb. 46 ist die Größenordnung der Wellenlängen- und Frequenzbereiche der elektromagnetischen Wellen (Strahlung) angegeben.

Die Absorption elektromagnetischer Energie im infraroten Spektralbereich, d. h. von *IR-Strahlung*, wird durch Anregung von Kernschwingungen im Molekül *(Molekülschwingungen)* hervorgerufen, falls sich durch die Schwingung das Dipolmoment (s. S. 71) des Moleküls ändert. Je nach der Größe der miteinander verbundenen Kerne und der Stärke der Bindung zwischen ihnen wird Strahlung unterschiedlicher Wellenlänge absorbiert.

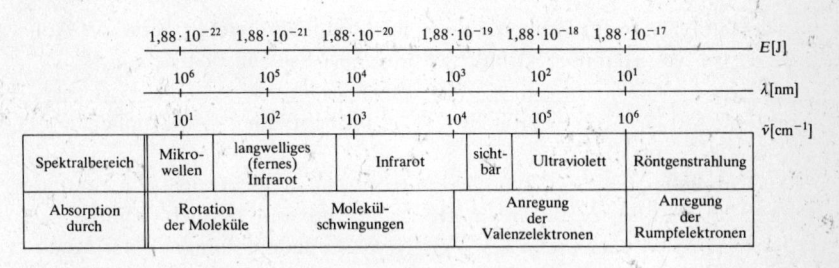

Spektralbereich	Mikrowellen	langwelliges (fernes) Infrarot	Infrarot	sichtbar	Ultraviolett	Röntgenstrahlung
Absorption durch	Rotation der Moleküle		Molekülschwingungen		Anregung der Valenzelektronen	Anregung der Rumpfelektronen

$E[J]$: $1{,}88 \cdot 10^{-22}$, $1{,}88 \cdot 10^{-21}$, $1{,}88 \cdot 10^{-20}$, $1{,}88 \cdot 10^{-19}$, $1{,}88 \cdot 10^{-18}$, $1{,}88 \cdot 10^{-17}$

$\lambda[nm]$: 10^6, 10^5, 10^4, 10^3, 10^2, 10^1

$\tilde{v}[cm^{-1}]$: 10^1, 10^2, 10^3, 10^4, 10^5, 10^6

Abb. 46. Gebiete des elektromagnetischen Spektrums ($\tilde{v} = \lambda^{-1} = v \cdot c^{-1}$)

Von einer bestimmten Substanz gibt es ein ganz bestimmtes IR-Spektrum. Anwendung der IR-Spektroskopie: Strukturuntersuchungen, Charakterisierung von Substanzen, Reinheitskontrollen usw.

Absorption von Strahlung im sichtbaren und ultravioletten Spektralbereich wird durch Elektronenübergänge zwischen diskreten Energiezuständen im Molekül hervorgerufen *(Elektronenanregungsspektren).* Substanzen, die im sichtbaren (Vis-) oder ultravioletten (UV-) Bereich absorbieren, sind z. B. Verbindungen mit π-Elektronensystemen (s. S. 173), anorganische Komplexionen (s. S. 50) etc.

Absorptionsspektren werden meist in Lösung aufgenommen.

3.1.3 Für die Intensität einer Absorption in den genannten Spektralbereichen gilt das **Lambert-Beersche Absorptionsgesetz:**

$$E = \lg \frac{I_o}{I} = \varepsilon \cdot c \cdot d.$$

$E = \lg \dfrac{I_o}{I}$ heißt Extinktion (optische Dichte) der Probenlösung.

I_o und I sind die Intensitäten eines (monochromatischen) Lichtstrahls vor und hinter der absorbierenden Probenlösung. c ist die Konzentration der absorbierenden Substanz in mol · l^{-1}, d.h. die Zahl der absorbierenden Teilchen. d ist die Weglänge des Lichtstrahls in der Lösung, d.h. der Durchmesser des Gefäßes (Küvette), das die Probenlösung enthält. d wird in cm gemessen. ε ist der molare Extinktionskoeffizient und damit eine bei der Wellenlänge λ charakteristische Stoffkonstante. Für eine Substanz ist $\varepsilon = 1$, wenn sie in der Konzentration 1 mol · l^{-1} und der Schichtdicke 1 cm die Intensität von Licht der Wellenlänge λ auf $^1/_{10}$ schwächt.

3.1.4 Die Extinktion E ist die Absorptionsintensität einer Substanz bei einer bestimmten Wellenlänge, d.h. sie ist von der Wellenlänge des eingestrahlten Lichts abhängig.

Die wesentlichsten Bauelemente eines **Spektralphotometers** (Gerät zur Aufnahme von Absorptionsspektren) zeigt folgendes Schema:

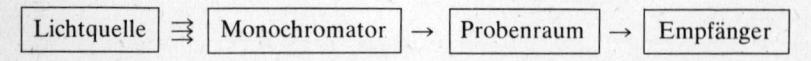

| Lichtquelle | ⇉ | Monochromator | → | Probenraum | → | Empfänger |

Die **Lichtquelle** liefert ein über den interessierenden Spektralbereich kontinuierliches Licht. Für Spektren im IR- und sichtbaren Bereich benutzt man thermische Strahler, für den UV-Bereich Gasentladungslampen. Der **Monochromator** (Gitter, Prisma) zerlegt das polychromatische Licht der Lichtquelle in schmale Spektralbereiche, d.h. er trennt die Wellen nach ihrer Wellenlänge. Im Probenraum befinden sich eine **Küvette** mit der Probenlösung und eine **Vergleichsküvette**. Letztere kann leer sein, das reine Lösungsmittel oder eine Bezugssubstanz enthalten. Im **Empfänger** wird das Verhältnis I_o/I in Abhängigkeit von der jeweiligen Wellenlänge registriert.

5.1.3 Chemisches Gleichgewicht

Chemische Reaktionen in geschlossenen Systemen verlaufen selten einsinnig, sondern sind meist umkehrbar:

$A + B \rightleftharpoons C + D$.

Für die Geschwindigkeit der Hinreaktion $A + B \longrightarrow C + D$ ist die Reaktionsgeschwindigkeit v_H gegeben durch die Gleichung $v_H = k_H \cdot [A][B]$. Für die Rückreaktion $C + D \longrightarrow A + B$ gilt entsprechend $v_R = k_R[C][D]$. (Zu dem Begriff der Reaktionsgeschwindigkeit s. S. 127).

Der in jedem Zeitmoment nach außen hin sichtbare und damit meßbare Stoffumsatz der Gesamtreaktion (aus Hin- und Rückreaktion) ist gleich der Umsatzdifferenz beider Teilreaktionen. Entsprechend ist die Reaktionsgeschwindigkeit der Gesamtreaktion gleich der Differenz aus den Geschwindigkeiten der Teilreaktionen:

$v = v_H - v_R = k_H [A] \cdot [B] - k_R [C] \cdot [D]$.

Bei einer umkehrbaren Reaktion tritt bei gegebenen Konzentrationen und einer bestimmten Temperatur ein Zustand ein, bei dem sich der Umsatz von Hin- und Rückreaktion aufhebt. Das Reaktionssystem befindet sich dann im **chemischen Gleichgewicht**. Die Lage des Gleichgewichts wird durch die relative Größe von v_H und v_R bestimmt. Das chemische Gleichgewicht ist ein *dynamisches Gleichgewicht*, das sich zu jedem Zeitpunkt neu einstellt. In der Zeiteinheit werden gleichviel Produkte gebildet wie wieder in die Edukte zerfallen. Im chemischen Gleichgewicht ist daher die Konzentration der einzelnen Komponenten des Reaktionssystems konstant. Ferner ist die Geschwindigkeit der Hinreaktion v_H gleich der Geschwindigkeit der Rückreaktion v_R. Die Geschwindigkeit der Gesamtreaktion ist gleich Null. Die Reaktion ist nach außen zum Stillstand gekommen.

In Formeln läßt sich dies wie folgt angeben:

$k_H [A] \cdot [B] = k_R [C] \cdot [D]$ oder $\dfrac{k_H}{k_R} = \dfrac{[C] \cdot [D]}{[A] \cdot [B]} = K_c$

Das sind Aussagen des von Guldberg und Waage 1867 formulierten **Massenwirkungsgesetzes (MWG)**: *Eine chemische Reaktion befindet sich bei gegebener Temperatur im chemischen Gleichgewicht, wenn der Quotient aus dem Produkt der Konzentrationen der Reaktionsprodukte und dem Produkt aus den Konzentrationen der Edukte einen bestimmten, für die Reaktion charakteristischen Zahlenwert K_c erreicht hat.*

K_c ist die (temperaturabhängige) Gleichgewichtskonstante. Der Index c deutet an, daß die Konzentrationen verwendet wurden. Da Konzentration und Druck eines gasförmigen Stoffes bei gegebener Temperatur einander proportional sind:

$$p = R \cdot T \cdot n/v = R \cdot T \cdot c = \text{konst.} \cdot c,$$

kann man anstelle der Konzentrationen die Partialdrucke gasförmiger Reaktionsteilnehmer einsetzen. Die Gleichgewichtskonstante bekommt dann den Index p:

$$\frac{p_C \cdot p_D}{p_A \cdot p_B} = K_p$$

Wichtige Regeln: Für jede Gleichgewichtsreaktion wird das MWG so geschrieben, daß das Produkt der Konzentrationen der Produkte im Zähler und das Produkt der Konzentrationen der Edukte im Nenner des Quotienten steht. Besitzen in einer Reaktionsgleichung die Komponenten von dem Wert 1 verschiedene Koeffizienten, so werden diese im MWG als Exponent der Konzentration der betreffenden Komponente eingesetzt:

$$aA + bB \rightleftharpoons cC + dD;$$

$$\frac{[C]^c \cdot [D]^d}{[A]^a \cdot [B]^b} = K_c \quad \text{bzw.} \quad \frac{p_C^c \cdot p_D^d}{p_A^a \cdot p_B^b} = K_p$$

Je größer bzw. kleiner der Wert der Gleichgewichtskonstanten K ist, desto mehr liegt das Gleichgewicht auf der Seite der Produkte bzw. Reaktanden.

5.1.4 *Gekoppelte Reaktionen*

Sind Reaktionen miteinander **gekoppelt**, so kann man für jede Reaktion die Reaktionsgleichung aufstellen und das MWG formulieren. Für jede Teilreaktion erhält man eine Gleichgewichtskonstante. Multipliziert man die Gleichgewichtskonstanten der Teilreaktionen miteinander, so ergibt sich die Gleichgewichtskonstante der Gesamtreaktion. Diese ist auch zu erhalten, wenn man auf die Gesamtgleichung das MWG anwendet.

Beispiel:
Zur Herstellung von Schwefelsäure (H_2SO_4) wird Schwefeltrioxid (SO_3) benötigt. Es kann durch Oxidation von SO_2 dargestellt werden. Ein älteres Verfahren (Bleikammerprozeß) verwendet hierzu Stickstoffdioxid NO_2. Schematisierte Darstellung (ohne Nebenreaktionen):

1) $2\,NO + O_2 \longrightarrow 2\,NO_2$
2) $2\,SO_2 + 2\,NO_2 \longrightarrow 2\,SO_3 + 2\,NO$
3) $2\,SO_3 + 2\,H_2O \longrightarrow 2\,H_2SO_4$

Gesamtreaktion: $2\,SO_2 + 2\,H_2O + O_2 \longrightarrow 2\,H_2SO_4$

Die Gleichgewichtskonstanten für die einzelnen Reaktionsschritte und die Gesamtreaktion sind:

$$K_1 = \frac{[NO_2]^2}{[NO]^2[O_2]}; \quad K_2 = \frac{[SO_3]^2[NO]^2}{[SO_2]^2[NO_2]^2}; \quad K_3 = \frac{[H_2SO_4]^2}{[SO_3]^2[H_2O]^2};$$

$$K_{gesamt} = \frac{[H_2SO_4]^2}{[SO_2]^2[H_2O]^2[O_2]} = K_1 \cdot K_2 \cdot K_3.$$

5.1.5 Aktivitäten

Das Massenwirkungsgesetz gilt streng nur für **ideale** Verhältnisse wie verdünnte Lösungen (Konzentration <0,1M).
Die formale Schreibweise des Massenwirkungsgesetzes kann aber auch für reale Verhältnisse, speziell für konzentrierte Lösungen beibehalten werden, wenn man anstelle der Konzentrationen die wirksamen Konzentrationen, die sog. **Aktivitäten** der Komponenten einsetzt. Dies ist notwendig für Lösungen mit Konzentrationen größer als etwa $0,1\,mol \cdot l^{-1}$. In diesen Lösungen beeinflussen sich die Teilchen einer Komponente gegenseitig und verlieren dadurch an Reaktionsvermögen. Auch andere in Lösung vorhandene Substanzen oder Substanzteilchen vermindern das Reaktionsvermögen, falls sie mit der betrachteten Substanz in Wechselwirkung treten können. Die dann noch vorhandene wirksame Konzentration heißt Aktivität a. Sie unterscheidet sich von der Konzentration durch den Aktivitätskoeffizienten f, der die Wechselwirkungen in der Lösung berücksichtigt.

Aktivität (a) = Aktivitätskoeffizient (f) · Konzentration (c)

$$a = f \cdot c$$

Für $c \longrightarrow 0$ wird $f \longrightarrow 1$.

Der Aktivitätskoeffizient f ist stets <1. Der Aktivitätskoeffizient f korrigiert die Konzentration c einer Substanz um einen experimentell zu ermittelnden Wert (z. B. durch Anwendung des Raoultschen Gesetzes, s. S. 74).
Formuliert man für die Reaktion $AB \rightleftarrows A + B$ das MWG, so muß man beim Vorliegen großer Konzentrationen die Aktivitäten einsetzen:

$$\frac{c_A \cdot c_B}{c_{AB}} = K_c \quad \text{geht über in} \quad \frac{a_A \cdot a_B}{a_{AB}} = \frac{f_A \cdot c_A \cdot f_B \cdot c_B}{f_{AB} \cdot c_{AB}} = K_a.$$

Beeinflussung von Gleichgewichtslagen

5.1.6 *1. Änderung von Konzentration bzw. Partialdruck bei konstanter Temperatur*
Schreibt man für die Gleichgewichtsreaktion $A + B \rightleftarrows C$ die Massenwirkungsgleichung:

$$\frac{[C]}{[A] \cdot [B]} = K_c \quad \text{bzw.} \quad \frac{p_C}{p_A \cdot p_B} = K_p,$$

so muß der Quotient immer den Wert K besitzen. Erhöht man $[A]$, muß zwangsläufig $[C]$ größer und $[B]$ kleiner werden, wenn sich der Gleichgewichtszustand wieder einstellt. Da nun $[C]$ nur größer bzw. $[B]$ nur kleiner wird, wenn A mit B zu C reagiert, verschiebt sich das Gleichgewicht nach rechts. Das bedeutet: Die Reaktion verläuft durch Erhöhung der Konzentration von A bzw. B soweit nach rechts, bis sich das Gleichgewicht mit dem gleichen Zahlenwert für K erneut eingestellt hat. Eine Verschiebung der Gleichgewichtslage im gleichen Sinne erhält man, wenn man $[C]$ verringert. Auf diese Weise läßt sich der Ablauf von Reaktionen beeinflussen.

Beispiel: Silberbromid AgBr läßt sich durch Reaktion von Silbernitrat $AgNO_3$ mit Bromwasserstoff HBr darstellen. Es dissoziiert nach

$$AgBr \rightleftarrows Ag^{\oplus} + Br^{\ominus}.$$

AgBr ist ein schwerlösliches Salz, d.h. das Gleichgewicht liegt auf der linken Seite.
Schreibt man die Massenwirkungsgleichung:

$$\frac{[Ag^{\oplus}] \cdot [Br^{\ominus}]}{[AgBr]} = K \quad \text{oder} \quad [Ag^{\oplus}] \cdot [Br^{\ominus}] = [AgBr] \cdot K,$$

so ist [AgBr] in einer gesättigten Lösung konstant, weil zwischen dem Silberbromid in Lösung und dem festen AgBr, das als Bodenkörper vorhanden ist, ein dynamisches heterogenes Gleichgewicht besteht, welches dafür sorgt, daß [AgBr] konstant ist [AgBr] ist die Konzentration von gelöstem AgBr. Man kann daher [AgBr] in die Konstante K einbeziehen. Die neue Konstante heißt das *Löslichkeitsprodukt* von AgBr:

$$[Ag^{\oplus}] \cdot [Br^{\ominus}] = Lp_{AgBr} = 10^{-12,3} \, mol^2 \cdot l^{-2}.$$

Für eine gesättigte Lösung (mit Bodenkörper) ist:

$$[Ag^{\oplus}] = [Br^{\ominus}] = \sqrt{10^{-12,3}} = 10^{-6,15} \, mol \cdot l^{-1}.$$

Wird das Löslichkeitsprodukt überschritten, d.h. $[Ag^{\oplus}] \cdot [Br^{\ominus}] > 10^{-12,3} \, mol^2 \cdot l^{-2}$, fällt solange AgBr aus, bis die Gleichung wieder stimmt. Erhöht man nur eine Ionenkonzentration, so kann man bei genügend großem Überschuß das Gegenion quantitativ aus der Lösung abscheiden.

Das Löslichkeitsprodukt gilt für alle schwerlöslichen Verbindungen.

2. Änderung der Temperatur

Bei Temperaturänderungen ändert sich der Wert der Gleichgewichtskonstanten K wie folgt:

Temperaturerhöhung (-erniedrigung) verschiebt das chemische Gleichgewicht nach der Seite, auf der Produkte unter Wärmeverbrauch (Wärmeentwicklung) entstehen. Anders formuliert: Temperaturerhöhung begünstigt endotherme Reaktionen, Temperaturerniedrigung begünstigt exotherme Reaktionen, s. S. 135.

Beispiel: Ammoniaksynthese nach Haber-Bosch:

$$N_2 + 3\,H_2 \rightleftharpoons 2\,NH_3; \quad \Delta H = -92 \, kJ.$$

$$K_p = \frac{p_{NH_3}^2}{p_{N_2} \cdot p_{H_2}^3}.$$

Temperaturerhöhung verschiebt das Gleichgewicht auf die linke Seite (Edukte). K_p wird kleiner. Das System weicht der Temperaturerhöhung aus, indem es die Edukte zurückbildet, wobei Energie verbraucht wird (Prinzip von Le Chatelier-Braun = „Prinzip des kleinsten Zwanges").

Van't Hoffsche-Gleichung

Die Abhängigkeit der Gleichgewichtskonstanten von der Temperatur wird formelmäßig durch die Gleichung von van't Hoff beschrieben:

$$\frac{d \ln K_p}{dT} = \frac{\Delta H^0}{R \cdot T^2}$$

K_p = Gleichgewichtskonstante,
ΔH^0 = Reaktionsenthalpie bei 298 K und 1 bar, vgl. S. 134, 140,

R = allgemeine Gaskonstante,
T = absolute Temperatur.

Die van't Hoffsche Gleichung (van't Hoffsche Reaktionsisobare) erhält man durch Kombination der Gleichungen

$$\Delta G^0 = -R \cdot T \cdot \ln K_p, \text{ s. S. 142, und } \Delta G^0 = \Delta H^0 - T \cdot \Delta S^0, \text{ s. S. 143.}$$

5.1.2 Stationärer Zustand

Im Gegensatz zum chemischen Gleichgewicht ist ein sog. **stationärer Zustand** oder ein **Fließgleichgewicht** („steady state") dadurch gekennzeichnet, daß sämtliche Zustandsgrößen (Zustandsvariable), die den betreffenden Zustand charakterisieren, einen zeitlich konstanten Wert besitzen. Bildet sich z.B. in einem Reaktionssystem ein stationärer Zustand aus, so besitzt das System eine konstante, aber endliche Gesamtreaktionsgeschwindigkeit, und die Konzentrationen der Reaktionsteilnehmer sind konstant (dynamisches Gleichgewicht im offenen System).

Ein stationärer Zustand kann sich nur in einem offenen System ausbilden s. S. 137. Der lebende Organismus ist ein Beispiel für ein offenes System: Nahrung und Sauerstoff werden aufgenommen, CO_2 und andere Produkte abgegeben. Es stellt sich eine von der Aktivität der Enzyme (Biokatalysatoren) abhängige stationäre Konzentration der Produkte ein. Dieses Fließgleichgewicht ist charakteristisch für den betreffenden Stoffwechsel.

Lösungen

Sehr viele Stoffe lösen sich in Flüssigkeiten ohne chemische Reaktion: Es entstehen Lösungen. Ist in einer Lösung der aufgelöste Stoff so weitgehend verteilt, daß von ihm nur noch Einzelteilchen (Atome, Ionen, Moleküle) in der als Lösungsmittel dienenden Flüssigkeit vorliegen, handelt es sich um „echte" Lösungen. Die Größenordnung der Teilchen liegt zwischen 0,1 und 3 nm. Sie sind daher unsichtbar und befinden sich in lebhafter Brownscher Bewegung. Die Teilchen des gelösten Stoffes erteilen der Lösung einen osmotischen Druck, verursachen eine Dampfdruckerniedrigung und als Folge davon eine Schmelzpunktserniedrigung und Siedepunktserhöhung gegenüber dem reinen Lösungsmittel. Daneben gibt es die kolloiden Lösungen. Dort ist die Größenordnung der Teilchen 10–100 nm.

Eigenschaften von Lösungsmitteln

2.1.11 Lösungsmittel heißt die in einer Lösung überwiegend vorhandene Komponente. Man unterscheidet polare und unpolare Lösungsmittel. Das wichtigste *polare* Lösungsmittel ist das Wasser. Wasser ist ein bekanntes Beispiel für ein mehratomiges Molekül mit einem Dipolmoment. Ein Molekül ist ein **Dipol** und besitzt ein Dipolmoment, wenn es aus Atomen verschieden großer Elektronegativität aufgebaut ist, und wenn die Ladungsschwerpunkte der positiven und der negativen Ladungen nicht zusammenfallen (Ladungsasymmetrie). Der Grad der Unsymmetrie der Ladungsverteilung äußert sich im *Dipolmoment* μ.
μ ist das Produkt aus Ladung e und Abstand r der Ladungsschwerpunkte: $\mu = e \cdot r$. Einheit: Debye D; $1 D = 0{,}33 \cdot 10^{-27} A \cdot s \cdot cm$. Je **polarer** eine Bindung in einem Molekül ist, um so größer ist sein Dipolmoment! Eine Bindung ist aber um so polarer, je größer die Unterschiede in der Elektronegativität der Bindungspartner sind.
Im Wassermolekül sind die O-H-Bindungen polarisiert **(polare Atombindung)**. Das Sauerstoffatom besitzt eine negative und die Wasserstoffatome eine positive Teilladung (Partialladung). Das Wassermolekül hat beim Sauerstoff einen negativen Pol und auf der Seite der Wasserstoffatome einen positiven Pol.

Ein zweiatomiges Dipolmolekül ist das Fluorwasserstoff-Molekül HF:

$\overset{+}{H} - \overset{-}{F}$ oder $\overset{\delta+}{H} - \overset{\delta-}{F}$ oder $\overrightarrow{H-F}$ (die Pfeilspitze ist auf den negativen Pol gerichtet).

Andere Beispiele sind: $\overleftarrow{H-Cl}$, $\overleftarrow{H-Br}$, $\overleftarrow{H-I}$. Bindungen mit Dipolmoment sind z. B. $\overleftarrow{O-H}$, $\overleftarrow{N-H}$, $\overrightarrow{C-O}$, $\overrightarrow{C-Cl}$, $\overrightarrow{C-N}$.
Enthält ein Molekül mehrere polare Atombindungen, setzt sich das Gesamtdipolmoment des Moleküls — in erster Näherung — als Vektorsumme aus den Einzeldipolmomenten jeder Bindung zusammen. Am Beispiel von H_2O (Abb. 47) wird deutlich, welchen Einfluß die räumliche Anordnung der Bindungen auf die Größe des Dipolmoments besitzt. Ein linear gebautes H_2O-Molekül hätte ein Dipolmoment von Null, denn die Ladungsschwerpunkte würden zusammenfallen.

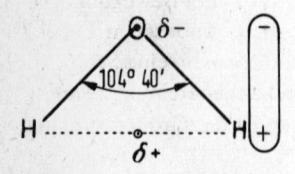

Abb. 47. $\delta+$ und $\delta-$ geben die Ladungsschwerpunkte an

Flüssigkeiten aus Dipolmolekülen besitzen eine große *Dielektrizitätskonstante* ε. ε ist ein Maß dafür, wie sehr die Stärke eines elektrischen Feldes zwischen zwei entgegengesetzt geladenen Teilchen durch die betreffende Substanz verringert wird; d. h. die Coulombsche Anziehungskraft K ist für zwei entgegengesetzt geladene Ionen um den ε-ten Teil vermindert

$$K = \frac{e_1 \cdot e_2}{4 \pi \varepsilon_0 \varepsilon \cdot r^2}$$

2.1.12 Dipolmoleküle können sich zusammenlagern (assoziieren) und dadurch größere Molekülverbände bilden. Kommen hierbei positiv polarisierte Wasserstoffatome zwischen zwei negativ polarisierte F-, O- oder N-Atome zu liegen, bilden sich sog. **Wasserstoffbrückenbindungen** aus. Formal betrachtet werden die Wasserstoffatome zwischen die freien Elektronenpaare (s. S. 41) der genannten Atome eingebettet.
Beispiel: HF

$|\underline{F}|^\ominus \cdots H - |\underline{F}| \quad \longleftrightarrow \quad |\underline{F}| - H \cdots |\underline{F}|^\ominus \quad \longleftrightarrow \quad |\underline{F}|^\ominus \cdots \overset{\oplus}{H} \cdots |\underline{F}|^\ominus$

Bei Zimmertemperatur liegt (HF)$_3$ vor. Ab 90° C existieren einzelne HF-Moleküle:

(HF)$_n$ $\underset{\text{Assoziation}}{\overset{\text{Dissoziation}}{\rightleftarrows}}$ $n \cdot$ HF (n = 2 bis 8 u. höher)

Wasser und Ammoniak sind weitere Beispiele für Moleküle mit starken Wasserstoffbrückenbindungen zwischen Molekülen (intermolekulare Wasserstoffbrückenbindungen). Die N- und O-Atome sind dabei die Wasserstoffacceptoren. N−H bzw. O−H sind die Wasserstoffdonatoren. Wasserstoffbrückenbindungen sind in der Biochemie von großer Bedeutung (s. S. 255). Wasserstoffbrückenbindungen können sich, falls die Voraussetzungen gegeben sind, auch innerhalb eines Moleküls ausbilden (intramolekulare Wasserstoffbrückenbindungen).
Beispiel:

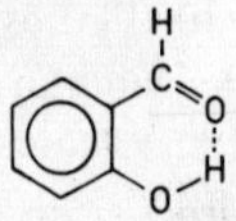

Ein Wassermolekül kann an bis zu vier Wasserstoffbrückenbindungen beteiligt sein: im flüssigen Wasser sind es eine bis drei, im Eis drei bis vier. Auch das viel größere CH$_3$COOH-Molekül (Essigsäure) liegt z.B. noch im Dampfzustand dimer vor. Wasserstoffbrückenbindungen sind im wesentlichen elektrostatischer Natur. Sie besitzen ungefähr 5 bis 10% der Stärke ionischer Bindungen, d.h. die Bindungsenergie liegt zwischen 8 und 40 kJ $\cdot$ mol^{-1}.
Wasserstoffbrückenbindungen bedingen in Flüssigkeiten (z.B. Wasser) und Festkörpern (z.B. Eis) eine gewisse Fernordnung (Struktur).

2.1.13 Verbindungen mit Wasserstoffbrückenbindungen haben einige ungewöhnliche Eigenschaften: sie haben hohe Siedepunkte (Kp. von Wasser = 100° C, Kp. von CH$_4$ = −161,4° C), hohe Schmelzpunkte, Verdampfungswärmen, Schmelzwärmen, Viscositäten und sie zeigen eine besonders ausgeprägte gegenseitige Löslichkeit. S. auch S. 184.

Beispiele für **polare** Lösungsmittel sind H$_2$O, NH$_3$, CH$_3$OH, H$_2$S, CH$_3$COOH.

9.1.9 Die polaren Lösungsmittel lösen hauptsächlich Stoffe mit hydrophilen (wasserfreundlichen) Gruppen wie –OH, –COOH und –OR. Unpolare Moleküle, z.B. Kohlenwasserstoff-Moleküle wie CH$_3$–(CH$_2$)$_{10}$–CH$_3$, sind in polaren Lösungsmitteln unlöslich und werden hydrophob (wasserabweisend) genannt. Diese Substanzen lösen sich jedoch in **unpolaren** Lösungsmitteln wie Tetrachlorkohlenstoff (CCl$_4$) oder Benzol (C$_6$H$_6$). Bisweilen nennt man Kohlenwasserstoffe auch lipophil (fettliebend), weil sie sich in Fetten lösen.
Die Erscheinung, daß sich Verbindungen in Substanzen von ähnlicher Struktur lösen, war bereits den Alchimisten bekannt: Similia similibus solvuntur (Ähnliches löst sich in Ähnlichem).

Verhalten und Eigenschaften von Lösungen

1. Dampfdruckerniedrigung über einer Lösung, wobei der gelöste Stoff selbst keinen merklichen Dampfdruck hat, also nicht flüchtig ist.

Der Dampfdruck über einer Lösung ist bei gegebener Temperatur kleiner als der Dampfdruck über dem reinen Lösungsmittel. Je konzentrierter die Lösung, desto größer ist die Dampfdruckerniedrigung (-depression) Δp (Abb. 48). Es gilt das **Raoultsche Gesetz** (für sehr verdünnte Lösungen):

$$\Delta p = E \cdot n.$$

n ist die Anzahl der in einer gegebenen Menge Flüssigkeit gelösten Mole des Stoffes (Konzentration). $n \cdot N_A$ ist die Zahl der gelösten Teilchen. (Beachte: Elektrolyte ergeben mehr als N_A-Teilchen, so gibt 1 Mol NaCl insgesamt $N_A \cdot Na^{\oplus}$-Ionen + $N_A \cdot Cl^{\ominus}$-Ionen.) n wird immer auf 1000 g Lösungsmittel bezogen. E ist ein Proportionalitätsfaktor und heißt molale Dampfdruckerniedrigung. Diese ist gleich Δp, wenn in 1000 g Lösungsmittel 1 Mol Stoff gelöst wird. Bei Verwendung des Molenbruchs gilt: Die Dampfdruckerniedrigung Δp ist gleich dem Produkt aus dem Dampfdruck p_o des reinen Lösungsmittels und dem Molenbruch x_2 des gelösten Stoffes: $\Delta p = x_2 \cdot p_o$ (für verd. Lösungen). Der Molenbruch x_i einer Komponente i ist:

$$x_i = \frac{n_i}{\Sigma n_j}.$$

n_i ist die Molzahl der Komponente i.

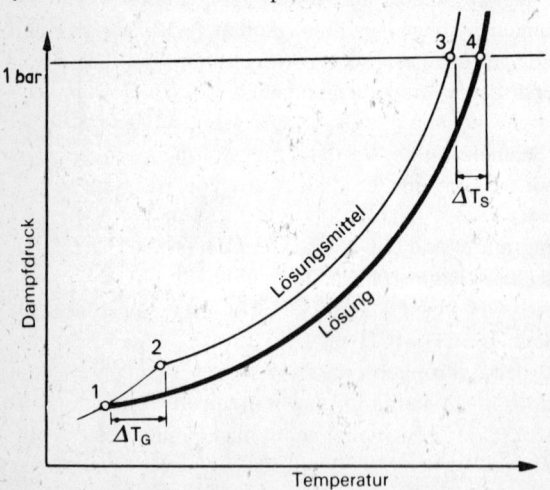

Abb. 48. Dampfdruckkurve einer Lösung und des reinen Lösungsmittels (H_2O).
1. Schmelzpunkt der Lösung; 2. Schmelzpunkt des reinen Lösungsmittels;
3. Siedepunkt des reinen Lösungsmittels; 4. Siedepunkt der Lösung

Die Summe der Molenbrüche aller Komponenten einer Mischung ist gleich 1. x ist dimensionslos.

Der Dampfdruckerniedrigung entspricht eine Siedepunktserhöhung und eine Gefrierpunktserniedrigung.

2. Siedepunktserhöhung

Lösungen haben einen höheren Siedepunkt als das reine Lösungsmittel. Für die Siedepunktserhöhung Δt_S gilt:

$$\Delta T_S = E_S \cdot n \quad (E_S = \text{molale Siedepunktserhöhung}).$$

3. Gefrierpunktserniedrigung

Lösungen haben einen tieferen Gefrierpunkt als das reine Lösungsmittel. Für die Gefrierpunktserniedrigung Δt_G gilt:

$$\Delta T_G = E_G \cdot n \quad (E_G = \text{molale Gefrierpunktserniedrigung}).$$

4. Osmose

6.1.4 Trennt man z.B. in einer Versuchsanordnung, wie in Abb. 49 angegeben (Pffeffersche Zelle), eine Lösung und reines Lösungsmittel durch eine Membran, die nur für die Lösungsmittelteilchen durchlässig ist (halbdurchlässige = semipermeable Wand), so diffundieren Lösungsmittelteilchen in die Lösung und verdünnen diese. Diesen Vorgang nennt man **Osmose.**

Durch Osmose vergrößert sich die Lösungsmenge und die Lösung steigt solange in dem Steigrohr hoch, bis der hydrostatische Druck der Flüssigkeitssäule dem „Überdruck" in der Lösung gleich ist. Der durch Osmose in einer Lösung entstehende Druck heißt **osmotischer Druck (π).** Er ist ein Maß für das Bestreben einer Lösung, sich in möglichst viel Lösungsmittel zu verteilen. Formelmäßige Wiedergabe (van't Hoff, 1886):

$$\pi \cdot V = n \cdot R \cdot T, \quad \text{oder mit} \quad c = n/V: \quad \pi = c \cdot R \cdot T.$$

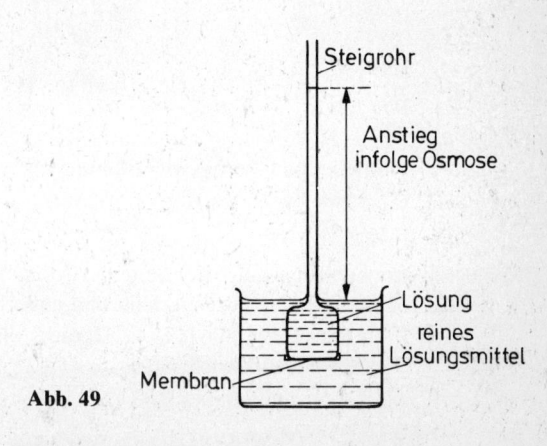

Abb. 49

Der osmotische Druck ist direkt proportional der Teilchenzahl, d.h. der molaren Konzentration c des gelösten Stoffes ($c = n/V$) und der Temperatur T.

Der osmotische Druck ist unabhängig von der Natur des gelösten Stoffes: Eine 1-molare Lösung irgendeines Nichtelektrolyten hat bei 0°C in 22,414 Liter Wasser einen osmotischen Druck von 1 bar. Elektrolyte, die in zwei Teilchen zerfallen wie NaCl, haben den zweifachen osmotischen Druck einer gleichkonzentrierten undissoziierten Substanz.

Äquimolare Lösungen verschiedener Nichtelektrolyte zeigen, unabhängig von der Natur des gelösten Stoffes, den gleichen osmotischen Druck, die gleiche Dampfdruckerniedrigung und somit die gleiche Gefrierpunktserniedrigung und Siedepunktserhöhung.

Beispiel: 1 Liter Wasser enthält ein Mol irgendeines Nichtelektrolyten gelöst. Diese Lösung hat bei 0°C den osmotischen Druck 22,69 bar. Sie gefriert um 1,86°C tiefer und siedet um 0,52°C höher als reines Wasser.

6.1.7 5. Donnan-Gleichgewicht

Mit einer Versuchsanordnung, die der in Abb. 49 sehr ähnlich ist, kann man den Donnanschen osmotischen Druck demonstrieren. Die semipermeable Membran muß für das Lösungsmittel und niedermolekulare Stoffe durchlässig, für makromolekulare (auch kolloidale) Stoffe jedoch undurchlässig sein. Füllt man in die Zelle die Lösung eines Salzes $R^{\ominus} Na^{\oplus}$, wobei $R^{\ominus}$ von kolloidaler Größenordnung ist, und gibt in den Außenraum eine Lösung von $Na^{\oplus} Cl^{\ominus}$, so stellt sich zwischen den Lösungen ein Gleichgewicht ein. Für dieses Gleichgewicht folgt aus dem II. Hauptsatz der Thermodynamik: $\Delta G = 0$ (s. S. 141). Werden jeweils Δn Mole durch die Membran vom Raum i (innen) in den Raum a (außen) transportiert, erhalten wir die Gleichung:

$$\Delta n \cdot R \cdot T \cdot \ln \frac{[Na^{\oplus}]_i}{[Na^{\oplus}]_a} + \Delta n \cdot R \cdot T \cdot \ln \frac{[Cl^{\ominus}]_i}{[Cl^{\ominus}]_a} = \Delta G = 0$$

vereinfacht $\frac{[Na^{\oplus}]_i}{[Na^{\oplus}]_a} = \frac{[Cl^{\ominus}]_a}{[Cl^{\ominus}]_i}$ oder $[Na^{\oplus}]_a \cdot [Cl^{\ominus}]_a = [Na^{\oplus}]_i \cdot [Cl^{\ominus}]_i$.

Donnansche Gleichgewichtsbedingung (Donnan-Beziehung)

Da die Elektroneutralität auf jeder Seite der Membran gewahrt bleiben muß, gilt für die Ionenkonzentration innerhalb und außerhalb der Zelle: $[Na^{\oplus}]_i = [R^{\ominus}]_i + [Cl^{\ominus}]_i$ und $[Na^{\oplus}]_a = [Cl^{\ominus}]_a$. Daraus folgt: $[Cl^{\ominus}]_i < [Na^{\oplus}]_i$ und wegen des Donnan-Gleichgewichts $[Cl^{\ominus}]_i < [Cl^{\ominus}]_a$, weil $[Na^{\oplus}]_i [Cl^{\ominus}]_i = [Na^{\oplus}]_a \cdot [Cl^{\ominus}]_a$. Das bedeutet aber $[NaCl]_i < [NaCl]_a$. Daraus ergibt sich:

1. Die kolloidalen Ionen $R^\ominus$ verhindern einen vollständigen Konzentrationsausgleich des Elektrolyten und führen zur Ausbildung eines ionenspezifischen Konzentrationsgradienten. Die Summe der diffusionsfähigen Ionen ist infolge der ungleichen Verteilung innerhalb der Zelle größer als außerhalb. Hierdurch entsteht in der Zelle zusätzlich zu dem normalen osmotischen Druck der Donnansche osmotische Druck. Diese Drucksteigerung muß von den Zellwänden aufgefangen werden.
2. Die vorhandenen Protein-Ionen $R^\ominus$ drängen gleichsinnig geladene Ionen wie $Cl^\ominus$-Ionen nach außen. Dies gilt analog auch für $H^\oplus$-Ionen, welche durch $Na^\oplus$-Ionen verdrängt werden. Hierdurch kommt es zu einer Verschiebung des pH-Wertes zwischen Innenraum und Außenraum.
3. Beide Räume sind für sich elektrisch neutral, sie enthalten jedoch verschiedene Konzentrationen an diffusionsfähigen Elektrolytteilchen, z. B. $Na^\oplus$. Dies führt zur Ausbildung einer Potentialdifferenz $E_{Na^\oplus}$ an der Membran, die über die Nernstsche Gleichung berechnet werden kann:

$$E_{Na^\oplus} = \frac{R \cdot T}{n \cdot F} \cdot \ln \frac{[Na^\oplus]_i}{[Na^\oplus]_a}.$$

E heißt hier auch **Donnan-Potential** oder Gleichgewichtspotential. Das tatsächlich gemessene Membranpotential ist die Summe aller beteiligten Gleichgewichtspotentiale.

Beispiel: Die Analyse einer Ödemflüssigkeit und des Blutserums, aus dem sie entstand, ergab für das Serum $[Na^\oplus] = 166{,}8$ mmol$\cdot$l^{-1}, $[Cl^\ominus] = 116{,}8$ mmol$\cdot$l^{-1} und für die Ödemflüssigkeit $[Na^\oplus] = 156{,}2$ mmol$\cdot$l^{-1}, $[Cl^\ominus] = x$ mmol$\cdot$l^{-1}. Die Anwendung der Donnan-Beziehung liefert:

$$\frac{156{,}2}{166{,}8} = \frac{116{,}8}{x}; \quad x = 124{,}7.$$

(Gemessen wurde: $[Cl^\ominus] = 120$ mmol$\cdot$l^{-1}.)
Für die gemessenen Werte beträgt das Donnan-Potential $E_{Na^\oplus}$ bzw. $E_{Cl^\ominus}$ bei $T = 25\,°C$:

$$E_{Na^\oplus} = 59 \cdot \lg \frac{156{,}2}{166{,}8} = -1{,}68 \text{ mV},$$

$$E_{Cl^\ominus} = 59 \cdot \lg \frac{116{,}8}{120} = -0{,}69 \text{ mV}.$$

6.1.4 6. Dialyse

Die **Dialyse** ist ein physikalisches Verfahren zur Trennung gelöster niedermolekularer von makromolekularen oder kolloiden Stoffen. Sie beruht darauf, daß makromolekulare oder kolloiddisperse Substanzen nicht oder nur schwer durch

halbdurchlässige Membranen („Ultrafilter", tierische, pflanzliche oder künstliche Membranen) diffundieren.
Die Dialysegeschwindigkeit v, d. h. die Abnahme der Konzentration des durch die Membran diffundierenden molekulardispers (0,1–3 nm) gelösten Stoffes pro Zeiteinheit ($v = -dc/dt$) ist in jedem Augenblick der Dialyse der gerade vorhandenen Konzentration c proportional: $v = \lambda \cdot c$ (λ = Dialysekoeffizient).

λ hat bei gegebenen Bedingungen (Temperatur, Flächengröße der Membran, Schichthöhe der Lösung, Konzentrationsunterschied auf beiden Seiten der Membran) für jeden gelösten Stoff einen charakteristischen Wert.
Für zwei Stoffe A und B mit der Molekülmasse M_A bzw. M_B gilt die Beziehung:

$$\frac{\lambda_A}{\lambda_B} = \sqrt{\frac{M_B}{M_A}}.$$

Abb. 50 zeigt einen einfachen Dialyseapparat (Dialysator)

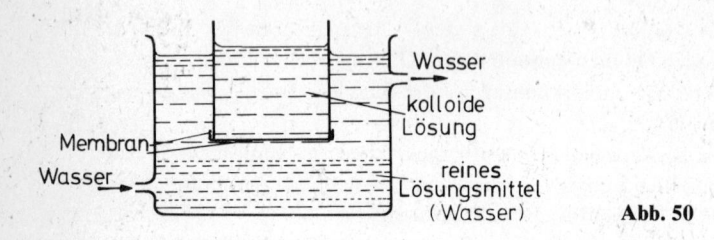

Abb. 50

Die echt gelösten (molekulardispersen) Teilchen diffundieren unter dem Einfluß der Brownschen Molekularbewegung durch die Membran und werden von dem strömenden Außenwasser abgeführt.

3.1.1 7. **Kolloiddisperse Systeme**
In einem kolloiddispersen System (Kolloid) sind Materieteilchen der Größenordnung 10 bis 100 nm in einem Medium, dem Dispersionsmittel, verteilt (dispergiert). Dispersionsmittel und dispergierter Stoff können in beliebigem Aggregatzustand vorliegen. Echte Lösungen (molekulardisperse Lösungen) und kolloiddisperse Systeme zeigen daher trotz gelegentlich ähnlichen Verhaltens ganz deutliche Unterschiede. Dies wird besonders augenfällig beim Faraday-Tyndall-Effekt. Während eine echte Lösung „optisch leer" ist, streuen kolloide Lösungen eingestrahltes Licht nach allen Richtungen und man kann seitlich zum eingestrahlten Licht eine leuchtende Trübung erkennen. Der Tyndall-Effekt kann auch im Alltag häufig beobachtet werden. Ein Beispiel liefern Sonnenstrahlen, die durch Staubwolken oder Nebel fallen. Ihren Verlauf kann man infolge der seitlichen Lichtstreuung beobachten.

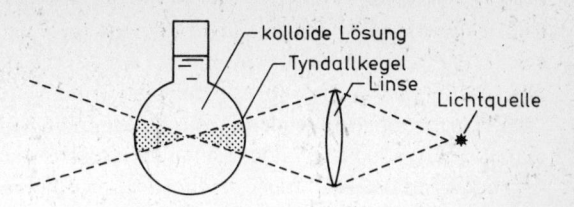

Abb. 51. Experiment zum Nachweis des Tyndalleffektes

Einteilung der Kolloide
Kolloide Systeme können Dispersionsmittel und dispergierten Stoff in verschiedenem Aggregatzustand enthalten. Entsprechend unterscheidet man:
Aerosol: Dispersionsmittel: Gas; dispergierter Stoff: fest; Beispiel: Rauch.
Dispersionsmittel: Gas; dispergierter Stoff: flüssig; Beispiel: Nebel, alle Sprays.
Suspension *(Sol)*: Dispersionsmittel: flüssig; dispergierter Stoff: fest; Beispiel: Dispersionsanstrichfarben.
Emulsion: Dispersionsmittel: flüssig; dispergierter Stoff: flüssig; Beispiel: Milch (Fetttröpfchen in Wasser).
Schaum: Dispersionsmittel: fest oder flüssig; dispergierter Stoff: Gas; Beispiel: Seifenschaum, Schlagsahne, verschäumte Polyurethane.
Bisweilen unterteilt man Kolloide nach ihrer Gestalt in isotrope Kolloide oder Sphärokolloide und anisotrope (nicht kugelförmige) Kolloide oder Linearkolloide.
Besitzen die Kolloidteilchen etwa die gleiche Größe, spricht man von einem monodispersen System. Polydispers heißt ein System, wenn die Teilchen verschieden groß sind.
Weitverbreitet ist die Einteilung von Kolloiden aufgrund ihrer Wechselwirkungen mit dem Dispersionsmittel. Kolloide mit starken Wechselwirkungen mit dem Lösungsmittel heißen lyophil (Lösungsmittel liebend). Auf Wasser bezogen nennt man sie **hydrophil.** Lyophile Kolloide enthalten entweder große Moleküle oder Aggregate (Micellen) kleinerer Moleküle, die eine Affinität zum Lösungsmittel haben. Sie sind oft sehr stabil. Beispiele: Natürlich vorkommende Polymere oder polymerähnliche Substanzen wie Proteine, Nucleinsäuren, Seifen (s. S. 209), Detergentien (s. S. 209) oder Emulgatoren.
Lyophob oder speziell **hydrophob** heißen Kolloide, die mit dem Lösungsmittel keine oder nur geringe Wechselwirkungen zeigen. Sie sind im neutralen Zustand im allgemeinen instabil. Durch Wechselwirkung mit dem Lösungsmittel können sie bisweilen positiv oder negativ aufgeladen werden, z. B. durch Anlagerung von Ionen wie $H^{\oplus}$, $OH^{\ominus}$ usw. Dies führt zu einer Stabilisierung des kolloiden Zustandes, weil sich gleichsinnig geladene Teilchen abstoßen und ein Zusammenballen verhindert wird.

Ballen sich die einzelnen Teilchen eines Kolloidsystems zusammen, flocken sie aus. Der Vorgang heißt Coagulieren bzw. *Coagulation*. Da hierbei die Oberfläche verkleinert wird, ist die Coagulation ein exergonischer Vorgang ($\Delta G < O$). Der zur Coagulation entgegengesetzte Vorgang heißt *Peptisation*. Durch das Ausflocken von Kolloidteilchen entsteht aus einem Sol ein Gel, ein oft puddingartiger Zwischenzustand:

$$\text{Sol} \underset{\text{Peptisation}}{\overset{\text{Coagulation}}{\rightleftharpoons}} \text{Gel.}$$

Durch Zugabe sog. *Schutzkolloide* wie z. B. Gelatine, Eiweißstoffe, lösliche Harze kann das Ausflocken bisweilen verhindert werden. Die Kolloidteilchen sind dann nämlich von einer Schutzhülle umgeben, welche die Wechselwirkungen zwischen den Teilchen vermindert oder unterdrückt.

Säuren und Basen

4.1.1 Elektrolytische Dissoziation

Zerfällt ein Stoff in wäßriger Lösung oder in der Schmelze mehr oder weniger vollständig in Ionen, sagt man, er dissoziiert. Der Vorgang heißt elektrolytische *Dissoziation* und der Stoff **Elektrolyt**. Lösungen und Schmelzen von Elektrolyten leiten den elektrischen Strom durch Ionenwanderung. Dabei wandern die positiv geladenen Ionen zur Kathode *(Kationen)* und die negativ geladenen zur Anode *(Anionen)*.

Als Beispiel betrachten wir die Dissoziation von Essigsäure, CH_3COOH:

$$CH_3COOH \rightleftharpoons CH_3COO^{\ominus} + H^{\oplus}.$$

Wenden wir das MWG an, ergibt sich:

$$\frac{[CH_3COO^{\ominus}][H^{\oplus}]}{[CH_3COOH]} = K.$$

K heißt *Dissoziationskonstante*. Ihre Größe ist ein Maß für die Stärke des Elektrolyten.

Häufig benutzt wird auch der *Dissoziationsgrad* α:

$$\alpha = \frac{\text{Anzahl Mole, die in Ionen dissoziiert sind}}{\text{Mole gelöste Substanz}}.$$

Man gibt α entweder in Bruchteilen von 1 (z. B. 0,5) oder in Prozenten (z. B. statt 0,5 auch 50%) an.

Je nach der Größe von K bzw. α unterscheidet man starke und schwache Elektrolyte.

4.1.2 Starke Elektrolyte sind zu fast 100% dissoziiert, d. h. α ist etwa gleich 1.

4.1.3 Beispiele: starke Säuren wie die Mineralsäuren HCl, HNO_3, H_2SO_4 usw.; starke Basen wie Natriumhydroxid ($NaOH$), Kaliumhydroxid (KOH); typische Salze wie die Alkali- und Erdalkalihalogenide.

Schwache Elektrolyte sind nur wenig dissoziiert (< 10%). Für sie ist α sehr viel kleiner als 1 ($\alpha \ll 1$). Beispiele: die meisten organischen Säuren.

4.1.8 Broenstedsäuren und -basen und der Begriff des pH-Wertes

Säuren sind – nach Broensted (1923) – *Protonendonatoren* (Protonenspender). Das sind Stoffe oder Teilchen der Form HA, die $H^{\oplus}$-Ionen abgeben können, wobei ein Anion $A^{\ominus}$ (= Base) zurückbleibt. Beispiele: HCl, HNO_3, Schwefelsäure H_2SO_4, CH_3COOH, H_2S, $NH_4^{\oplus}$.

Basen sind *Protonenacceptoren*. Das sind Stoffe oder Teilchen, die $H^{\oplus}$-Ionen aufnehmen können. Beispiele: $NH_3 + H^{\oplus} \rightleftharpoons NH_4^{\oplus}$; $Na^{\oplus} OH^{\ominus} + HCl \rightleftharpoons H_2O + Na^{\oplus} + Cl^{\ominus}$.

Salze sind Stoffe, die in festem Zustand aus Ionen aufgebaut sind. Beispiele: NaCl, Ammoniumchlorid (NH_4Cl), Eisensulfat ($FeSO_4$).

Eine Säure kann ihr Proton nur dann abgeben, d. h. als Säure reagieren, wenn das Proton von einer Base aufgenommen wird. Für eine Base liegen die Verhältnisse umgekehrt. Die saure oder basische Wirkung einer Substanz ist also eine Funktion des jeweiligen Reaktionspartners, denn Säure-Base-Reaktionen sind Protonenübertragungsreaktionen *(Protolysen)*.

Protonenaufnahme bzw. -abgabe sind reversibel, d. h. bei einer Säure-Base-Reaktion stellt sich ein Gleichgewicht ein. Es heißt Säure-Base-Gleichgewicht oder Protolysengleichgewicht: $HA + B \rightleftharpoons BH^{\oplus} + A^{\ominus}$, mit den Säuren: HA und $BH^{\oplus}$ und den Basen: B und $A^{\ominus}$. Bei der Rückreaktion wirkt $A^{\ominus}$ als Base und $BH^{\oplus}$ als Säure. Man bezeichnet $A^{\ominus}$ als die zu HA *korrespondierende* (konjugierte) Base. HA ist die zu $A^{\ominus}$ *korrespondierende* (konjugierte) Säure. HA und $A^{\ominus}$ nennt man ein *korrespondierendes* (konjugiertes) *Säure-Base-Paar*. Für ein Säure-Base-Paar gilt: Je leichter eine Säure (Base) ihr Proton abgibt (aufnimmt), d. h. je stärker sie ist, um so schwächer ist ihre korrespondierende Base (Säure).

Die Lage des Protolysengleichgewichts wird durch die Stärke der beiden Basen (Säuren) bestimmt. Ist B stärker als $A^{\ominus}$, so liegt das Gleichgewicht auf der rechten Seite der Gleichung.

Beispiel:

$$\frac{HCl \rightleftharpoons H^{\oplus} + Cl^{\ominus}}{HCl + NH_3 \rightleftharpoons NH_4^{\oplus} + Cl^{\ominus}}$$
$$NH_3 + H^{\oplus} \rightleftharpoons NH_4^{\oplus}$$

Allgemein:

Säure 1 + Base 2 $\rightleftharpoons$ Säure 2 + Base 1.

Die Säure-Base-Paare sind:

$HCl/Cl^{\ominus}$ bzw. Säure 1/Base 1,
$NH_3/NH_4^{\oplus}$ bzw. Base 2/Säure 2.

Substanzen oder Teilchen, die sich einer starken Base gegenüber als Säure verhalten und von einer starken Säure $H^\oplus$-Ionen übernehmen und binden können, heißen *Ampholyte* (*amphotere* Substanzen). Welche Funktion ein Ampholyt ausübt, hängt vom Reaktionspartner ab. Beispiel:

H_2O, $HCO_3^\ominus$, H_2NCOOH (vgl. 235).

Wasser, H_2O, ist als sehr schwacher amphoterer Elektrolyt in ganz geringem Maße dissoziiert:

$H_2O \rightleftharpoons H^\oplus + OH^\ominus$.

$H^\oplus$-Ionen (Protonen) sind wegen ihrer hohen Ladung im Verhältnis zur Größe nicht existenzfähig. Sie liegen solvatisiert vor: $H_3O^\oplus$, $H_5O_2^\oplus$, $H_7O_3^\oplus$, $H_9O_4^\oplus = H_3O^\oplus \cdot 3H_2O$ etc. Zur Vereinfachung verwendet man nur das erste Ion $H_3O^\oplus$ (= Hydronium-Ion).

Autoprotolyse des Wassers: $\mathbf{H_2O + H_2O \rightleftharpoons H_3O^\oplus + OH^\ominus}$

Der Dissoziationsgrad α von Wasser ist: $\alpha = 1{,}4 \cdot 10^{-9}$ bei 22°C. (Die $H_3O^\oplus$-Ionen (Hydronium-Ionen) sind in wäßriger Lösung nur 10^{-13} s stabil.)

Das Massenwirkungsgesetz lautet für die Autoprotolyse des Wassers:

$$\frac{[H_3O^\oplus] \cdot [OH^\ominus]}{[H_2O]^2} = K \quad \text{oder} \quad [H_3O^\oplus] \cdot [OH^\ominus] = K \cdot [H_2O]^2 = K_W$$

mit $K_{(293\ K)} = 3{,}26 \cdot 10^{-18}$

Da die Ligenddissoziation des Wassers sehr gering ist, kann die Konzentration des undissoziierten Wassers als nahezu konstant angenommen und gleich der Ausgangskonzentration $[H_2O] = \dfrac{1000}{18} = 55{,}4$ mol $\cdot$ l^{-1} gesetzt werden.

Mit diesem Zahlenwert ergibt sich: $[H_3O^\oplus] \cdot [OH^\ominus] = 3{,}26 \cdot 10^{-18} \cdot 55{,}4^2 = 10^{-14}$ mol$^2 \cdot$ l^{-2}.

Die Konstante K_W heißt das *Ionenprodukt des Wassers*. Für reines Wasser und 22°C ergibt sich als Wert für K_W:

$\mathbf{K_W = 10^{-14}}$ **mol**$^2 \cdot$ **l**$^{-2}$

und damit für

$[H_3O^\oplus]$ und $[OH^\ominus]$: $\mathbf{[H_3O^\oplus] = [OH^\ominus] = \sqrt{10^{-14}} = 10^{-7}}$ **mol** $\cdot$ **l**$^{-1}$.

Der Zahlenwert von K_W ist temperaturabhängig. Für genaue Rechnungen muß man statt der Konzentrationen die Aktivitäten verwenden.

Reines Wasser reagiert also neutral, d. h. weder sauer noch basisch.

Man kann auch allgemein sagen: Eine wäßrige Lösung reagiert dann *neutral*, wenn in ihr die Wasserstoffionenkonzentration $[H_3O^\oplus]$ den Wert 10^{-7} mol $\cdot$ l^{-1} hat.

Die Zahlen 10^{-14} oder 10^{-7} sind vom Typ $a \cdot 10^{-b}$. Bildet man hiervon den negativen dekadischen Logarithmus, erhält man:

$$-\lg\ a \cdot 10^{-b} = b - \lg\ a$$

5.1.7 Für den negativen dekadischen Logarithmus der **Wasserstoffionenkonzentration** (genauer: der Wasserstoffionenaktivität) hat man aus praktischen Gründen das Symbol **pH** (von potentia hydrogenii) eingeführt. Den zugehörigen Zahlenwert bezeichnet man als den pH-Wert oder als das pH einer Lösung:

pH = $-\lg\ [H_3O^{\oplus}]$.

Eine *neutrale* Lösung hat den pH-Wert 7 bei $T = 22°C$.

In *sauren* Lösungen überwiegen die $H_3O^{\oplus}$-Ionen und es gilt:

$[H_3O^{\oplus}] > 10^{-7}\ \text{mol} \cdot l^{-1}$ oder   pH $<$ 7.

In *alkalischen* (basischen) Lösungen überwiegt die $OH^{\ominus}$-Konzentration. Hier ist:

$[H_3O^{\oplus}] < 10^{-7}\ \text{mol} \cdot l^{-1}$ oder   pH $>$ 7.

Benutzt man das Symbol p allgemein für den negativen dekadischen Logarithmus einer Größe (z.B. pOH, pK_w), läßt sich das Ionenprodukt von Wasser auch schreiben als:

pH + pOH = pK_w = 14.   (Der Zahlenwert 14 gilt für 22°C.)

Mit dieser Gleichung kann man über die $OH^{\ominus}$-Ionenkonzentration auch den pH-Wert einer alkalischen Lösung errechnen (Tabelle 11).

Tabelle 11

pH		pOH
0	1 N starke Säure, z.B. 1 N HCl, $[H_3O^{\oplus}]=10^0=1, [OH^{\ominus}] = 10^{-14}$	14
1	0,1 N starke Säure, z.B. 0,1 N HCl, $[H_3O^{\oplus}]=10^{-1}, [OH^{\ominus}] = 10^{-13}$	13
2	0,01 N starke Säure, z.B. 0,01 N HCl, $[H_3O^{\oplus}]=10^{-2}, [OH^{\ominus}] = 10^{-12}$	12
.	.	.
7	Neutralpunkt, reines Wasser, $[H_3O^{\oplus}]=[OH^{\ominus}] = 10^{-7}$	7
.	.	.
12	0,01 N starke Base, z.B. 0,01 N NaOH, $[OH^{\ominus}]=10^{-2}, [H_3O^{\oplus}] = 10^{-12}$	2
13	0,1 N starke Base, z.B. 0,1 N NaOH, $[OH^{\ominus}]=10^{-1}, [H_3O^{\oplus}] = 10^{-13}$	1
14	1 N starke Base, z.B. 1 N NaOH, $[OH^{\ominus}]=10^0, [H_3O^{\oplus}] = 10^{-14}$	0
pH		pOH

(Zu dem Ausdruck 1 N HCl s. S. 91)

Säuren- und Basenstärke

Wir betrachten die Reaktion einer *Säure* HA mit H_2O:

$$HA + H_2O \rightleftharpoons H_3O^\oplus + A^\ominus; \quad K = \frac{[H_3O^\oplus] \cdot [A^\ominus]}{[HA] \cdot [H_2O]}$$

Solange mit verdünnten Lösungen der Säure gearbeitet wird, kann $[H_2O]$ als konstant angenommen und in die Gleichgewichtskonstante einbezogen werden:

$$K \cdot [H_2O] = K_s = \frac{[H_3O^\oplus] \cdot [A^\ominus]}{[HA]}.$$

Für die Reaktion einer *Base* mit H_2O gelten analoge Beziehungen:

$$B + H_2O \rightleftharpoons BH^\oplus + OH^\ominus; \quad K' = \frac{[BH^\oplus] \cdot [OH^\ominus]}{[H_2O] \cdot [B]};$$

$$K' \cdot [H_2O] = K_b = \frac{[BH^\oplus] \cdot [OH^\ominus]}{[B]}.$$

Die Konstanten K_s und K_b nennt man **Säure-** bzw. **Basenkonstante.** Sie sind ein Maß für die Stärke einer Säure bzw. Base. Analog dem pH-Wert formuliert man den pK_s- bzw. pK_b-Wert:

$$pK_s = -\lg K_s \quad \text{und} \quad pK_b = -\lg K_b.$$

Zwischen den pK_s- und pK_b-Werten korrespondierender Säure-Base-Paare gilt die Beziehung:

$$pK_s + pK_b = 14.$$

5.1.8 Starke Säuren haben pK_s-Werte < 0 und starke Basen haben pK_b-Werte < 0, d.h. pK_s-Werte > 14.
In wäßrigen Lösungen starker Säuren und Basen reagiert die Säure oder Base praktisch vollständig mit dem Wasser, d.h. $[H_3O^\oplus]$ bzw. $[OH^\ominus]$ ist gleich der Gesamtkonzentration der Säure bzw. Base.

Beispiele:
Säure: Gegeben: 0,01 M wäßrige HCl-Lösung; gesucht: pH-Wert.

$$[H_3O^\oplus] = 0{,}01 = 10^{-2} \text{mol} \cdot l^{-1}; \quad pH = 2.$$

Base: Gegeben: 0,1 M NaOH; gesucht: pH-Wert.

$[OH^\ominus] = 0{,}1 = 10^{-1} \text{mol} \cdot l^{-1}$; $[OH^\ominus] \cdot [H_3O^\oplus] = 10^{-14}$;

$[H_3O^\oplus] = 10^{-13} \text{mol} \cdot l^{-1}$; pH = 13.

5.1.9 Bei **schwachen** Säuren (Basen) kommt es nur zu unvollständigen Protolysen. Es stellt sich ein Gleichgewicht ein, in dem alle beteiligten Teilchen in meßbaren Konzentrationen vorhanden sind.

Säure: $HA + H_2O \rightleftharpoons H_3O^\oplus + A^\ominus$.

Aus Säure und H_2O entstehen gleichviele $H_3O^\oplus$ und $A^\ominus$-Ionen, d. h. $[A^\ominus] = [H_3O^\oplus] = x$. Die Konzentration der undissoziierten Säure $c = [HA]$ ist gleich der Anfangskonzentration der Säure C minus x; denn wenn x $H_3O^\oplus$-Ionen gebildet werden, werden x Säuremoleküle verbraucht. Bei schwachen Säuren ist x gegenüber C vernachlässigbar und man darf $C = [HA] = c$ setzen:
Nach dem Massenwirkungsgesetz ist:

$$K_s = \frac{[H_3O^\oplus] \cdot [A^\ominus]}{[HA]} = \frac{[H_3O^\oplus]^2}{[HA]} = \frac{x^2}{C-x} \approx \frac{x^2}{C} \approx \frac{x^2}{c},$$

$K_s \cdot [HA] = [H_3O^\oplus]^2$,

mit HA = c ergibt sich durch Logarithmieren:

$pK_s - \lg c = 2 \cdot \text{pH}$,

$$\text{pH} = \frac{pK_s - \lg c}{2}.$$

Base: $B + H_2O \rightleftharpoons BH^\oplus + OH^\ominus$.

Zur Berechnung des pH-Wertes in der Lösung einer Base verwendet man die Basenkonstante K_b:

$$K_b = \frac{[BH^\oplus][OH^\ominus]}{[B]} = \frac{10^{-14}}{K_s} \quad \text{oder} \quad pK_s + pK_b = 14;$$

$pK_b = -\lg K_b$; $pOH = \dfrac{pK_b - \lg c}{2}$.

Mit $pOH + \text{pH} = 14$ ergibt sich

$$\text{pH} = 14 - pOH = 14 - \frac{pK_b - \lg c}{2} = 7 + \frac{1}{2}(pK_s + \lg c).$$

Beispiele:
Säure: Gegeben: 0,1 M HCN-Lösung, $pK_{s_{HCN}} = 9,4$; gesucht: pH-Wert.

Lösung:

$$c = 0,1 = 10^{-1} \text{mol} \cdot l^{-1}; \quad pH = \frac{9,4 + 1}{2} = 5,2.$$

Base: Gegeben: 0,1 M Na_2CO_3-Lösung; gesucht: pH-Wert.
Lösung: Na_2CO_3 enthält das basische $CO_3^{2\ominus}$-Ion, das mit H_2O reagiert: $CO_3^{2\ominus} + H_2O \rightleftharpoons HCO_3^{\ominus} + OH^{\ominus}$. Das $HCO_3^{\ominus}$-Ion ist die zu $CO_3^{2\ominus}$ konjugierte Säure mit $pK_s = 10,4$.
Aus $pK_s + pK_b = 14$ folgt $pK_b = 3,6$. Damit wird $pOH =$

$$\frac{3,6 - \lg 0,1}{2} = \frac{3,6 - (-1)}{2} = 2,3 \quad \text{und} \quad pH = 14 - 2,3 = 11,7.$$

Zum pH-Wert in Lösungen von Ampholyten s. S. 235.

Tabelle 12. Starke und schwache Säure-Base-Paare

pK_s		Säure ⟵ korrespondierende ⟶ Base			pK_b
− 9	sehr starke	$HClO_4$ Perchlorsäure	$ClO_4^{\ominus}$	Perchloration	sehr schwache	23
− 3	Säure	H_2SO_4 Schwefelsäure	$HSO_4^{\ominus}$	Hydrogensulfation	Base	17
− 1,76		$H_3O^{\oplus}$ Oxoniumion	H_2O	Wasser		15,76
1,92	Die Stärke der Säure nimmt ab	H_2SO_3 Schweflige Säure	$HSO_3^{\ominus}$	Hydrogensulfition	Die Stärke der Base nimmt zu	12,08
1,92		$HSO_4^{\ominus}$ Hydrogensulfation	$SO_4^{2\ominus}$	Sulfation		12,08
1,96		H_3PO_4 Orthophosphorsäure	$H_2PO_4^{\ominus}$	Dihydrogenphosphation		12,04
4,76		HAc Essigsäure	$Ac^{\ominus}$	Acetation		9,24
6,52		H_2CO_3 Kohlensäure	$HCO_3^{\ominus}$	Hydrogencarbonation		7,48
7		$HSO_3^{\ominus}$ Hydrogensulfition	$SO_3^{2\ominus}$	Sulfition		7
9,24		$NH_4^{\oplus}$ Ammoniumion	NH_3	Ammoniak		4,75
10,4		$HCO_3^{\ominus}$ Hydrogencarbonation	$CO_3^{2\ominus}$	Carbonation		3,6
15,76	sehr schwache	H_2O Wasser	$OH^{\ominus}$	Hydroxidion	sehr starke	− 1,76
24	Säure	$OH^{\ominus}$ Hydroxidion	$O^{2\ominus}$	Oxidion	Base	−10

4.1.4 Mehrbasige Säuren sind Beispiele für **mehrstufig dissoziierende Elektrolyte.** Hierzu gehören Orthophosphorsäure (H_3PO_4), Schwefelsäure (H_2SO_4) und

Kohlensäure (H_2CO_3). Sie können als mehrprotonige (mehrbasige) Säuren ihre Protonen schrittweise abgeben. Für jede Dissoziationsstufe gibt es eine eigene Dissoziationskonstante K bzw. Säurekonstante K_s mit einem entsprechenden pK_s-Wert.

H_3PO_4:

Als Dissoziation formuliert

1. Stufe: $H_3PO_4 \rightleftharpoons H^\oplus + H_2PO_4^\ominus : K_1$.

2. Stufe: $H_2PO_4^\ominus \rightleftharpoons H^\oplus + HPO_4^{2\ominus} : K_2$.

3. Stufe: $HPO_4^{2\ominus} \rightleftharpoons H^\oplus + PO_4^{3\ominus} : K_3$.

Als Protolyse formuliert

$H_3PO_4 + H_2O \rightleftharpoons H_3O^\oplus + H_2PO_4^\ominus$;
$pK_{s_1} = 1{,}96$.

$H_2PO_4^\ominus + H_2O \rightleftharpoons H_3O^\oplus + HPO_4^{2\ominus}$;
$pK_{s_2} = 7{,}21$.

$HPO_4^{2\ominus} + H_2O \rightleftharpoons H_3O^\oplus + PO_4^{3\ominus}$;
$pK_{s_3} = 12{,}32$.

Gesamtreaktion:

$H_3PO_4 = 3H^\oplus + PO^{3\ominus}$;

$$K_{1,2,3} = \frac{[H^\oplus]^3 \cdot [PO_4^{3\ominus}]}{[H_3PO_4]}$$

$K_{1,2,3} = K_1 \cdot K_2 \cdot K_3$.

Bei einer Lösung von H_3PO_4 spielt die dritte Protolysenreaktion praktisch keine Rolle.

Im Falle einer Lösung von Na_2HPO_4 ist auch pK_{s_3} maßgebend.

Citronensäure:

1. Stufe

$\begin{array}{c} H_2C-COOH \\ | \\ HOC-COOH \\ | \\ H_2C-COOH \end{array} + H_2O \rightleftharpoons \begin{array}{c} H_2C-COO^\ominus \\ | \\ HOC-COOH \\ | \\ H_2C-COOH \end{array} + H_3O^\oplus$; $pK_{s_1} \equiv 3{,}08$;

2. Stufe

$\begin{array}{c} H_2C-COO^\ominus \\ | \\ HOC-COOH \\ | \\ H_2C-COOH \end{array} + H_2O \rightleftharpoons \begin{array}{c} H_2C-COO^\ominus \\ | \\ HOC-COO^\ominus \\ | \\ H_2C-COOH \end{array} + H_3O^\oplus$; $pK_{s_2} = 4{,}74$;

3. Stufe

$\begin{array}{c} H_2C-COO^\ominus \\ | \\ HOC-COO^\ominus \\ | \\ H_2C-COOH \end{array} + H_2O \rightleftharpoons \begin{array}{c} H_2C-COO^\ominus \\ | \\ HOC-COO^\ominus \\ | \\ H_2C-COO^\ominus \end{array} + H_3O^\oplus$; $pK_{s_3} = 5{,}40$.

H_2CO_3:

1. Stufe: $CO_2 + H_2O \rightleftharpoons H_2CO_3$
   $H_2CO_3 + H_2O \rightleftharpoons HCO_3^\ominus + H_3O^\oplus$; $pK_{s_1} = 6{,}52$.
2. Stufe: $HCO_3^\ominus + H_2O \rightleftharpoons CO_3^{2\ominus} + H_3O^\oplus$; $pK_{s_2} = 10{,}4$.

Bei der ersten Stufe ist zu beachten, daß nur ein kleiner Teil des in Wasser gelösten CO_2 als H_2CO_3 vorliegt. pK_{s_1} bezieht sich hierauf.

Bei genügend großem Unterschied der K_s- bzw. pK_s-Werte kann man jede Stufe für sich betrachten. Ausschlaggebend für den pH-Wert ist meist die 1. Stufe. Während nämlich die Abspaltung des ersten Protons leicht und vollständig erfolgt, werden alle weiteren Protonen sehr viel schwerer und unvollständig abgespalten. Dabei gilt: $pK_{s_1} < pK_{s_2} < pK_{s_3}$.

Die einzelnen Dissoziationsstufen können oft in Form ihrer Salze isoliert werden.

Beispiele (mit Angaben über die Reaktion in Wasser):
Natriumdihydrogenphosphat NaH_2PO_4 (primäres Natriumphosphat) (sauer), Dinatriumhydrogenphosphat Na_2HPO_4 (sekundäres Natriumphosphat) (basisch), Trinatriumphosphat Na_3PO_4 (tertiäres Natriumphosphat) (stark basisch), Natriumhydrogencarbonat $NaHCO_3$ (basisch), Natriumcarbonat Na_2CO_3 (stark basisch) und andere Alkalicarbonate wie Kaliumcarbonat K_2CO_3 und Lithiumcarbonat Li_2CO_3.

4.1.9 Neutralisationsreaktionen

Neutralisationsreaktion nennt man allgemein die Umsetzung einer Säure mit einer Base. Hierbei hebt die Säure die Basenwirkung bzw. die Base die Säurenwirkung mehr oder weniger vollständig auf.
Läßt man z. B. äquivalente Mengen wäßriger Lösungen von starken Säuren und Basen miteinander reagieren, ist das Gemisch weder sauer noch basisch, sondern neutral. Es hat den pH-Wert 7. Handelt es sich nicht um starke Säuren und starke Basen, so kann die Mischung einen pH-Wert $\ne 7$ aufweisen (s. S. 99).
Allgemeine Formulierung einer Neutralisationsreaktion:

Säure + Base $\longrightarrow$ Salz   (+ Wasser + Wärme).

Beispiel: $HCl + NaOH$; in Wasser: Säure = $H_3O^\oplus$, Base = $OH^\ominus$;
$H_3O^\oplus + Cl^\ominus + Na^\oplus + OH^\ominus \rightarrow Na^\oplus + Cl^\ominus + 2\,H_2O$;
$\Delta H^\circ = -57{,}3\ kJ \cdot mol^{-1}$ (s. S. 140).

Die Metall-Kationen und die Säurerest-Anionen bleiben wie in diesem Fall meist gelöst und bilden erst beim Eindampfen der Lösung Salze.
Das Beispiel zeigt deutlich:
Die Neutralisationsreaktion ist eine Protolyse, d.h. eine Übertragung eines Protons von der Säure HA auf die Base B, z.B.:

$$H_3O^\oplus + OH^\ominus \longrightarrow 2\,H_2O; \quad \Delta H° = -57{,}3 \text{ kJ} \cdot \text{mol}^{-1}.$$

Da starke Säuren praktisch vollständig dissoziiert sind, wird bei allen Neutralisationsreaktionen gleich konzentrierter Hydroxidlösungen mit verschiedenen starken Säuren immer die gleiche Wärmemenge (Neutralisationswärme) von 57,3 kJ · mol^{-1} frei.

Ein Beispiel für eine Neutralisationsreaktion ohne Wasserbildung ist die Reaktion von NH_3 mit HCl in der Gasphase: $NH_3 + HCl \longrightarrow NH_4Cl$.
Base   Säure   Salz

Genau verfolgen lassen sich Neutralisationsreaktionen durch die Aufnahme von pH-Diagrammen (Titrationskurven) bei Titrationen, s. S. 98.

5.1.1 Konzentrationsmaße (Zusammenfassung und Überblick)

a) Die **Stoffmengenkonzentration** (Teilchenkonzentration) c_i eines Stoffes i wurde früher *Molarität* genannt und mit *M* abgekürzt.

Sie wird definiert durch die Gleichung:

$$c_i = \frac{n_i}{V}, \quad \text{SI-Einheit: mol} \cdot \text{l}^{-1}; \quad V = \text{Volumen}.$$

Die Stoffmengenkonzentration c_i einer Lösung ist die Anzahl Mole n_i des gelösten Stoffes in dem gewählten Volumen der Lösung (z. B. 1 Liter Lösung).
Beispiele: Eine 1 M KCl-Lösung enthält 1 mol KCl in 1 Liter Lösung. Eine 0,2 M Lösung von $BaCl_2$ enthält 0,2 mol = 41,6 g $BaCl_2$ in 1 Liter. Die $Ba^{2\oplus}$-Ionenkonzentration ist 0,2 molar. Die Konzentration der Chlorid-Ionen ist 0,4 molar, weil die Lösung 2 · 0,2 mol $Cl^\ominus$-Ionen im Liter enthält.

b) Zum Unterschied von der Stoffmengenkonzentration (Molarität) ist die *Molalität* einer Lösung die Anzahl Mole des gelösten Stoffes pro 1000 g *Lösungsmittel*. Sie ist eine temperaturunabhängige Größe. SI-Einheit: mol · kg^{-1}. Es handelt sich demnach um die Substanzmenge einer Komponente in einer Lösung, dividiert durch die Masse des Lösungsmittels.

c) Die **Äquivalentkonzentration** c_{eq} eines Stoffes wurde früher *Normalität* genannt und mit N abgekürzt. Sie wird definiert durch die Gleichung:

$$c_{eq} = \frac{n_{eq}}{V}, \qquad \text{SI-Einheit: mol} \cdot l^{-1}.$$

Die Äquivalentkonzentration c_{eq} – bezogen auf 1 Liter Lösung – ist die Äquivalentmenge des gelösten Stoffes in 1 Liter Lösung.

n_{eq} heißt **Äquivalentmenge** eines Stoffes. Sie ist definiert durch:

$$n_{eq} = z \cdot n, \qquad \text{SI-Einheit: mol}.$$

Die Äquivalentzahl **z** gibt bei Ionen ihre Ladungszahl an. Bei definierten chemischen Reaktionen ist *z* gleich der Zahl der Elektronen, die zwischen den Reaktionspartnern ausgetauscht werden.

n entspricht dem früheren Begriff *Molzahl*. Es ist eine Stoffmenge mit der SI-Einheit mol. Für einen Stoff *i* mit der Masse m_i und der Molmasse M_i gilt:

$$n_i = \frac{m_i}{M_i}.$$

Ebenso gilt $c_{eq}(i) = z \cdot c_i$ (s. Beispiel 3 und 6)

Mit dem Mol als Stoffmengeneinheit ergibt sich daher:

Eine 1 molare Äquivalentmenge ($c_{eq} = 1$ mol $\cdot l^{-1}$)
– einer *Säure* (nach Broensted) ist diejenige Säuremenge, die 1 mol Protonen abgeben kann,
– einer *Base* (nach Broensted) ist diejenige Basenmenge, die 1 mol Protonen aufnehmen kann,
– eines *Oxidationsmittels* ist diejenige Substanzmenge, die 1 mol Elektronen aufnehmen kann,
– eines *Reduktionsmittels* ist diejenige Substanzmenge, die 1 mol Elektronen abgeben kann.

Beispiel für die Umrechnung von der alten Angabe „*val*" auf SI-Einheiten: Eine Lösung mit 2 val $\cdot l^{-1}$ enthält 2 mol Äquivalente pro Liter, d.h. $c_{eq} = 2$ mol $\cdot l^{-1}$.

Hinweis: Die Meßgröße „Liter" für das Volumen zählt nicht zu den SI-Einheiten, sondern ist eine nichtkohärente, abgeleitete Einheit. Sie ist nach dem Einheitengesetz weiterhin zugelassen und definiert nach: „Ein Liter ist exakt gleich einem Kubikdezimeter (1 l = 1 dm^3)".

Die kohärente, abgeleitete Einheit für das Volumen ist der Kubikmeter (m^3). Dennoch wird empfohlen, das Liter als bevorzugtes Bezugsvolumen beizubehalten. Dies erleichtert die Umrechnung der früher üblichen Angaben molar bzw. normal, da die Angabe 0,2 molar ≙ 0,2 M jetzt der Angabe $c = 0{,}2$ mol · l^{-1} entspricht. Analog gilt: 0,2 normal ≙ 0,2 N entspricht $c_{eq} = 0{,}2$ mol · l^{-1}. Da viele weiterführende Lehrbücher noch die alten Einheiten verwenden, haben wir Bezeichnungen wie 0,2 N oder 0,2 normal beibehalten. Die Einheit „val" wird nicht mehr benutzt.

Beispiele:
1. Wieviel Gramm HCl enthält ein Liter einer 1 N HCl-Lösung?

   Gleichungen:

   $$n_{eq} = z \cdot n, \quad n = \frac{m}{M},$$

   $n_{eq} = 1$, da $c_{eq} = 1$ mol · l^{-1}, $V = 1$ l,
   m = gesuchte Masse in g,
   M = Molmasse = 36,5 g · mol^{-1},
   $z = 1$, da ein Molekül HCl ein Proton abgeben kann.

   Berechnung:

   $$n_{eq} = z \cdot \frac{m}{M},$$

   $$1 = 1 \cdot \frac{m}{36{,}5},$$

   $m = 36{,}5$ g

   Ein Liter einer 1 N HCl-Lösung enthält 36,5 g HCl.

2. Wieviel Gramm H_2SO_4 enthält ein Liter einer 1 N H_2SO_4-Lösung?

   Gleichungen:

   $$n_{eq} = z \cdot \frac{m}{M}, \quad M = 98 \text{ g} \cdot mol^{-1}, \quad z = 2,$$

   $$1 = 2 \cdot \frac{m}{98},$$

   $m = 49$ g.

   Ein Liter einer 1 N H_2SO_4-Lösung enthält 49 g H_2SO_4.

3. Wie groß ist die Äquivalentkonzentration einer 0,5 molaren Schwefelsäure in bezug auf eine Neutralisation?

Gleichungen:

$c_{eq} = z \cdot c_i$, $c_i = 0{,}5$ mol $\cdot$ l^{-1}, $z = 2$,
$c_{eq} = 2 \cdot 0{,}5 = 1$ mol $\cdot$ l^{-1}

Die Lösung ist ein-normal.

4. Eine NaOH-Lösung enthält 80 g NaOH pro Liter. Wie groß ist die Äquivalentmenge n_{eq}? Wie groß ist die Äquivalentkonzentration c_{eq}? (= wieviel normal ist die Lösung?)

Gleichungen:

$$n_{eq} = z \cdot \frac{m}{M}, \quad m = 80 \text{ g}, \quad M = 40 \text{ g} \cdot \text{mol}^{-1}, \quad z = 1,$$

$$n_{eq} = 1 \cdot \frac{80 \text{ g}}{40 \text{ g} \cdot \text{mol}} = 2 \text{ mol},$$

$$c_{eq} = \frac{2 \text{ mol}}{1 \text{ l}} = 2 \text{ mol} \cdot \text{l}^{-1}$$

Es liegt eine 2 N NaOH-Lösung vor.

5. Wie groß ist die Äquivalentmenge von 63,2 g KMnO$_4$ bei Redoxreaktionen im alkalischen bzw. im sauren Medium (es werden jeweils 3 bzw. 5 Elektronen aufgenommen)?

$$n_{eq} = z \cdot n = z \cdot \frac{m}{M}; \quad M = 158 \text{ g} \cdot \text{mol}^{-1}.$$

Im sauren Medium gilt: $\overset{+2}{Mn}{}^{2+} + 5e^- \longrightarrow \overset{+7}{Mn}O_4^-$

$$n_{eq} = 5 \cdot \frac{63{,}2}{158} = 2 \text{ mol}.$$

Löst man 63,2 g KMnO$_4$ in Wasser zu 1 Liter Lösung, so erhält man eine Lösung mit der Äquivalentkonzentration $c_{eq} = 2$ mol $\cdot$ l$^{-1} = 2$ N für Reaktionen in saurem Medium.

In alkalischem Medium gilt: $\overset{+4}{Mn}O_2 + 3e^- \longrightarrow \overset{+7}{Mn}O_4^-$

$$n_{eq} = 3 \cdot \frac{63{,}2}{158} = 1{,}2 \text{ mol}.$$

Die gleiche Lösung hat bei Reaktionen im alkalischen Bereich nur noch die Äquivalentkonzentration $c_{eq} = 1{,}2$ mol $\cdot$ l$^{-1} = 1{,}2$ N.

6. Ein Hersteller verkauft 0,02 molare KMnO$_4$-Lösungen. Welches ist der chemische Wirkungswert bei Titrationen?

Gleichungen:
$c_{eq} = z \cdot c_i$, $c_i = 0{,}02 \text{ mol} \cdot l^{-1}$
Im sauren Medium mit $z = 5$ gilt:
$c_{eq} = 5 \cdot 0{,}02 = 0{,}1 \text{ mol} \cdot l^{-1}$
Im alkalischen Medium mit $z = 3$ gilt:
$c_{eq} = 3 \cdot 0{,}02 = 0{,}06 \text{ mol} \cdot l^{-1}$
In saurer Lösung entspricht eine 0,02 M $KMnO_4$-Lösung also einer 0,1 N $KMnO_4$-Lösung, in alkalischer Lösung einer 0,06 N $KMnO_4$-Lösung.

7. Wie groß ist die Äquivalentmenge von 63,2 g $KMnO_4$ in bezug auf Kalium ($K^{\oplus}$)?

$$n_{eq} = 1 \cdot \frac{63{,}2}{158} = 0{,}4 \text{ mol}.$$

Beim Auflösen zu 1 Liter Lösung ist diese Lösung 0,4 N ($c_{eq} = 0{,}4 \text{ mol} \cdot l^{-1}$) in bezug auf Kalium.

8. Wieviel Gramm $KMnO_4$ werden für 1 Liter einer Lösung mit $c_{eq} = 2 \text{ mol} \cdot l^{-1}$ (2 normal) benötigt? (Oxidationswirkung im sauren Medium)

(1) $c_{eq} = \dfrac{n_{eq}}{V}$, $c_{eq} = 2 \text{ mol} \cdot l^{-1}$, $V = 1 \text{ l}$.

(2) $n_{eq} = z \cdot \dfrac{m}{M}$, $z = 5$, $m = ?$, $M = 158 \text{ g} \cdot \text{mol}^{-1}$.

Einsetzen von (2) in (1) gibt:

$$m = \frac{c_{eq} \cdot V \cdot M}{z} = \frac{2 \cdot 1 \cdot 158}{5} = 63{,}2 \text{ g}.$$

Man braucht $m = 63{,}2 \text{ g } KMnO_4$.

9. a) Für die Redoxtitration von $Fe^{2\oplus}$-Ionen mit $KMnO_4$-Lösung in saurer Lösung ($Fe^{2\oplus} \rightarrow Fe^{3\oplus} + e^{\ominus}$) gilt:
n_{eq} (Oxidationsmittel) $= n_{eq}$ (Reduktionsmittel),
hier: $n_{eq}(MnO_4^{\ominus}) = n_{eq}(Fe^{2\oplus})$ (1).
Es sollen 303,8 g $FeSO_4$ oxidiert werden. Wieviel g $KMnO_4$ werden hierzu benötigt?

Für $FeSO_4$ gilt:

$n_{eq}(FeSO_4) = z \cdot \dfrac{m}{M}$, $z = 1$, $M = 151{,}9 \text{ g} \cdot \text{mol}^{-1}$; $m = 303{,}8 \text{ g}$.

$n_{eq}(FeSO_4) = 1 \cdot \dfrac{303{,}8}{151{,}9} = 2 \text{ mol}$.

Für *KMnO₄* gilt:

$$n_{eq}(KMnO_4) = z \cdot \frac{m}{M}, \quad z = 5, \quad M = 158 \text{ g} \cdot \text{mol}^{-1}, \quad m = ?$$

$$n_{eq}(KMnO_4) = 5 \cdot \frac{m}{158}.$$

Eingesetzt in (1) ergibt sich:

$$2 = 5 \cdot \frac{m}{158} \quad \text{oder} \quad m = \frac{316}{5} = 63{,}2 \text{ g } KMnO_4.$$

9. b) Wieviel Liter einer 1 N KMnO₄-Lösung werden für die Titration in Aufgabe 9a) benötigt?

63,2 g KMnO₄ entsprechen bei dieser Titration einer Äquivalentmenge

$$n_{eq} = 5 \cdot \frac{63{,}2}{158} = 2 \text{ mol}.$$ Die Äquivalentkonzentration der verwendeten 1 N

KMnO₄-Lösung beträgt $c_{eq} = 1 \text{ mol} \cdot l^{-1}$.

Gleichungen:

$$c_{eq} = \frac{n_{eq}}{V}, \quad c_{eq} = 1 \text{ mol} \cdot l^{-1}, \quad n_{eq} = 2 \text{ mol},$$

$$V = \frac{2 \text{ mol}}{1 \text{ mol} \cdot l^{-1}} = 2 \text{ l}.$$

Ergebnis: Es werden 2 Liter Titratorlösung gebraucht.

Zusammenfassende Gleichung für die Aufgabe 9b):

$$c_{eq} = \frac{z \cdot m}{V \cdot M},$$

$$V = \frac{z \cdot m}{c_{eq} \cdot M} = \frac{5 \cdot 63{,}2}{1 \cdot 158} = 2 \text{ l}.$$

10. Für eine Neutralisationsreaktion gilt die Beziehung:

n_{eq} (Säure) = n_{eq} (Base). (1)

Für die Neutralisation von H_2SO_4 mit NaOH gilt demnach:

n_{eq} (Schwefelsäure) = n_{eq} (Natronlauge) (2)

Aufgabe a): Es sollen 49 g H_2SO_4 titriert werden. Wieviel g NaOH werden hierzu benötigt?

Für H_2SO_4 gilt:

$$n_{eq}(H_2SO_4) = z \cdot \frac{m}{M}, \quad z = 2, \quad m = 49 \text{ g}, \quad M = 98 \text{ g} \cdot \text{mol}^{-1}.$$

$$n_{eq}(H_2SO_4) = 2 \cdot \frac{49}{98} = 1 \text{ mol}.$$

Für NaOH gilt:

$$n_{eq}(NaOH) = z \cdot \frac{m}{M}, \quad z = 1, \quad m = ?, \quad M = 40 \text{ g} \cdot \text{mol}^{-1}.$$

$$n_{eq}(NaOH) = 1 \cdot \frac{m}{40}.$$

Eingesetzt in die Gleichung (2) ergibt sich:

$$1 = 1 \cdot \frac{m}{40}, \quad m = 40 \text{ g}.$$

Ergebnis: Es werden 40 g NaOH benötigt.

Aufgabe b): Wieviel Liter einer 2 N NaOH-Lösung werden für die Titration von 49 g H_2SO_4 benötigt?
Gleichung

$$c_{eq} = \frac{n_{eq}}{V} = \frac{z \cdot m}{V \cdot M}, \quad z = 2, \quad m = 49 \text{ g}, \quad V = ?$$
$$M = 98 \text{ g} \cdot \text{mol}^{-1}, c_{eq} = 2 \text{ mol} \cdot \text{l}^{-1}.$$

$$2 \text{ mol} \cdot \text{l}^{-1} = \frac{2 \cdot 49 \text{ g}}{V \cdot 98 \text{ l} \cdot \text{g} \cdot \text{mol}^{-1}}$$

$$V = \frac{2 \cdot 49}{2 \cdot 98} \cdot 1 = 0{,}5 \text{ l} = 500 \text{ ml}.$$

Ergebnis: Es werden 500 ml einer 2 N NaOH-Lsg. benötigt.

d) Der **Massengehalt** w_i ist das Verhältnis der Masse m_i einer Komponente zur Summe der Massen aller Komponenten in der Mischung:

$$w_i = \frac{m_i}{m_1 + m_2 + m_3 + \ldots} = \frac{m_i}{\Sigma m_j}.$$

Das Massenverhältnis ist dimensionslos. Es wird jedoch oft angegeben als g/g oder auch als %, °/₀₀ bzw. ppm. Früher war die Angabe Gew.-% (Gewichtsprozent) üblich: *Anzahl Gramm gelöster Stoff in 100 g Lösung* (nicht Lösungsmittel!).

e) Der **Volumengehalt** χ_i an einer Komponente ist definiert durch

$\chi_i = \dfrac{V_i}{V}$ mit: V_i = Volumen der Komponente V = Summe der Volumina

aller Komponenten der Mischung.
Das Volumenverhältnis ist dimensionslos.
Früher war die Angabe Vol.% (Volumenprozent) üblich: *Anzahl Milliliter gelöster Stoff in 100 ml Lösung* (nicht Lösungsmittel!) mit der Einheit cm³/100 cm³.
Beachte: Die Volumen**konzentration** $\sigma_i = V_i/V^*$ ist lediglich bei *idealen* Systemen gleich dem Volumengehalt. V^* ist das Volumen der Mischphase.
Nähere Einzelheiten siehe Lehrbücher der Physikalischen Chemie.

Beispiele

1. 4,0 g NaCl werden in 40 g Wasser gelöst. Wie groß ist der Gehalt in Gewichtsprozent?
Antwort: Das Gewicht der Lösung ist 44 g. Auf 100 g Lösung kommen also 4 · 100/44 = 9,09 g. Damit ist der Gehalt 9,09%.

2. Wieviel g Substanz sind in 15 g einer 8%igen Lösung enthalten?
Antwort: 100 g Lösung enthalten 8 g Substanz und 92 g Lösungsmittel. Daraus folgt: In 15 g Lösung sind 1,2 g Substanz enthalten.

3. Wieviel Milliliter einer unverdünnten Flüssigkeit sind zur Herstelltung von 3 l einer 5%igen Lösung notwendig? (Volumenprozent)
Antwort: Für 100 ml einer 5%igen Lösung werden 5 ml benötigt, d.h. für 3000 ml insgesamt 5 · 30 = 150 ml.

4. Wieviel ml Wasser muß man zu 100 ml 90%igem Alkohol geben, um 70%igen Alkohol zu erhalten? (Volumenprozent)
Antwort: 100 ml 90%iger Alkohol enthalten 90 ml Alkohol. Daraus können 100 · 90/70 = 128,6 ml 70%iger Alkohol hergestellt werden, d.h. es müssen 28,6 ml Wasser hinzugegeben werden. (Die Alkoholmenge ist in beiden Lösungen gleich, die Konzentrationsverhältnisse sind verschieden.)

5. Wieviel ml 70%igen Alkohol und wieviel ml Wasser muß man mischen, um 1 Liter 45%igen Alkohol zu bekommen? (Volumenprozent)
Antwort: Analog 6. erhalten wir aus 100 ml 70%igem insgesamt 155,55 ml 45%igen Alkohol. Da wir 1000 ml herstellen wollen, benötigen wir 1000 · 100/155,55 = 643 ml 70%igen Alkohol und 1000 – 643 = 357 ml Wasser (ohne Berücksichtigung der Volumenkontraktion).

6. Wieviel g NaCl und Wasser werden zur Herstellung von 5 Liter einer 10%igen NaCl-Lösung benötigt?
Antwort: Zur Umrechnung des Volumens in das Gewicht muß das spez. Gewicht der NaCl-Lösung bekannt sein. Es beträgt 1,071 g/cm^3. Demnach wiegen 5 Liter 5 · 1071 = 5355 g. 100 g Lösung enthalten 10 g, d.h. 5355 g enthalten 535,5 g NaCl. Man benötigt also 535,5 g Kochsalz und 4819,5 g Wasser.

7. Berechne den Gehalt von 95%igem Alkohol in Gew.-%!
Dichten: 100% Alkohol ϱ = 0,794, 95 Vol-% Alkohol ϱ = 0,817.
Antwort: 1 l 95 Vol % Alkohol wiegt 0,817 kg und enthält 0,95 l reinen Alkohol (100%). Dieser wiegt 0,95 · 0,794 = 0,754 kg. In 100 g Lösung sind folglich $\frac{0,754}{0,817}$ · 100 = 92,3 g Alkohol, das entspricht 92,3 Gew.-%.

5.1.10 Titrationskurven

Titrieren heißt, die unbekannte Menge eines gelösten Stoffes dadurch ermitteln, daß man ihn durch Zugabe einer geeigneten Reagenslösung mit genau bekanntem Gehalt (Wirkungsgrad, Titer) quantitativ von einem chemisch definierten Anfangszustand in einen ebensogut bekannten Endzustand überführt. Man mißt dabei die verbrauchte Menge Reagenslösung z.B. mit einer Bürette (Volumenmessung).

Bestimmt man z.B. den Säuregehalt einer Lösung durch Zugabe einer Base genau bekannten Gehalts, indem man die Basenmenge mißt, die man benötigt, um die Säure zu neutralisieren, und verfolgt man diese Titration durch Messung des jeweiligen pH-Wertes der Lösung, so erhält man Wertepaare. Diese ergeben graphisch die Titrationskurve der Neutralisationsreaktion. Der Wendepunkt der Kurve beim Titrationsgrad 1 ≙ 100% Neutralisation entspricht dem **Äquivalenzpunkt** (theoretischer Endpunkt).

Beispiele: Säure/Base-Titrationen

1. Starke Säure/starke Base (Abb. 52). Beispiel: 0,1 N HCl/0,1 N NaOH. Vorgelegt wird 0,1 N HCl.

Hier fallen Äquivalenzpunkt und **Neutralpunkt** (pH = 7) zusammen!

2. Titration einer schwachen Base wie Ammoniak mit HCl: Abb. 53.
3. Titration einer schwachen Säure wie Essigsäure mit NaOH: Abb. 54.
4. Titration einer schwachen Säure mit einer schwachen Base oder umgekehrt: Je schwächer die Säure bzw. Base, desto kleiner ist die pH-Änderung am Äquivalenzpunkt. Der Reagenszusatz ist am Wendepunkt so groß, daß eine

Abb. 52. pH-Diagramm zur Titration von sehr starken Säuren mit sehr starken Basen.

1 = Äquivalenzpunkt;
2 = Neutralpunkt (pH = 7);
3 = Halbneutralisationspunkt:
pH = pK_s (Titrationsgrad 0,5 ≙ 50%)

Schraffiert: Pufferbereich (pK ± 1) s. S. 102

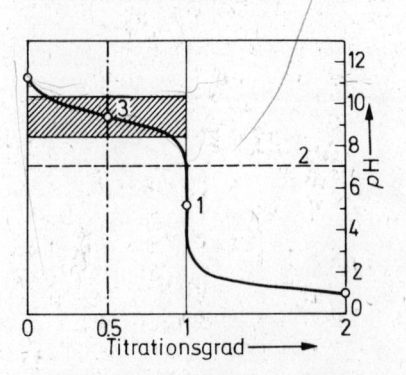

Abb. 53. pH-Diagramm zur Titration einer 0,1 M Lösung von NH_3 mit einer sehr starken Säure

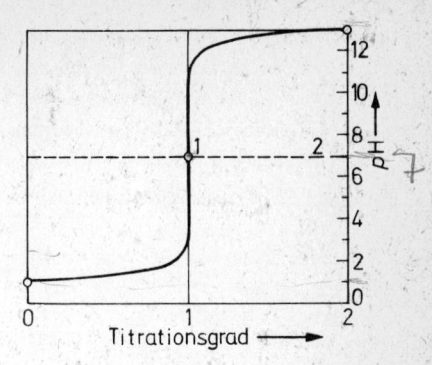

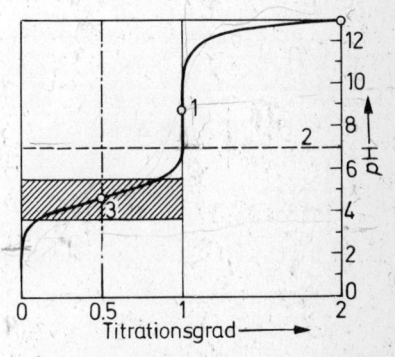

Abb. 54. pH-Diagramm zur Titration einer 0,1 M Lösung von HAc mit einer sehr starken Base

einwandfreie Feststellung des Äquivalenzpunktes nicht mehr möglich ist. Der pH-Wert des Äquivalenzpunktes hängt von den Dissoziationskonstanten der beiden Reaktionspartner ab. Er kann im sauren oder alkalischen Gebiet liegen. In Abb. 55 ist ein Sonderfall angegeben.

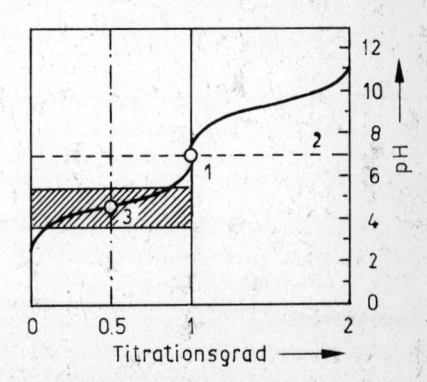

Abb. 55. Titration von 0,1 N CH_3COOH mit 0,1 N NH_3-Lösung

Bemerkungen: Der Wendepunkt einer Titrationskurve, der dem Äquivalenzpunkt entspricht, weicht um so mehr vom Neutralpunkt (pH = 7) ab, je schwächer die Säure oder Lauge ist. Bei der Titration schwacher Säuren liegt er im alkalischen, bei der Titration schwacher Basen im sauren Gebiet. Der Sprung im Äquivalenzpunkt, d.h. die größte Änderung des pH-Wertes bei geringster Zugabe von Reagenslösung ist um so kleiner, je schwächer die Säure bzw. Lauge ist.

5.1.11 pH-Abhängigkeit von Säuren- und Basen-Gleichgewichten
5.1.12

Protonenübertragungen in wäßrigen Lösungen verändern den pH-Wert. Dieser wiederum beeinflußt die Konzentrationen konjugierter Säure/Base-Paare.
Die *Henderson-Hasselbalch-Gleichung* gibt diesen Sachverhalt wieder. Man erhält sie auf folgende Weise:

$$HA + H_2O \rightleftharpoons H_3O^\oplus + A^\ominus.$$

Schreiben wir für diese Protolysenreaktion der Säure HA das MWG an:

$$K_s = \frac{[H_3O^\oplus] \cdot [A^\ominus]}{[HA]},$$

dividieren durch K_s und $[H_3O^\oplus]$ und logarithmieren anschließend, ergibt sich:

$$-\lg[H_3O^\oplus] = -\lg K_s + \lg \frac{[A^\ominus]}{[HA]},$$

oder $\mathbf{pH = pK_s + \lg \frac{[A^\ominus]}{[HA]}}$; $[A^\ominus]$ ist eine Base, [HA] ist die dazu korrespondierende Säure

oder $\mathbf{pH = pK_s + \lg \frac{[Salz]}{[Säure]}}$; Hier ist $[A^\ominus]$ = [Salz] der Säure HA gesetzt.

Berechnet man mit dieser Gleichung für bestimmte pH-Werte die prozentualen Verhältnisse an Säure und korrespondierender Base (HA/$A^\ominus$) und stellt diese graphisch dar, entstehen Kurven, die als *Pufferungskurven* bezeichnet werden (Abb. 56–58). Abb. 56 zeigt die Kurve für $CH_3COOH/CH_3COO^\ominus$. Die Kurve gibt die Grenze des Existenzbereichs von Säure und korrespondierender Base an: bis pH = 3 existiert nur CH_3COOH; bei pH = 5 liegt 63,5%, bei pH = 6 liegt 95% $CH_3COO^\ominus$ vor; ab pH = 8 existiert nur $CH_3COO^\ominus$.

Abb. 57 gibt die Verhältnisse für das System: $NH_4^\oplus/NH_3$ wieder. Bei pH = 6 existiert nur $NH_4^\oplus$, ab pH = 12 nur NH_3. Will man die $NH_4^\oplus$-Ionen quantitativ in NH_3 überführen, muß man durch Zusatz einer starken Base den pH-Wert auf 12 erhöhen. Da NH_3 unter diesen Umständen flüchtig ist, „treibt die stärkere Base die schwächere aus". Ein analoges Beispiel für eine Säure ist das System $H_2CO_3/HCO_3^\ominus$ (Abb. 58) oder die erste Teilreaktion der großtechnischen Phosphordarstellung. Dabei werden Calciumphosphate wie Apatit Ca_5 (F, OH, Cl) $(PO_4)_3$ (je nach Zusammensetzung als Fluor-, Chlor- oder Hydroxylapatit bezeichnet), mit Siliciumdioxid SiO_2 umgesetzt:

$$2\ Ca_3(PO_4)_2 + 6\ SiO_2 \longrightarrow 6\ CaSiO_3 + P_4O_{10}$$
Calciumphosphat   Phosphorpentoxid

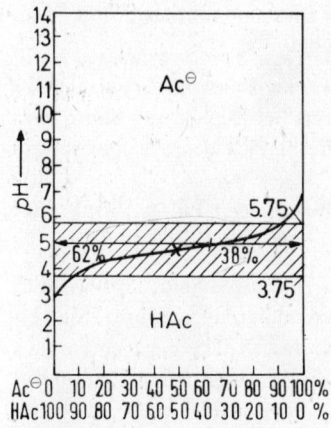

Abb. 56. HAc: $pH = pK_s = 4{,}76$

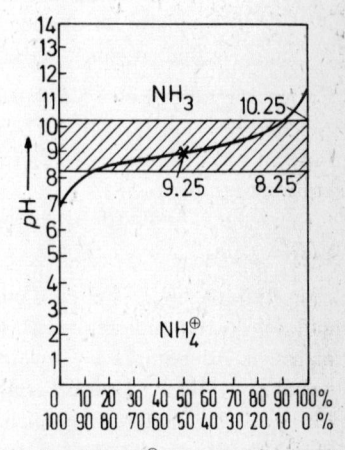

Abb. 57. $NH_4^\oplus$: $pH = pK_s = 9{,}25$

$x = pK_s$-Wert
▓ = Pufferbereich

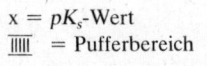

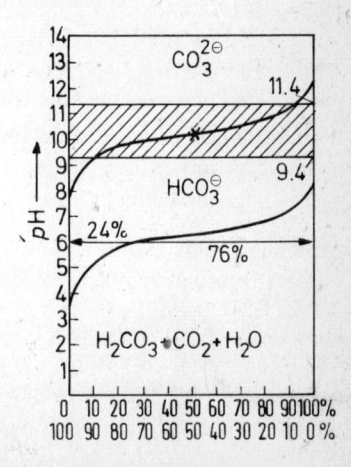

Abb. 58. $HCO_3^\ominus$: $pH = pK_s = 10{,}40$

Bedeutung der Henderson-Hasselbalch-Gleichung:

a) Bei bekanntem pH-Wert kann man das Konzentrationsverhältnis von Säure und konjugierter Base berechnen.
b) Bei pH = pK_s ist lg [A$^{\ominus}$]/[HA] = lg 1 = 0, d.h. [A$^{\ominus}$] = [HA].
c) Ist [A$^{\ominus}$] = [HA], so ist der pH-Wert gleich dem pK_s-Wert der Säure. Dieser pH-Wert stellt den Wendepunkt der Pufferungskurven in Abb. 56–58 dar! Vgl. Abb. 52–54.
d) Bei kleinen Konzentrationsänderungen ist der pH-Wert von der Verdünnung unabhängig.
e) Die Gleichung gibt auch Auskunft darüber, wie sich der pH-Wert ändert, wenn man zu Lösungen, die eine schwache Säure (geringe Protolyse) und ihr Salz (konjugierte Base) oder eine schwache Base und ihr Salz (konjugierte Säure) enthalten, eine Säure oder Base zugibt.

Enthält die Lösung eine Säure und ihr Salz bzw. eine Base und ihr Salz in etwa gleichen Konzentrationen, so bleibt der pH-Wert bei Zugabe von Säure bzw. Base in einem bestimmten Bereich, dem Pufferbereich des Systems nahezu konstant (Abb. 56–58).

Lösungen mit diesen Eigenschaften heißen *Pufferlösungen*, Puffersysteme oder **Puffer.**

Eine **Pufferlösung** besteht aus einer schwachen Broensted-Säure (bzw. -Base) und der korrespondierenden Base (bzw. korrespondierenden Säure). Sie vermag je nach der Stärke der gewählten Säure bzw. Base die Lösung in einem ganz bestimmten Bereich **(Pufferbereich)** gegen Säure- bzw. Basenzusatz zu puffern. Ein günstiger Pufferungsbereich erstreckt sich über je eine pH-Einheit auf beiden Seiten des pK_s-Wertes der zugrundeliegenden schwachen Säure.

Eine Pufferlösung hat die *Pufferkapazität* 1, wenn der Zusatz von c_{eq} = 1 mol Säure oder Base zu einem Liter Pufferlösung den pH-Wert um 1 Einheit ändert. Maximale Pufferkapazität erhält man für ein molares Verhältnis von Säure zu Salz von 1:1.

Geeignete Puffersysteme können aus Tabellen entnommen werden.

Pufferlösungen besitzen in der physiologischen Chemie besondere Bedeutung, denn viele Körperflüssigkeiten, z.B. Blut (pH = 7,39 ± 0,05), sind gepuffert (physiologische Puffersysteme).

Wichtige Puffersysteme des Blutes sind:

a) Der Bicarbonatpuffer (Kohlensäure-Hydrogencarbonatpuffer):

$$H_2CO_3 \rightleftharpoons HCO_3^{\ominus} + H^{\oplus}.$$

H_2CO_3 ist praktisch vollständig in CO_2 und H_2O zerfallen:

$$H_2CO_3 \rightleftharpoons CO_2 + H_2O.$$

Die Kohlensäure wird je nach Verbrauch aus den Produkten wieder nachgebildet. Bei der Formulierung der Henderson-Hasselbalch-Gleichung für den Bicarbonatpuffer muß man daher die CO_2-Konzentration im Blut mitberücksichtigen:

$$pH = pK_{s\,H_2CO_3}' + \lg \frac{[HCO_3^\ominus]}{[H_2CO_3 + CO_2]},$$

$$\text{mit } K_{s\,H_2CO_3}' = \frac{[H^\oplus][HCO_3^\ominus]}{[H_2CO_3 + CO_2]}$$

b) Der Phosphatpuffer: Mischung aus $H_2PO_4^\ominus$ (primäres Phosphat) und $HPO_4^{2\ominus}$ (sekundäres Phosphat):

$$H_2PO_4^\ominus \rightleftarrows HPO_4^{2\ominus} + H^\oplus$$

$$pH = pK_{s\,H_2PO_4^\ominus} + \lg \frac{[HPO_4^{2\ominus}]}{[H_2PO_4^\ominus]}$$

Rechenbeispiele: $CH_3COOH/CH_3COO^\ominus$-Gemisch   (Essigsäure/Acetat-Gemisch):

a) Säurezusatz: Gibt man zu dieser Lösung etwas verdünnte HCl, so reagiert das $H_3O^\oplus$-Ion der vollständig protolysierten HCl mit dem Acetatanion und bildet undissoziierte Essigsäure. Das Acetatanion fängt also die Protonen der zugesetzten Säure ab, wodurch der pH-Wert der Lösung konstant bleibt:

$$H_3O^\oplus + Ac^\ominus \rightleftarrows HAc + H_2O.$$

b) Basenzusatz: Gibt man zu der Pufferlösung wenig verdünnte Natriumhydroxid-Lösung NaOH, reagieren die $OH^\ominus$-Ionen mit den $H_3O^\oplus$-Ionen zu H_2O:

$$CH_3COOH + Na^\oplus + OH^\ominus \rightleftarrows CH_3COO^\ominus + Na^\oplus + H_2O.$$

Da CH_3COOH als schwache Säure wenig protolysiert ist, ändert auch der Verbrauch an Essigsäure durch die Neutralisation das pH nicht merklich. Die zugesetzte Base wird von dem Puffersystem „abgepuffert".

Zahlenbeispiel für die Berechnung des pH-Wertes eines Puffers:
Gegeben:
Lösung 1: 1 l Pufferlösung aus 0,1 mol Essigsäure CH_3COOH ($pK_s = 4{,}76$) und 0,1 mol Natriumacetat ($CH_3COO^\ominus Na^\oplus$).
Der pH-Wert des Puffers berechnet sich zu:

$$pH = pK_s + \lg \frac{[CH_3COO^\ominus]}{[CH_3COOH]} = 4{,}76 + \lg \frac{0{,}1}{0{,}1} = 4{,}76.$$

Gegeben:
Lösung 2: 1 ml 1 N Natriumhydroxid-Lösung NaOH (enthält 0,001 mol NaOH).
Gesucht: pH-Wert der Mischung aus Lösung 1 und Lösung 2.
0,001 mol NaOH neutralisieren die äquivalente Menge $\triangleq$ 0,001 mol CH_3COOH. Hierdurch wird $[CH_3COOH] = 0,099$ und $[CH_3COO^\ominus] = 0,101$.
Der pH-Wert der Lösung berechnet sich zu:

$$pH = pK_s + \lg \frac{0,101}{0,099} = 4,76 + \lg 1,02 = 4,76 + 0,0086$$
$$= 4,7686.$$

5.1.13 pH-Messung

1. Glaselektrode

Der pH-Wert kann für den Verlauf chemischer und biologischer Prozesse von ausschlaggebender Bedeutung sein. Elektrochemisch kann der pH-Wert durch folgendes Meßverfahren bestimmt werden: Man vergleicht eine Spannung E_i, welche mit einer Elektrodenkombination in einer Lösung von bekanntem pH-Wert gemessen wird, mit der gemessenen Spannung E_a einer Probenlösung.

Als **Meßelektrode** wird meist die sog. *Glaselektrode* benutzt. Sie besteht aus einem dickwandigen Glasrohr, an dessen Ende eine (meist kugelförmige) dünnwandige Membran aus einer besonderen Glassorte angeschmolzen ist. Die Glaskugel ist mit einer Pufferlösung von bekanntem und konstantem pH-Wert gefüllt (Innenlösung). Sie taucht in die Probenlösung ein, deren pH-Wert gemessen werden soll (Außenlösung). An der Phasengrenze Glas/Lösung bildet sich eine Potentialdifferenz ΔE (Potentialsprung), die von der Acidität der Außenlösung abhängt.

Zur Messung der an der inneren (i) und äußeren (a) Membranfläche entstandenen Potentiale werden zwei indifferente **Bezugselektroden** benutzt, wie z. B. zwei gesättigte Kalomelektroden (Halbelement Hg/Hg_2Cl_2). Die innere Bezugselektrode ist in die Glaselektrode fest eingebaut. Die äußere Bezugselektrode taucht über eine KCl-Brücke (s. Abb. 59) in die Probenlösung. (Moderne Glaselektroden enthalten oft beide Elektroden in einem Bauelement kombiniert.)

Zusammen mit der Ableitelektrode bilden die Pufferlösung und die Probenlösung eine sog. Konzentrationszelle (Konzentrationskette). Für die EMK der Zelle (ΔE) ergibt sich mit der Nernstschen Gleichung (s. S. 115):

$$\Delta E = E_a - E_i = 0,059 \lg \frac{[H_3O^\oplus]_a}{[H_3O^\oplus]_i}.$$

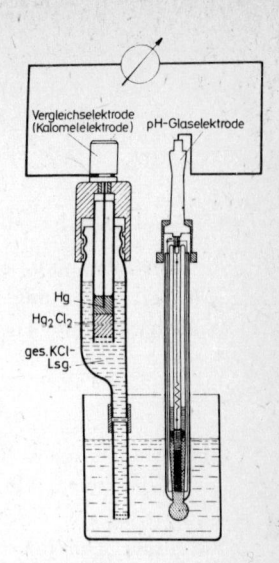

Abb. 59. Versuchsanordnung zur Messung von pH-Werten: Kalomel-Elektrode kombiniert mit Glaselektrode (Hg_2Cl_2 = Quecksilber(I)-chlorid (Kalomel))

Da die $H_3O^{\oplus}$-Konzentration der Pufferlösung bekannt ist, kann man aus der gemessenen EMK den pH-Wert der Probenlösung berechnen bzw. an einem entsprechend ausgerüsteten Meßinstrument (pH-Meter) direkt ablesen.

4.1.11 2. Redoxelektroden

Außer der Glaselektrode gibt es andere Elektroden zur pH-Messung, die im Prinzip alle auf Redoxvorgängen beruhen. Die wichtigsten sind die Wasserstoffelektrode (s. S. 111), die Chinhydronelektrode (s. S. 206) und Metall-Metalloxidelektroden, die teilweise industriell Verwendung finden. Praktische Bedeutung haben vor allem die Antimon- und die Bismutelektrode.

5.1.14 3. Farbindikatoren

Farbindikatoren sind Substanzen, deren wäßrige Lösungen in Abhängigkeit vom pH der Lösung ihre Farbe ändern können. Es sind Säuren (HIn), die eine andere Farbe (Lichtabsorption) haben als ihre korrespondierenden Basen ($In^{\ominus}$). Zwischen beiden liegt folgendes Gleichgewicht vor:

$$HIn + H_2O \rightleftharpoons H_3O^{\oplus} + In^{\ominus}$$

Hierfür gilt:

$$K_{S_{HIn}} = \frac{[H_3O^{\oplus}] \cdot [In^{\ominus}]}{[HIn]}.$$

Säurezusatz verschiebt das Gleichgewicht nach links. Die Farbe von HIn wird sichtbar.

Basenzusatz verschiebt das Gleichgewicht nach rechts. Die Farbe von $In^{\ominus}$ wird sichtbar.

Am Farbumschlagspunkt gilt:

$$[HIn] = [In^{\ominus}],$$

damit wird: $[H_3O^{\oplus}] = K_{s_{HIn}}$ oder **pH = $pK_{s_{HIn}}$**,

d. h. der Umschlagspunkt eines Farbindikators liegt bei seinem pK_s-Wert, der dem pH-Wert der Lösung entspricht.

Ein brauchbarer Umschlagsbereich ist durch zwei pH-Einheiten begrenzt:

$$pH = pK_{s_{HIn}} \pm 1,$$

denn das Auge erkennt die Farben erst bei einem 10fachen Überschuß der einzelnen Komponenten in der Lösung.

Verwendung: a) Zur pH-Messung. Die Indikatormethode ist allerdings eine grobe Methode. Durch Kombination von Indikatoren kann man die Genauigkeit auf 0,1 bis 0,2 pH-Einheiten bringen. Häufig benutzt man Indikatorpapiere (mit Indikatoren getränkte und anschließend getrocknete Papierstreifen). Beliebt sind sog. Universalindikatoren, die aus Mischungen von Indikatoren mit unterschiedlichen Umschlagsbereichen bestehen. Hier tritt bei jedem pH-Wert eine andere Farbe auf.

b) Zur Bestimmung des stöchiometrischen Endpunktes bei der Titration einer Säure oder einer Base.

Tabelle 13

Indikator	Umschlags-gebiet (pH)	Übergang sauer nach basisch
Thymolblau	1,2– 2,8	rot–gelb
Methylorange	3,0– 4,4	rot–orangegelb
Kongorot	3,0– 5,2	blauviolett–rot
Methylrot	4,4– 6,2	rot–gelb
Bromthymolblau	6,2– 7,6	gelb–blau
Phenolphthalein	8,0–10,0	farblos–rot

Redoxvorgänge

4.1.5 Reduktion und Oxidation

Reduktion heißt jeder Vorgang, bei dem ein Teilchen (Atom, Ion, Molekül) Elektronen aufnimmt. Hierbei wird die Oxidationszahl des reduzierten Teilchens kleiner (vgl. 33).
Reduktion bedeutet also **Elektronenaufnahme**.

Beispiel: $\overset{0}{Cl} + e^{\ominus} \rightleftharpoons \overset{-1}{Cl}{}^{\ominus}$, (eigentlich: $\overset{0}{Cl_2} + 2\,e^{\ominus} \rightleftharpoons 2\,\overset{-1}{Cl}{}^{\ominus}$)
allgemein: $Ox_1 + n\,e^{\ominus} \rightleftharpoons Red_1$.

Oxidation heißt jeder Vorgang, bei dem einem Teilchen (Atom, Ion, Molekül) Elektronen entzogen werden. Hierbei wird die Oxidationszahl des oxidierten Teilchens größer.

Beispiel: $\overset{0}{Na} \rightleftharpoons \overset{+1}{Na}{}^{\oplus} + e^{\ominus}$,
allgemein: $Red_2 \rightleftharpoons Ox_2 + n\,e^{\ominus}$.

Oxidation bedeutet **Elektronenabgabe**.

Ein Teilchen kann nur dann Elektronen aufnehmen (abgeben), wenn diese von anderen Teilchen abgegeben (aufgenommen) werden. Reduktion und Oxidation sind also stets miteinander gekoppelt:

$Ox_1 + n\,e^{\ominus} \rightleftharpoons Red_1$ *korrespondierendes Redoxpaar: Ox_1/Red_1*
$Red_2 \rightleftharpoons Ox_2 + n\,e^{\ominus}$ *korrespondierendes Redoxpaar: Red_2/Ox_2*

$Ox_1 + Red_2 \rightleftharpoons Ox_2 + Red_1$ Redoxsystem
$\overset{0}{Cl} + \overset{0}{Na} \rightleftharpoons Na^{\oplus} + Cl^{\ominus}$ ($Cl_2 + 2\,Na \rightleftharpoons 2\,Na^{\oplus} + 2\,Cl^{\ominus}$)

Zwei miteinander kombinierte Redoxpaare nennt man ein *Redoxsystem*. Reaktionen, die unter Reduktion und Oxidation irgendwelcher Teilchen verlaufen, nennt man *Redoxreaktionen* (Redoxvorgänge). Ihre Reaktionsgleichungen heißen Redoxgleichungen.

Allgemein kann man formulieren: *Redoxvorgang = Elektronenverschiebung.*

Die formelmäßige Wiedergabe von Redoxvorgängen wird erleichtert, wenn man — wie oben — zuerst formale Teilgleichungen für die Teilreaktionen (Halbreaktionen, Redoxpaare) schreibt. Die Gleichung für den gesamten Redoxvorgang erhält man durch Addition der Teilgleichungen. Da Reduktion und Oxidation stets gekoppelt sind, gilt:

Die Summe der Ladungen (auch der Oxidationszahlen) und die Summe der Elemente muß auf beiden Seiten einer Redoxgleichung gleich sein!

Ist dies nicht unmittelbar der Fall, muß durch Wahl geeigneter Koeffizienten (Faktoren) der Ausgleich hergestellt werden.

Vielfach werden Redoxgleichungen ohne die Begleit-Ionen vereinfacht angegeben.

4.1.6 Beispiele für Redoxpaare: $\overset{0}{Na}/\overset{+1}{Na}^{\oplus}$; $\overset{0}{Cl_2}/2\overset{-1}{Cl}^{\ominus}$; $\overset{+2}{Mn}^{2\oplus}/\overset{+7}{Mn}^{7\oplus}$; $\overset{+2}{Fe}^{2\oplus}/\overset{+3}{Fe}^{3\oplus}$.

4.1.9 Beispiele für Redoxgleichungen:

Verbrennen von Natrium in Chlor

1) $\quad \overset{0}{Na} - e^{\ominus} \longrightarrow \overset{+1}{Na}{}^{\oplus} \qquad |\cdot 2$

2) $\quad \overset{0}{Cl_2} + 2e^{\ominus} \longrightarrow 2\overset{-1}{Cl}{}^{\ominus}$

1) + 2) $\quad 2\overset{0}{Na} + \overset{0}{Cl_2} \longrightarrow 2\overset{+1}{Na}\overset{-1}{Cl}$

Verbrennen von Wasserstoff in Sauerstoff

1) $\quad \overset{0}{H_2} - 2e^{\ominus} \longrightarrow 2\overset{+1}{H}{}^{\oplus} \qquad |\cdot 2$

2) $\quad \overset{0}{O_2} + 4e^{\ominus} \longrightarrow 2\overset{-2}{O}{}^{2\ominus}$

1) + 2) $\quad 2\overset{0}{H_2} + \overset{0}{O_2} \longrightarrow 2\overset{+1\,-2}{H_2O}$

Reaktion von konzentrierter Salpetersäure mit Kupfer

$$4\overset{+1+5-2}{HNO_3} + \overset{0}{Cu} \longrightarrow \overset{+2}{Cu}(\overset{+5-2}{NO_3})_2 + 2\overset{+4-2}{NO_2} + 2H_2O$$

Meist gibt man nur die Oxidationszahlen der Elemente an, die oxidiert und reduziert werden:

$$4\overset{+5}{H}NO_3 + \overset{0}{Cu} \longrightarrow \overset{+2}{Cu}(NO_3)_2 + 2\overset{+4}{N}O_2 + 2H_2O$$

Reaktion von Permanganat — $MnO_4^{\ominus}$- und $Fe^{2\oplus}$-Ionen in saurer Lösung

1) $\overset{+7}{Mn}O_4^{\ominus} + 8H_3O^{\oplus} + 5e^{\ominus} \longrightarrow \overset{+2}{Mn}^{2\oplus} + 12H_2O$

2) $\overset{+2}{Fe}^{2\oplus} - 1e^{\ominus} \longrightarrow \overset{+3}{Fe}^{3\oplus}$ $|\cdot 5$

---

1) + 2):
$\overset{+7}{Mn}O_4^{\ominus} + (8H_3O^{\oplus}) + 5\overset{+2}{Fe}^{2\oplus} \longrightarrow 5\overset{+3}{Fe}^{3\oplus} + \overset{+2}{Mn}^{2\oplus} + (12H_2O)$

Bei der Reduktion von $\overset{+7}{Mn}O_4^{\ominus}$ zu $\overset{+2}{Mn}^{2\oplus}$ werden 4 Sauerstoffatome in Form von Wasser frei, wozu man $8H_3O^{\oplus}$-Ionen braucht. Deshalb stehen auf der rechten Seite der Gleichung 12 H_2O-Moleküle.
Solche Gleichungen geben nur die Edukte und Produkte der Reaktionen sowie die Massenverhältnisse an. Sie sagen nichts über den Reaktionsverlauf (Reaktionsmechanismus) aus.

Reduktionsmittel sind Substanzen (Elemente, Verbindungen), die Elektronen abgeben oder denen Elektronen entzogen werden können. Sie werden hierbei oxidiert. Beispiele: Natrium, Kalium, Kohlenstoff, Wasserstoff.

Oxidationsmittel sind Substanzen (Elemente, Verbindungen), die Elektronen aufnehmen und dabei andere Substanzen oxidieren. Sie selbst werden dabei reduziert. Beispiele: Sauerstoff, Ozon (O_3, besondere Form (Modifikation) des Sauerstoffs), Chlor, Salpetersäure, Kaliumpermanganat ($KMnO_4$).

Ein *Redoxvorgang* läßt sich allgemein formulieren:

oxidierte Form + Elektronen $\underset{\text{Oxidation}}{\overset{\text{Reduktion}}{\rightleftharpoons}}$ **reduzierte Form.**

(Oxidationsmittel)   **(Reduktionsmittel)**

4.1.11 Normalpotentiale von Redoxpaaren

Läßt man den Elektronenaustausch einer Redoxreaktion so ablaufen, daß man die Redoxpaare (Teil- oder Halbreaktionen) räumlich voneinander trennt, sie jedoch elektrisch und elektrolytisch leitend miteinander verbindet, ändert sich am eigentlichen Reaktionsvorgang nichts.

Ein Redoxpaar bildet zusammen mit einer Elektrode, z.B. einem Platinblech zur Leitung der Elektronen, eine sog. *Halbzelle* (Halbkette). Die Kombination zweier Halbzellen nennt man eine *Zelle*, Kette, Galvanische Zelle, Galvanisches Element oder Volta-Element. (Galvanische Zellen finden als ortsunabhängige Stromquellen mannigfache Verwendung: z.B. Batterien, Akkumulatoren.)

Bei Redoxpaaren Metall/Metall-Ion kann das betreffende Metall als Elektrode dienen.
Ein Beispiel für eine aus Halbzellen aufgebaute Zelle ist das Daniell-Element (Abb. 60).

D = Diaphragma; $CuSO_4$ = Kupfersulfat; $ZnSO_4$ = Zinksulfat
V = Voltmeter
$\overrightarrow{e^{\ominus}}$ = Richtung der Elektronenwanderung

Als **Kathode** wird diejenige Elektrode bezeichnet, an der Elektronen in die Elektrolytlösung eintreten. An der Kathode erfolgt die Reduktion.
An der **Anode** verlassen die Elektronen die Elektrolytlösung. An der Anode erfolgt die Oxidation.

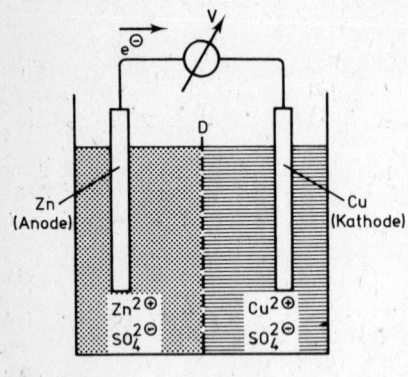

Abb. 60. Daniell-Element

Die Reaktionsgleichungen für den Redoxvorgang im Daniell-Element sind:

Anodenvorgang: $\quad Zn \rightleftarrows Zn^{2\oplus} + 2e^{\ominus}$
Kathodenvorgang: $\quad Cu^{2\oplus} + 2e^{\ominus} \rightleftarrows Cu$

Redoxvorgang: $\quad Cu^{2\oplus} + Zn \rightleftarrows Zn^{2\oplus} + Cu$

oder in Kurzschreibweise:

$Cu^{2\oplus}/Cu\ (f)$
$Zn\ (f)/Zn^{2\oplus}$

$Zn(f)/Zn^{2\oplus}//Cu^{2\oplus}/Cu(f)$
$((f) = \text{fest})$

Die Schrägstriche symbolisieren die Phasengrenzen; doppelte Schrägstriche trennen die Halbzellen.
In der Versuchsanordnung erfolgt der Austausch der Elektronen über die Metallelektroden Zn bzw. Cu, die leitend miteinander verbunden sind. Die elektrolytische Leitung wird durch das Diaphragma D hergestellt. D ist eine semipermeable Wand und verhindert eine Durchmischung der Lösungen von Anoden- und Kathodenraum. Anstelle eines Diaphragmas wird oft eine

Salzbrücke („Stromschlüssel") benutzt. Schaltet man zwischen die Elektroden in Abb. 60 ein Voltmeter, so registriert es eine Spannung (Potentialdifferenz) zwischen den beiden Halbzellen. Die stromlos gemessene Potentialdifferenz einer galvanischen Zelle wird **elektromotorische Kraft (EMK, Symbol ΔE)** genannt. Sie ist die *maximale* Spannung der Zelle. Die Existenz einer Potentialdifferenz in Abb. 60 zeigt: Ein Redoxpaar hat unter genau fixierten Bedingungen ein ganz bestimmtes elektrisches Potential, das *Redoxpotential E*.

Die Redoxpotentiale von Halbzellen sind die Potentiale, die sich zwischen den Komponenten eines Redoxpaares ausbilden, z.B. zwischen einem Metall und der Lösung seiner Ionen. Sie sind einzeln nicht meßbar, d.h. es können nur Potential*differenzen* bestimmt werden.

Kombiniert man aber eine Halbzelle mit immer der gleichen **standardisierten** Halbzelle, so kann man die Einzelspannung der Halbzelle in bezug auf das Einzelpotential (Redoxpotential) der Bezugs-Halbzelle, d.h. in einem *relativen* Zahlenmaß bestimmen.

Als standardisierte Bezugselektrode hat man die Normalwasserstoffelektrode gewählt und ihr willkürlich das Potential *Null* zugeordnet.

Die **Normalwasserstoffelektrode** ist eine Halbzelle. Sie besteht aus einer Elektrode aus Platin (mit elektrolytisch abgeschiedenem, fein verteiltem Platin überzogen), die bei 25°C von Wasserstoffgas unter einem konstanten Druck von 1 bar umspült wird. Diese Elektrode taucht in die wäßrige Lösung einer Säure mit $a_{H_3O^\oplus} = 1$ ein (Abb. 61). $a_{H_3O^\oplus} = 1$ gilt z.B. für eine 2 M HCl-Lösung.

Elektrodenvorgang:

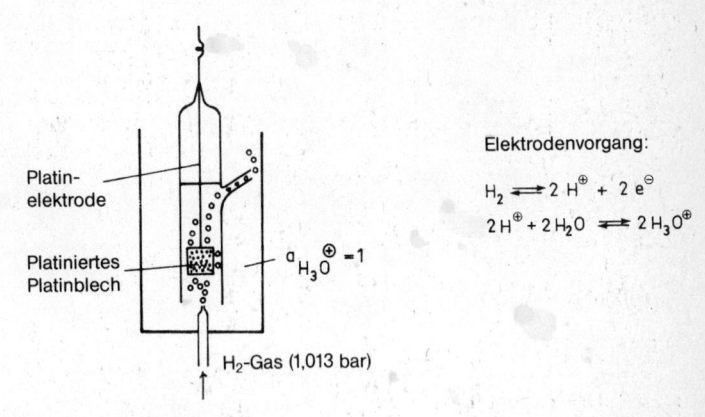

$$H_2 \rightleftharpoons 2H^\oplus + 2e^\ominus$$
$$2H^\oplus + 2H_2O \rightleftharpoons 2H_3O^\oplus$$

Abb. 61. Normalwasserstoffelektrode

4.1.7 Werden die Potentialdifferenz-Messungen unter Normalbedingungen durchgeführt, so erhält man die **Normalpotentiale E^0** der betreffenden Redoxpaare.

Diese E^0-Werte sind die EMK-Werte einer Zelle, bestehend aus den in Tabelle 14 angegebenen Halbzellen und der Normalwasserstoffelektrode. *Normalbedingungen* sind dann gegeben, wenn bei 25°C alle Reaktionspartner die Konzentration 1 mol · 1^{-1} haben (genau genommen müßten die Aktivitäten 1 sein). Gase haben dann die Konzentration 1, wenn sie unter einem Druck von 1,03 bar stehen. Für reine Feststoffe und reine Flüssigkeiten ist die Konzentration gleich 1.

Das Normalpotential eines Metalls ist also das Potential dieses Metalls in einer 1 M Lösung seines Salzes bei 25°C.

Die Vorzeichengebung bei den Normalpotentialen ist leider nicht einheitlich. In deutschen Lehrbüchern wird meist folgende bevorzugt: Redoxpaare, die Elektronen abgeben, wenn sie mit der Normalwasserstoffelektrode als Nullelektrode kombiniert werden, erhalten ein negatives Normalpotential zugeordnet. Sie wirken gegenüber dem Redoxpaar $H_2/H_3O^{\oplus}$ reduzierend.

Redoxpaare, deren oxidierte Form (Oxidationsmittel) stärker oxidierend wirkt als das $H_3O^{\oplus}$-Ion, bekommen ein positives Normalpotential.

Ordnet man die Redoxpaare nach steigendem Normalpotential, erhält man die *elektrochemische Spannungsreihe* (Redoxreihe) (Tabelle 14):

Tabelle 14. Redoxreihe („Spannungsreihe") (Ausschnitt)

Red (reduzierte Form)		Ox (oxidierte Form)	E^0 Normalpotential
	Li	$\rightleftarrows$ Li$^{\oplus}$ + $e^{\ominus}$	−3,03
	K	$\rightleftarrows$ K$^{\oplus}$ + $e^{\ominus}$	−2,92
	Ca	$\rightleftarrows$ Ca$^{2\oplus}$ + 2$e^{\ominus}$	−2,76
	Na	$\rightleftarrows$ Na$^{\oplus}$ + $e^{\ominus}$	−2,71
	Mg	$\rightleftarrows$ Mg$^{2\oplus}$ + 2$e^{\ominus}$	−2,40
	Zn	$\rightleftarrows$ Zn$^{2\oplus}$ + 2$e^{\ominus}$	−0,76
	S$^{2\ominus}$	$\rightleftarrows$ S + 2$e^{\ominus}$	−0,51
	Fe	$\rightleftarrows$ Fe$^{2\oplus}$ + 2$e^{\ominus}$	−0,44
2H$_2$O +	H$_2$	$\rightleftarrows$ 2H$_3$O$^{\oplus}$ + 2$e^{\ominus}$	0,00
	Cu$^{\oplus}$	$\rightleftarrows$ Cu$^{2\oplus}$ + $e^{\ominus}$	+0,17
	Cu	$\rightleftarrows$ Cu$^{2\oplus}$ + 2$e^{\ominus}$	+0,35
	4OH$^{\ominus}$	$\rightleftarrows$ O$_2$ + 2H$_2$O + 4$e^{\ominus}$	+0,40[a]
	2I$^{\ominus}$	$\rightleftarrows$ I$_2$ + 2$e^{\ominus}$	+0,58
	Fe$^{2\oplus}$	$\rightleftarrows$ Fe$^{3\oplus}$ + $e^{\ominus}$	+0,75
12H$_2$O + Cr$^{3\oplus}$		$\rightleftarrows$ CrO$_4^{2\ominus}$ + 8H$_3$O$^{\oplus}$ + 3$e^{\ominus}$	+1,30
	2Cl$^{\ominus}$	$\rightleftarrows$ Cl$_2$ + 2$e^{\ominus}$	+1,36
12H$_2$O + Mn$^{2\oplus}$		$\rightleftarrows$ MnO$_4^{\ominus}$ + 8H$_3$O$^{\oplus}$ + 5$e^{\ominus}$	+1,50
3H$_2$O + O$_2$		$\rightleftarrows$ O$_3$ + 2H$_3$O$^{\oplus}$ + 2$e^{\ominus}$	+1,90

← Reduzierende Wirkung nimmt ab   Oxidierende Wirkung nimmt zu →

[a] Das Normalpotential bezieht sich auf Lösungen vom pH 14 ([OH$^-$] = 1). Bei pH 7 beträgt das Potential +0,82 V.

K Ca Na Mg Al   Mn Zn Cr Fe Cd Co Ni Sn Pb   (H₂)
⎯⎯⎯⎯⎯⎯⎯⎯⎯   ⎯⎯⎯⎯⎯⎯⎯⎯⎯⎯⎯⎯⎯⎯⎯⎯⎯
Leichtmetalle (unedel)   Schwermetalle (unedel)
Cu Ag Hg   Au Pt
⎯⎯⎯⎯⎯⎯⎯   ⎯⎯⎯⎯⎯⎯⎯⎯⎯⎯⎯ →
Halbedelmetalle   Edelmetalle

Die EMK einer beliebigen Zelle (unter Normalbedingungen) setzt sich aus den Einzelpotentialen der Halbzellen zusammen und wird als Differenz $E_2^0 - E_1^0$ gefunden (Abb. 62). Dabei wird das Normalpotential des schwächeren Oxidationsmittels vom Normalpotential des stärkeren Oxidationsmittels abgezogen. Dies kann man aus der Angabe $Zn/Zn^{2\oplus}//Cu^{2\oplus}/Cu$ eindeutig entnehmen. Das Verfahren ist zweckmäßig, weil die Reaktion nur in eine Richtung spontan abläuft (Elektronenübergang vom Zn zum Cu) (s. S. 146).

Beispiel:
Für das Daniell-Element ergibt sich die EMK zu 1,1 Volt:

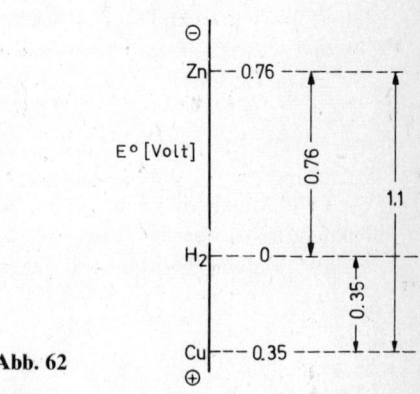

$E_{Zn/Zn^{2\oplus}}^0 = -0,76$ Volt; $E_{Cu/Cu^{2\oplus}}^0 = 0,35$ Volt;
$\Delta E_{Cu/Zn}^0 = E_{Cu}^0 - E_{Zn}^0 = 0,35 - (-0,76) = 1,1$ Volt.

Abb. 62

Normalpotential und Reaktionsrichtung

Das Normalpotential eines Redoxpaares charakterisiert sein Reduktions- bzw. Oxidationsvermögen in wäßriger Lösung.
Je **negativer** das Potential ist, um so stärker wirkt die reduzierte Form des Redoxpaares reduzierend (Reduktionsmittel), und je **positiver** das Potential ist,

um so stärker wirkt die oxidierte Form des Redoxpaares oxidierend (Oxidationsmittel).

In einem Redoxsystem wie

$$Ox_2 + Red_1 \rightleftharpoons Ox_1 + Red_2$$

kann das oxidierbare Teilchen Red_1 von dem Oxidationsmittel Ox_2 nur oxidiert werden, wenn das Potential des Redoxpaares Ox_2/Red_2 positiver ist als dasjenige des Redoxpaares Ox_1/Red_1. Analoges gilt für eine Reduktion.

Aus der Kenntnis der Redoxpotentiale kann man somit voraussagen, ob ein bestimmter Redoxvorgang möglich ist.

Ein Blick auf die Tabelle 14 zeigt: Die reduzierende Wirkung der Redoxpaare nimmt von oben nach unten bzw. von links nach rechts ab. Die oxidierende Wirkung nimmt in der gleichen Richtung zu.

Redoxpaare mit negativem Redoxpotential stehen oberhalb bzw. links vom Wasserstoff und Redoxpaare mit positivem Redoxpotential stehen unterhalb bzw. rechts vom Wasserstoff.

Besonderes Interesse beanspruchen die Normalpotentiale von Redoxpaaren, die aus Metallen und den Lösungen ihrer Ionen bestehen ($Me/Me^{n\oplus}$).

Beispiele:
a) Metalle mit negativem Potential können die Ionen der Metalle mit positivem Potential reduzieren, d. h. die entsprechenden Metalle aus ihren Lösungen abscheiden. Beispiel:

$$\overset{0}{Fe} + Cu^{2\oplus} \longrightarrow Fe^{2\oplus} + \overset{0}{Cu}.$$

b) Lösen von Metallen in Säuren. Alle Metalle, die in der elektrochemischen Spannungsreihe oberhalb bzw. links vom Wasserstoff stehen, lösen sich als „unedle" Metalle in Säuren und setzen hierbei Wasserstoff frei, z. B.

$$\overset{0}{Zn} + 2H^{\oplus} \longrightarrow Zn^{2\oplus} + \overset{0}{H_2}.$$

Hemmungserscheinungen wie Überspannung, Passivierung verzögern bzw. verhindern bei manchen Metallen eine Reaktion mit Säuren. Beispiele hierfür sind Aluminium (Al), Chrom (Cr), Nickel (Ni), Zink (Zn) (Bildung von Zinkoxid (ZnO)).

Die „edlen" Metalle stehen unterhalb bzw. rechts vom Wasserstoff. Sie lösen sich nicht in Säuren wie HCl, jedoch teilweise in oxidierenden Säuren wie HNO_3 (vgl. S. 108).

Nernstsche Gleichung

4.1.12 Liegen die Reaktionspartner einer Zelle nicht unter Normalbedingungen vor, kann man mit einer von W. Nernst 1889 entwickelten Gleichung sowohl das Potential eines Redoxpaares (Halbzelle) als auch die EMK einer Zelle (Redoxsystem) berechnen.

1. **Redoxpaar:** Für die Berechnung des Potentials E eines Redoxpaares lautet die **Nernstsche Gleichung:**

$$Ox + n \cdot e^\ominus \rightleftharpoons Red;$$

$$E = E^0 + \frac{R \cdot T \cdot 2{,}303}{n \cdot F} \lg \frac{[Ox]}{[Red]};$$

$$\frac{R \cdot T \cdot 2{,}303}{F} = 0{,}059 \text{ bei } T = 298{,}15 \, K$$

(mit $\ln x = 2{,}303 \cdot \lg x$).

E^0 = Normalpotential des Redoxpaares aus Tabelle 14; R = Gaskonstante; T = Temperatur; F = Faraday-Konstante; n = Zahl der bei dem Redoxvorgang verschobenen Elektronen.

[Ox] symbolisiert das Produkt der Konzentrationen *aller* Reaktionsteilnehmer auf der Seite der oxidierten Form (Oxidationsmittel) des Redoxpaares. [Red] symbolisiert das Produkt der Konzentrationen *aller* Reaktionsteilnehmer auf der Seite der reduzierten Form (Reduktionsmittel) des Redoxpaares.

Beispiele:

a) Gesucht wird das Potential E des Redoxpaares $Mn^{2\oplus}/MnO_4^\ominus$. Aus Tab. 14 entnimmt man $E^0 = +1{,}5$ V. Die vollständige Teilreaktion für den Redoxvorgang in der Halbzelle ist:

$$MnO_4^\ominus + 8 H_3O^\oplus + 5e^\ominus \rightleftharpoons Mn^{2\oplus} + 12 H_2O.$$

Die Nernstsche Gleichung wäre demnach zu schreiben als:

$$E = 1{,}5 + \frac{0{,}059}{5} \lg \frac{[MnO_4^\ominus] \cdot [H_3O^\oplus]^8}{[Mn^{2\oplus}] \cdot [H_2O]^{12}}.$$

$[H_2O]^{12}$ ist in E^0 enthalten, da $[H_2O]$ in verdünnter wäßriger Lösung konstant ist und E^0 für wäßrige Lösungen gilt.

$$E = 1{,}5 + \frac{0{,}059}{5} \lg \frac{[MnO_4^\ominus] \cdot [H_3O^\oplus]^8}{[Mn^{2\oplus}]}.$$

Man sieht, daß das Redoxpotential in diesem Beispiel stark pH-abhängig ist (vgl. S. 84).

b) pH-abhängig ist auch das Potential des Redoxpaares $H_2/H_3O^\oplus$. Das Potential ist definitionsmäßig Null nur für Normalbedingungen (Normalwasserstoffelektrode). Über die Änderung des Potentials mit dem pH-Wert gibt die Nernstsche Gleichung Auskunft:

$$E = E^0 + \frac{0,059}{2} \cdot \lg [H_3O^\oplus]^2;$$

$$E = 0 + 0,059 \cdot \lg [H_3O^\oplus] = -0,059 \cdot pH.$$

Für pH = 7, d. h. neutrales Wasser ist das Potential von $H_3O^\oplus/H_2$ (1 bar) = $-0,42$ V!

2. **Redoxsystem:** $Ox_2 + Red_1 \rightleftharpoons Ox_1 + Red_2$.

Für die EMK dieses Redoxsystems ergibt sich aus der Nernstschen Gleichung

$$\Delta E = E_2^0 + \frac{R \cdot T \cdot 2{,}303}{n \cdot F} \lg \frac{[Ox_2]}{[Red_2]} - E_1^0 - \frac{R \cdot T \cdot 2{,}303}{n \cdot F} \lg \frac{[Ox_1]}{[Red_1]}$$

oder

$$\Delta E = E_2^0 - E_1^0 + \frac{R \cdot T \cdot 2{,}303}{n \cdot F} \lg \frac{[Ox_2] \cdot [Red_1]}{[Red_2] \cdot [Ox_1]}.$$

E_2^0 bzw. E_1^0 sind die Normalpotentiale der Redoxpaare Ox_2/Red_2 bzw. Ox_1/Red_1. E_2^0 soll positiver sein als E_1^0, d. h. Ox_2/Red_2 ist das stärkere Oxidationsmittel.

Eine Reaktion läuft nur dann spontan von links nach rechts, wenn die Änderung der Freien Enthalpie $\Delta G < 0$ ist. Da die EMK der Zelle in diesem Fall über die Gleichung $\Delta G = -n \cdot F \cdot EMK$ mit der Freien Enthalpie (Triebkraft) einer chemischen Reaktion zusammenhängt, folgt, daß die EMK größer Null sein muß. (Zu dem Begriff Freie Enthalpie s. S. 141 und 145).

Beispiele:
1. a) Wie groß ist die EMK der Zelle

    $Ni/Ni^{2\oplus}$ (0,01 M)// $Cl^\ominus$ (0,2 M/Cl_2(1 bar))/Pt?

   b) Wie groß ist ΔG der Redoxreaktion?
   Lösung:
   a) In die Redoxreaktion geht die Elektrizitätsmenge $2 \cdot F$ ein:

    $Ni + Cl_2 \longrightarrow Ni^{2\oplus} + 2Cl^\ominus$.

n hat deshalb den Wert 2. Die EMK der Zelle unter Normalbedingungen beträgt:

$$\Delta E^0 = E^0(\text{Cl}^\ominus/\text{Cl}_2) - E^0(\text{Ni}/\text{Ni}^{2\oplus}) = +1{,}36 - (-0{,}25)$$
$$= +1{,}61 \text{ V}.$$

Daraus folgt:

$$\Delta E = E^0 + \frac{0{,}059}{2} \lg \frac{[\text{Cl}_2][\text{Ni}]}{[\text{Ni}^{2\oplus}][\text{Cl}^\ominus]^2} \text{ ; Für [Cl}_2\text{] und [Ni] beachte die Normierungsbedingung S. 112}$$

$$\Delta E = +1{,}61 + \frac{0{,}059}{2} \lg \frac{1 \cdot 1}{0{,}01 \cdot 0{,}2^2} = 1{,}61 + 0{,}10 = +1{,}71 \text{ V}.$$

b) $\Delta G = -n \cdot F \cdot \text{EMK}$; $\Delta G = -2 \cdot 96\,522 \text{ A s} \cdot \text{mol}^{-1} \cdot 1{,}71 \text{ V} =$

$$= -330{,}1 \cdot 10^3 \text{ J} \cdot \text{mol}^{-1} \text{ (da 1 J = 1 Nm = 1 V A s = 1 W s)}$$

2. Welchen Wert hat die EMK der Zelle

$\text{Sn}/\text{Sn}^{2\oplus}(1{,}0 \text{ M})//\text{Pb}^{2\oplus}(0{,}001 \text{ M})/\text{Pb}$?

Lösung:

$\text{Sn} \rightleftarrows \text{Sn}^{2\oplus} + 2e^\ominus \quad E_1^0 = -0{,}136 \text{ V};$
$\text{Pb} \rightleftarrows \text{Pb}^{2\oplus} + 2e^\ominus \quad E_2^0 = -0{,}126 \text{ V}.$

Die Reaktion der Zelle unter Normalbedingungen lautet:

$\text{Sn} + \text{Pb}^{2\oplus} \longrightarrow \text{Sn}^{2\oplus} + \text{Pb};$
$\Delta E^0 = -0{,}126 - (-0{,}136) = +0{,}01 \text{ V}.$

ΔE berechnet sich zu

$$\Delta E = \Delta E^0 + \frac{0{,}059}{2} \lg \frac{[\text{Pb}^{2\oplus}]}{[\text{Sn}^{2\oplus}]} = 0{,}01 + \frac{0{,}059}{2} \lg \frac{0{,}001}{1{,}0}$$

$$= 0{,}01 - 0{,}089 = -0{,}079 \text{ V}.$$

Aus dem Ergebnis geht hervor, daß die Zelle nicht in der angegebenen Weise arbeiten kann (ΔG wäre positiv!). Sie funktioniert aber in der umgekehrten Richtung, so daß wir schreiben können:

$\text{Pb}/\text{Pb}^{2\oplus}(0{,}001 \text{ M})//\text{Sn}^{2\oplus}(1{,}0 \text{ M})/\text{Sn}.$

Damit ergibt sich die Redoxreaktion zu

$$Pb + Sn^{2\oplus} \longrightarrow Pb^{2\oplus} + Sn; \quad \Delta E = +0{,}079 \text{ V.}$$

Man sieht daraus, daß die Konzentrationen der Reaktionspartner die Richtung einer Redoxreaktion beeinflussen können.
Anmerkung: Organische Beispiele befinden sich auf S. 206.

6 Heterogene Gleichgewichte

6.1.1 Nach dem **Nernstschen Verteilungssatz** ist das Verhältnis der Konzentrationen eines Stoffes, der sich zwischen zwei Phasen verteilt, im Gleichgewichtszustand konstant. Bedingung ist: konstante Temperatur und gleicher Molekularzustand in beiden Phasen. Beispiel: Verteilt sich ein Stoff physikalisch zwischen den Phasen (a) und (b), so gilt im Gleichgewicht:

$$\frac{c_{\text{Phase } a}}{c_{\text{Phase } b}} = k.$$

Die Konstante k heißt *Verteilungskoeffizient*. Der Verteilungssatz spielt bei der Trennung von Substanzgemischen eine große Rolle. Weiß man z. B., daß eine Verbindung X den Wert $k = 1$ für ein Wasser-Ether-Gemisch hat, so ergibt sich daraus, daß bei einmaligem Ausschütteln von 50 ml Lösung mit 50 ml Ether nur noch 50% der ursprünglichen Menge von X in der wäßrigen Lösung vorhanden sind.

6.1.3 Für die Konzentration eines gelösten Gases in einer Flüssigkeit gilt ein ähnliches Gesetz. Das sog. **Henry-Daltonsche Gesetz** geht aus dem Nernstschen Verteilungssatz hervor. Ersetzt man die Konzentration eines Stoffes in der Gasphase durch den Druck ($c = p/RT$), dann ergibt sich:

$$\frac{c_{\text{Gas}}}{c_{\text{Lösung}}} = k_1 \quad \text{oder} \quad \frac{p_{\text{Gas}}}{c_{\text{Lösung}}} = k_2.$$

Die Löslichkeit eines Gases in einer Flüssigkeit hängt also bei gegebener Temperatur vom Partialdruck des Gases in dem über der Lösung befindlichen Gasraum ab. Der Proportionalitätsfaktor k heißt *Löslichkeitskoeffizient*.

Für die Abhängigkeit der Löslichkeit von der Temperatur gilt: Die Konzentration eines Gases in einer Flüssigkeit ist der Temperatur umgekehrt proportional. Beispiel: Seltersflasche.

6.1.2 Adsorption

Adsorption nennt man allgemein die Anlagerung eines Stoffes an der Phasengrenzfläche eines anderen Stoffes. Der Adsorptionsvorgang kann chemischer oder physikalischer Natur sein. Bei der sog. Chemisorption wird die adsorbierte Substanz durch Bindung an dem Adsorbens festgehalten. Bei der physikalischen Adsorption wirken van der Waalssche Kräfte.

Folgende Faktoren beeinflussen die Adsorption an festen Oberflächen: Temperatur, Art und Konzentration der adsorbierten Substanz, Art und Oberfläche des Adsorbens (Adsorbat) sowie u. U. die Art des Lösungsmittels, das die zu adsorbierende Substanz enthält.

6.1.5 Trennverfahren

6.1.6 Zerlegung homogener Stoffe

Bei der Zerlegung homogener Stoffgemische in die Bestandteile kann man die Unterschiede in den physikalischen Eigenschaften der Reinsubstanzen ausnützen, oder man kann durch chemische Umwandlungen die Eigenschaften der Komponenten in geeigneter Weise verändern und sie dadurch trennen.

Sublimation: Bei der Sublimation verflüchtigt sich ein fester Stoff. Er geht dabei vom festen Zustand in den gasförmigen über, *ohne* zu schmelzen. Anwendung findet dieses Verfahren bei der **Gefriertrocknung.** Hierbei wird eine Lösung in einem vakuumdichten Gefäß soweit abgekühlt, bis sie gefroren ist. Im Vakuum saugt man die Verbindung mit dem höchsten **Dampfdruck** — meist das Lösungsmittel — ab. Die getrocknete Substanz bleibt zurück.

Destillation: Bei der Destillation werden flüssige Stoffgemische erhitzt. Die Komponenten verflüchtigen sich in der Reihenfolge ihrer Siedepunkte und werden anschließend wieder kondensiert.

Besteht das Gemisch z. B. aus zwei Komponenten, ist im Dampf diejenige mit dem höheren **Dampfdruck** (niedrigeren Siedepunkt) angereichert. Unterbricht man die Destillation und destilliert das Kondensat erneut, wird man im allgemeinen eine bessere Auftrennung des Substanzgemisches erreichen. Mehrmaliges Wiederholen des Vorgangs und Verwendung von Fraktionierkolonnen führt dazu, daß man sog. Fraktionen erhält, die aus den reinen Komponenten bestehen („fraktionierte Destillation").

Beachte: *Azeotrope* Gemische wie eine 95%ige wäßrige Lösung von Ethanol lassen sich durch Destillation *nicht* in ihre Komponenten trennen.

Schmelzen: Besitzt eine Komponente einer festen Mischung einen Schmelzpunkt, der genügend weit von dem Schmelzpunkt der anderen Substanz entfernt liegt, kann man auch den Schmelzprozeß zur Trennung verwenden. Elementarer Schwefel wird z. B. aus dem Gestein herausgeschmolzen (Frasch-Verfahren).

Löslichkeitsunterschiede kristallisierbarer reiner Stoffe in Lösungsmitteln nutzt man bei der fraktionierten **Kristallisation** aus. Die weniger lösliche Substanz scheidet sich bei einer bestimmten Lösungsmittelmenge und Temperatur zuerst aus und kann von der übrigen Lösung abgetrennt werden.

Extraktion heißt eine Trennmethode, bei der man sich die unterschiedlichen **Verteilungskoeffizienten** von Substanzen in verschiedenen Lösungsmitteln zur Substanztrennung zu Nutze macht.

Homogene Substanzgemische können bisweilen schnell und sauber mit **chromatographischen Methoden** getrennt werden. Allen Arten der Chromatographie ist gemeinsam, daß das Substanzgemisch zwischen zwei Phasen verteilt wird, von denen eine ruht (stationäre Phase) und die andere das Substanzgemisch gelöst enthält und die stationäre Phase durchdringt (mobile Phase).

Eine wichtige Voraussetzung für die Anwendbarkeit chromatographischer Methoden ist die Möglichkeit, den Trennerfolg sichtbar zu machen. In der Gaschromatographie zieht man zur Identifizierung der getrennten Komponenten ihre charakteristischen physikalischen Eigenschaften heran, wie z. B. Ionisierbarkeit und Wärmeleitfähigkeit. Besonders günstig ist es für die Anwendung der Säulen-, Dünnschicht- und Papierchromatographie, wenn die zu trennenden Substanzen unterschiedlich gefärbt sind. Andernfalls müssen sie sich anfärben lassen.

Bei der **Gaschromatographie** ist die mobile Phase gasförmig und die stationäre Phase fest. Sie ist eine sehr präzise Trennmethode, die in der Forschung und bei Routinearbeiten für qualitative und quantitative Trennprobleme Anwendung findet. Nachteilig ist der erhebliche apparative Aufwand.

Bei anderen Trennverfahren ist die mobile Phase flüssig und die stationäre Phase fest. Die Trennwirkung beruht hauptsächlich auf unterschiedlichen Adsorptionskräften (s. S. 120) zwischen der festen Phase und den Komponenten eines zu trennenden Substanzgemisches. Man spricht in diesem Falle auch von Adsorptionschromatographie. Die feste stationäre Phase kann als Pulver wie etwa Aluminiumoxid, Al_2O_3 oder Kieselgel $(SiO_2)_\infty$ in ein Rohr (= Säule) gefüllt werden: **Säulenchromatographie.**

Abb. 63 zeigt, wie die Komponenten des Substanzgemisches unterschiedlich schnell durch die Säule wandern. Sie können durch Wechseln der Vorlage getrennt aufgefangen werden.

Die Säulenchromatographie eignet sich für ähnliche Trennprobleme wie die nachfolgend beschriebene Dünnschichtchromatographie, nur können bei Verwendung der Säule wesentlich größere Substanzmengen eingesetzt werden.

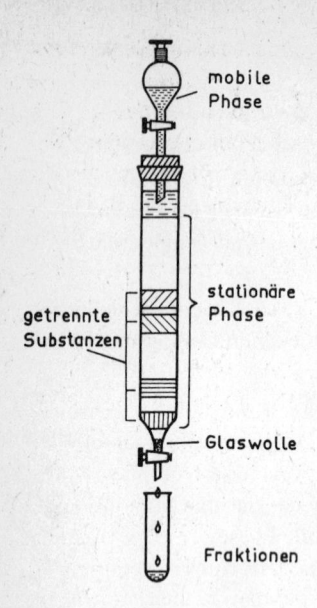

Abb. 63. Säulenchromatographie

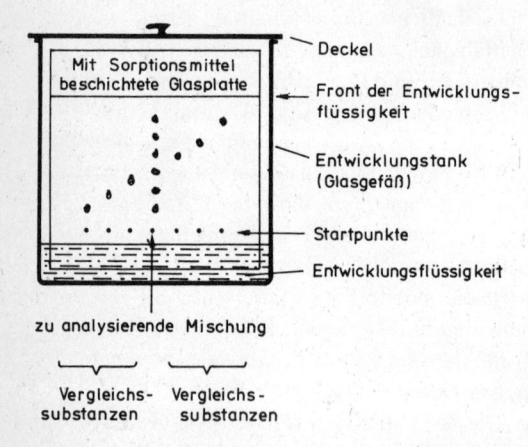

Abb. 64. Trennung durch Dünnschichtchromatographie. (Nach E. Merck, Firmenschrift)

Bei der **Dünnschichtchromatographie** (DC) wird ein gelöstes Substanzgemisch auf dünnen Sorptionsmittelschichten (auf Glasplatten oder Folien) aufgetragen. Die Platten stellt man anschließend in eine Trennkammer, welche ein Laufmittel (Elutionsmittel) enthält. Dieses wandert aufgrund der Capillarkräfte des Sorptionsmittels als Lösungsmittelfront über die Platte nach oben. Infolge unterschiedlicher Adsorbierbarkeit werden die Komponenten eines Substanzgemisches unterschiedlich weit und schnell mitgeführt. Die eluierende Wirkung steigt mit der Polarität des Lösungsmittels.

Die DC eignet sich zur schnellen und einfachen Trennung kleinster Mengen. Die untere Erfassungsgrenze der Substanzen liegt etwa eine Zehnerpotenz unter der der Papierchromatographie. Ihr Vorteil gegenüber letzterer ist, daß man außer Cellulose auch anorganische Sorbentien wie Kieselgel und Aluminiumoxid verwenden kann. Beispiele: qualitativer Nachweis fettlöslicher Vitamine; Trennung von Lipiden im Serum; Nachweis von Aminosäuren im Harn; Nachweis von Kohlenhydraten in Harn und Stuhl.

Die **papierchromatographische** Trennung beruht auf Wechselwirkungen zwischen Papier, Laufmittel und gelöster Substanzmischung.

Je nach Substanz und Laufmittel spielen die Adsorption der Substanzen an das Papier und Austauscheffekte (Cellulose wirkt wie ein schwacher Kationenaustauscher) eine mehr oder weniger große Rolle. Als Ergebnis dieser Prozesse

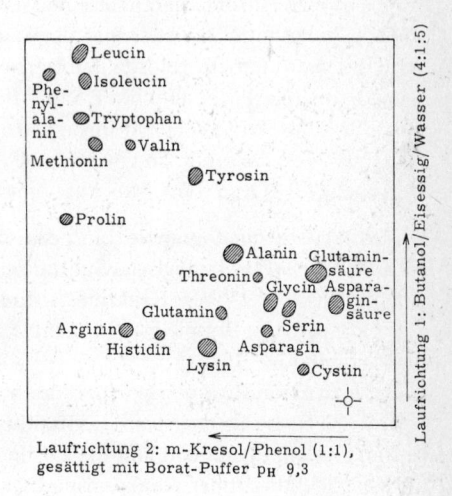

Abb. 65. Zweidimensionale papierchromatographische Trennung von 20 Aminosäuren. (Nach A. L. Levy und D. Chung, Analytic. Chem. 25, 396 [1953])

Laufrichtung 2: m-Kresol/Phenol (1:1), gesättigt mit Borat-Puffer p_H 9,3

wandern die einzelnen Komponenten des Gemisches unterschiedlich schnell und unterschiedlich weit auf dem Papier (Abb. 65). Für jede Substanz charakteristisch ist — unter konstanten äußeren Bedingungen — der sog. R_f-Wert:

$$R_f\text{-Wert} = \frac{\text{Laufstrecke der Substanz}}{\text{Laufstrecke des Laufmittels}}.$$

Die R_f-Werte liegen dementsprechend zwischen 0 und 1,0.

Verfahrenstechnik: Man schneidet sich entsprechend dem zur Verfügung stehenden Chromatographiegefäß einen Papierstreifen zurecht. An einem Ende des Papiers trägt man das Substanzgemisch auf. Bei dem sog. **absteigenden Verfahren** saugt sich das Laufmittel von oben nach unten durch das frei hängende Papier. Hierbei werden beliebig große Laufstrecken und demzufolge eine gute Trennwirkung erzielt. Bei dem **aufsteigenden Verfahren** taucht das Papier mit seinem unteren Ende in das Laufmittel und saugt dieses gegen die Wirkung der Schwerkraft nach oben. Die Laufstrecken sind dadurch kürzer. Eine zweidimensionale Trennwirkung erzielt man mit der sog. **horizontalen Docht-Zirkular-Methode.**

Die **Gelfiltration** ist ebenfalls eine chromatographische Trennmethode. Sie erlaubt die schonende Trennung von Substanzgemischen nach der Molekülgröße sowohl qualitativ als auch im präparativen Maßstab.
Besonders bewährt hat sich die Gelfiltration bei der Trennung von Proteinen, Enzymen und Hormonen. Als Gel füllt man z. B. ein quervernetztes Dextran (s. S. 250) in eine Chromatographiesäule (stationäre Phase). Durch Quellen mit einem Lösungsmittel bildet sich in der Säule ein dreidimensionales Netzwerk aus. Läßt man nun ein gelöstes Substanzgemisch unterschiedlicher Molekülgröße als mobile Phase durch die Säule fließen, wirkt das gequollene Gel als Molekularsieb. Die Moleküle dringen je nach Größe mehr oder weniger stark in die Poren des Gels ein und werden je nach Größe unterschiedlich stark zurückgehalten. Das größte Molekül kommt am Säulenende zuerst an.

Die **Affinitätschromatographie** (biospezifische Adsorption) ist eine Reinigungsmethode speziell für biologische Substanzen. Sie nutzt spezifische Wechselwirkungen zwischen affinen Reaktionspartnern, welche miteinander Komplexe bilden können. Ein Beispiel ist die Komplexbildung zwischen einem Enzym und seinem Inhibitor.
Bindet man einen Reaktionspartner, den sog. **Effector,** an einen wasserunlöslichen Träger, erhält man ein „**Affinitätsharz**". Füllt man dieses in eine Chromatographiesäule und läßt die Lösung eines Substanzgemisches, welches den zum Effector affinen Reaktionspartner enthält, durch die Säule fließen, so wird der Reaktionspartner festgehalten, und die Begleitsubstanzen laufen ungehindert durch. Durch Zerstörung des Komplexes (z. B. durch Änderung des pH-Wertes) läßt sich der affine Reaktionspartner anschließend eluieren und so rein isolieren.
Betrachten wir als Beispiel die Enzymreinigung, so können als **Effectoren** verwendet werden: Coenzyme, reversible Inhibitoren, gruppenspezifische Reagenzien u.a.. Effectoren in der Immunologie sind Haptene, Antigene, Antikörper.
Bei den **Trägern** handelt es sich u. a. um die Cellulosederivate Aminohexyl-Cellulose (AHC) und succinylierte Aminohexyl-Cellulose (SAHC):

Hochporöses Grundgerüst des Trägers

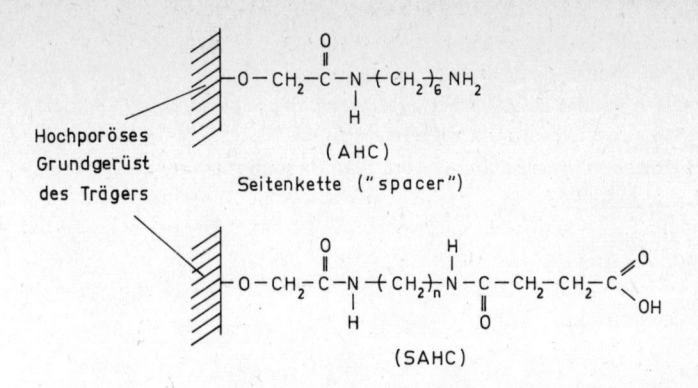

(AHC)
Seitenkette ("spacer")

$$-O-CH_2-C(=O)-N(H)-(CH_2)_6-NH_2$$

$$-O-CH_2-C(=O)-N(H)-(CH_2)_n-N(H)-C(=O)-CH_2-CH_2-C(=O)OH$$

(SAHC)

Die hochporösen Träger enthalten an ihren relativ langen Seitenketten funktionelle Gruppen wie $-NH_2$ und $-COOH$. Diese reagieren mit den Effectoren und bilden das Affinitätsharz. Die Seitenketten halten den Effector vom Grundgerüst des Trägers entfernt, damit er sterisch ungehindert mit seinem affinen Reaktionspartner in Wechselwirkung treten kann.

Verteilungschromatographie (Flüssigkeitschromatographie)
Ist die *stationäre* Phase *flüssig*, ermöglichen unterschiedliche **Verteilungskoeffizienten** eine Trennung. Diese Variante der Chromatographie nennt man Verteilungschromatographie.

Ionenaustauscher

Der Austausch von Ionen zwischen einem sog. Ionenaustauscher und einer Lösung, die Ionen enthält, ist ein kinetischer Vorgang. Er beruht auf **Verteilungsgleichgewichten** der auszutauschenden Ionen zwischen dem Austauscher und der Lösung. Ein Beispiel für einen Ionenaustauschprozeß ist:
$R - SO_3H + M^{\oplus} \rightleftharpoons RSO_3M + H^{\oplus}$.

Für eine Ionensorte A gilt im Gleichgewicht: $k = \dfrac{[A]_1}{[A]_2}$;

$[A]_1$ = Konzentration des Ions am Austauscher,
$[A]_2$ = Konzentration des Ions in der Lösung;

k ist der *Austauschverteilungskoeffizient*. Er ist abhängig z.B. von den Eigenschaften des Austauschers, der Temperatur, der Größe und der Ladung des auszutauschenden Ions und dem pH-Wert der Lösung.
Ionenaustauscher sind meist feste Stoffe, welche Ionen enthalten, die sie gegen andere Ionen reversibel austauschen können, wenn sie mit einer Lösung in Berührung kommen, die eine geeignete Ionensorte enthält. Als Grundgerüst für

Ionenaustauscher dienen organische Kondensations- oder Polymerisationsprodukte. In diese werden ionenaustauschende Gruppen eingebaut. Stark saure Austauscher, die Kationen austauschen *(Kationenaustauscher)* enthalten z.B. $-SO_3H$-Gruppen, schwach saure $-COOH$-Gruppen.
Stark basische *Anionenaustauscher* besitzen Ammoniumgruppen wie:

$$\left[-CH_2 - \overset{\oplus}{N} \diagdown \begin{matrix} CH_3 \\ CH_3 \\ C_2H_4OH \end{matrix} \right]^{\oplus}$$

Anwendungsmöglichkeiten: Trennung unterschiedlicher Ionenarten, Wasserentsalzung.
Anmerkung: Natürliches Wasser enthält meist Calcium- und Magnesiumsalze („hartes Wasser"): Calciumhydrogencarbonat ($Ca(HCO_3)_2$), Calciumsulfat ($CaSO_4$), Magnesiumcarbonat ($MgCO_3$) sowie Magnesiumsulfat ($MgSO_4$). Beim Erwärmen wird $Ca(HCO_3)_2$ in Calciumcarbonat $CaCO_3$ umgewandelt (Kesselsteinbildung):

$Ca^{2\oplus} + 2\ HCO_3^{\ominus} \rightarrow CaCO_3 \downarrow + H_2O + CO_2 \uparrow$.

7 Kinetik und Energetik chemischer Reaktionen

Unter gegebenen Bedingungen laufen chemische Reaktionen mit einer bestimmten Geschwindigkeit ab, der **Reaktionsgeschwindigkeit** v.
Zur Erläuterung wollen wir eine einfache Reaktion betrachten: Die gasförmigen oder gelösten Ausgangsstoffe A und B setzen sich in einer einsinnig von links nach rechts ablaufenden Reaktion zu dem Produkt C um: $A + B \longrightarrow C$. Symbolisiert man die Konzentration der einzelnen Stoffe mit $[A]$, $[B]$ und $[C]$, so ist die Abnahme der Konzentration des Reaktanden A bzw. B oder auch die Zunahme der Konzentration des Reaktionsproduktes C in der Zeit t gleich der Reaktionsgeschwindigkeit der betreffenden Umsetzung. Da v in jedem Zeitmoment eine andere Größe besitzt, handelt es sich um differentielle Änderungen. Die Reaktionsgeschwindigkeit v wird durch einen **Differentialquotienten** ausgedrückt:

$$v = -\frac{d[A]}{dt} = -\frac{d[B]}{dt} = +\frac{d[C]}{dt}, \quad \text{oder allgemein:} \quad v = \pm\frac{dc}{dt},$$

wobei c die Konzentration ist.
Das Vorzeichen des Quotienten ist positiv, wenn die Konzentration zunimmt und negativ, wenn sie abnimmt.
Nach der „Stoßtheorie" stellt man sich den Reaktionsablauf folgendermaßen vor: Sind die Reaktanden A und B in einem homogenen Reaktionsraum frei beweglich, so können sie miteinander zusammenstoßen, wobei sich die neue Substanz C bildet. Nicht jeder Zusammenstoß führt zur Bildung von C. Die Zahl der erfolgreichen Zusammenstöße je Sekunde Z ist proportional der Reaktionsgeschwindigkeit: $v = k_1 \cdot Z$. Z wächst mit der Konzentration von A und B, d.h. $Z = k_2 \cdot [A] \cdot [B]$.

Somit wird (mit $k = k_1 \cdot k_2$)

$$v = k[A] \cdot [B] = -\frac{d[A]}{dt} = -\frac{d[B]}{dt} = \frac{d[C]}{dt}.$$

Für die allgemeinere Reaktion $xA + yB + zC \longrightarrow$ **Produkte** erhält man die entsprechende Geschwindigkeitsgleichung (Zeitgesetz):

$$v = -\frac{1}{x}\frac{d[A]}{dt} = -\frac{1}{y}\frac{d[B]}{dt} = -\frac{1}{z}\frac{d[C]}{dt} = k \cdot [A]^a \cdot [B]^b \cdot [C]^c.$$

Die Beträge der stöchiometrischen Faktoren $1/x$, $1/y$, $1/z$ werden gewöhnlich in die Konstante k einbezogen, die dann einen anderen Wert erhält. Zu a, b, c siehe unten! Fassen wir das Ergebnis in Worte, so lautet es:

Die Reaktionsgeschwindigkeit einer einsinnig verlaufenden chemischen Reaktion ist der Konzentration der Reaktanden proportional.

Die Proportionalitätskonstante k heißt *Geschwindigkeitskonstante* der Reaktion. Sie stellt die Reaktionsgeschwindigkeit der Reaktanden dar für $[A] = 1$ und $[B] = 1$.
Dann gilt nämlich: $v = k$.
k hat für jeden chemischen Vorgang bei gegebener Temperatur einen charakteristischen Wert. Er wächst meist mit steigender Temperatur.

Reaktionsordnung

7.1.2 Die Potenz, mit der die Konzentration eines Reaktionspartners in der Geschwindigkeitsgleichung der Reaktion auftritt, heißt die **Reaktionsordnung** der Reaktion *bezüglich* des betreffenden Reaktionspartners. Hat der Exponent den Wert 0, 1, 2, 3, spricht man von 0., 1., 2. und 3. Ordnung. Die Reaktionsordnung muß experimentell bestimmt werden.
In einfachen Zeitgesetzen wie $v = k\,[A]^a \cdot [B]^b \ldots$ (in denen die Konzentrationen nur als Produkte auftreten) wird die Summe der Exponenten, mit denen die Konzentrationen im Zeitgesetz erscheinen, als Reaktionsordnung n der Reaktion bezeichnet: $n = a + b + \ldots$
Beachte: Die Buchstaben a, b, c sind keine stöchiometrischen Koeffizienten.
Beispiele:
a) **Reaktion nullter Ordnung.**
Eine Reaktion nullter Ordnung liegt vor, wenn die Reaktionsgeschwindigkeit konzentrationsunabhängig ist. Es gilt

$$v = -\frac{d[A]}{dt} = k.$$

Hier wird die Geschwindigkeit durch einen zeitlich konstanten nichtchemischen Vorgang bestimmt.
Beispiele sind:
Absorption eines Gases in einer Flüssigkeit bei konstanter Gaszufuhr; Reaktion an einer festen Grenzfläche, an der die Konzentration des Reaktanden durch Adsorption (s. S. 120) konstant gehalten wird.

7.1.4 b) Reaktion erster Ordnung

Ein Beispiel hierfür ist der radioaktive Zerfall (S. 8) oder der thermische Zerfall von Verbindungen.

Das Zeitgesetz für eine Reaktion erster Ordnung wie der Umwandlung der Substanz A in die Substanz B: $A \longrightarrow B$ lautet:

$$v = -\frac{d[A]}{dt} = k[A].$$

Durch Umformen erhält man:

7.1.1 $\quad -\dfrac{d[A]}{[A]} = k \cdot dt.$

Bezeichnet man die Anfangskonzentration von A zum Zeitpunkt $t = 0$ mit $[A]_0$, die Konzentration zu einer beliebigen Zeit t mit $[A]$, so kann man das Zeitgesetz in diesen Grenzen integrieren:

$$-\int_{[A]_0}^{[A]} \frac{d[A]}{[A]} = k \int_{t=0}^{t} dt; \quad -(\ln[A] - \ln[A]_0) = k(t - 0);$$

$$\ln \frac{[A]_0}{[A]} = k \cdot t$$

oder

$$2{,}303 \cdot \lg \frac{[A]_0}{[A]} = k \cdot t.$$

Durch Entlogarithmieren ergibt sich:

$$[A] = [A]_0 \cdot e^{-kt},$$

d. h. die Konzentration von A nimmt exponentiell mit der Zeit ab (**Exponentialfunktion**) (s. auch S. 132).

c) Reaktion zweiter Ordnung

Ein Beispiel ist die thermische Zersetzung von Jodwasserstoff: $2\,HI \rightleftharpoons H_2 + I_2$. Schreibt man hierfür allgemein: $2A \longrightarrow C + D$, so lautet das Zeitgesetz für eine Reaktion zweiter Ordnung:

$$v = -\frac{1}{2} \frac{d[A]}{dt} = k[A]^2.$$

7.1.3 Chemische Reaktionen verlaufen nur selten in einem Reaktionsschritt. Meist sind die entstehenden Produkte das Ergebnis mehrerer Teilreaktionen, die auch als **Reaktionsschritte** oder Elementarreaktionen bezeichnet werden. Sie sind

Glieder einer sog. **Reaktionskette**. Besteht nun eine Umsetzung aus mehreren einander folgenden Reaktionsschritten, so bestimmt der *langsamste* Reaktionsschritt die Geschwindigkeit der Gesamtreaktion.
Beispiel:
Die Umsetzung $2A + B \longrightarrow A_2B$ verläuft in zwei Schritten:

1. $A + B \longrightarrow AB$
2. $AB + A \longrightarrow A_2B$

Gesamt: $2A + B \longrightarrow A_2B$

Ist der erste Reaktionsschritt der langsamste, bestimmt er die Reaktionsgeschwindigkeit der Umsetzung.

Der Begriff **„Halbwertszeit"** ($t_{1/2}$) definiert die Zeit, in der die Hälfte der am Anfang vorhandenen Menge des Ausgangsstoffes umgesetzt ist, d. h. bei $^1/_2 [A]_0$ in Abb. 66.

Molekularität einer Reaktion

Die Reaktionsordnung darf nicht mit der Molekularität einer Reaktion verwechselt werden. Diese ist gleich der Zahl der Teilchen, von denen eine Elementarreaktion (Reaktionsschritt) ausgeht.
Geht die Reaktion von nur **einem** Teilchen aus, ist die Molekularität eins und man nennt die Reaktion **monomolekular:** $A \longrightarrow B$.
Beispiele: $Br_2 \longrightarrow 2Br\cdot$; $H_2O \longrightarrow H\cdot + OH\cdot$. Strukturelle Umlagerung (Isomerisierung):

$$\begin{array}{c} CH_2{-}CH_2 \\ \diagdown\diagup \\ CH_2 \end{array} \longrightarrow CH_3{-}CH = CH_2.$$

Cyclopropan Propen

Ein weiteres Beispiel ist der Übergang eines angeregten Teilchens in einen niedrigeren Energiezustand.
Bei einer **bimolekularen** Reaktion müssen zwei Teilchen miteinander reagieren: $A + X \longrightarrow B$. Die Molekularität der Reaktion ist zwei.
Beispiele:

$Br\cdot + H_2 \longrightarrow HBr + H\cdot$
$H\cdot + Br_2 \longrightarrow HBr + Br\cdot$

$HO^\ominus + CH_3Cl \longrightarrow CH_3OH + Cl^\ominus$

Die meisten chemischen Reaktionen laufen bimolekular ab, denn die Wahrscheinlichkeit für das Auftreten **trimolekularer** Reaktionen ist sehr klein. Reaktionen noch höherer Molekularität werden überhaupt nicht beobachtet. Ein Beispiel für eine trimolekulare Reaktion ist:

$$H\cdot + H\cdot + Ar \longrightarrow H_2 \quad (Ar = Argon)$$

Beachte: Stimmt in einem Fall die Reaktionsordnung mit der Molekularität überein, so ist dies rein zufällig. Als Beispiel betrachten wir die hypothetische Reaktion:

$A + X + Y \longrightarrow B$. Wird hierfür experimentell gefunden:

$$-\frac{d[A]}{dt} = k[A][X][Y],$$ so ist die Reaktionsordnung drei.

Untersucht man den Mechanismus (genauen Ablauf) der Reaktion, stellt man fest, daß die Gesamtreaktion in mehreren Schritten (Elementarreaktionen) abläuft, die z. B. bimolekular sein können:

$$A + X \longrightarrow AX \quad \text{und} \quad AX + Y \longrightarrow B.$$

Auch viele Reaktionen in Lösung, die nach erster Ordnung verlaufen, sind nicht monomolekular. Beispiele hierfür sind die Spaltung der Saccharose durch Wasser in Glucose und Fructose (Inversion des Rohrzuckers) (s. S. 246) oder die säurekatalysierte Esterspaltung (s. S. 215). Diese Reaktionen sind nicht monomolekular, da auch Wassermoleküle an der Reaktion teilnehmen. Infolge des großen Überschusses an Wasser verändern sich jedoch meßbar nur die Konzentrationen der Saccharose bzw. des Esters, so daß die Reaktionen nach erster Ordnung verlaufen. Solche Reaktionen bezeichnet man als **pseudomonomolekular** oder kryptobimolekular.

Konzentration – Zeit – Diagramme

Der Verlauf der Exponentialfunktion für eine Reaktion erster Ordnung ist in Abb. 66 als Diagramm „Konzentration gegen Zeit" dargestellt.
Folgende Daten sind in dem Diagramm kenntlich gemacht:

a) **Reaktionsgeschwindigkeit** $v = -\dfrac{d[A]}{dt}$ zu einer beliebigen Zeit,

b) **Halbwertszeit** $t_{1/2}$.

Das Diagramm in Abb. 66 zeigt, daß die Reaktionsgeschwindigkeit mit der Zeit abnimmt und sich asymptotisch dem Wert Null nähert. Für $[A] = 0$ kommt die Reaktion zum Stillstand.

c) $k \cdot [A]$ ist in Abb. 66 die **Steigung der Tangente**.

In Abb. 67 ist $\lg [A]$ über die Zeit t graphisch aufgetragen. Man erhält damit eine Gerade mit der Steigung $-k/2{,}303$.

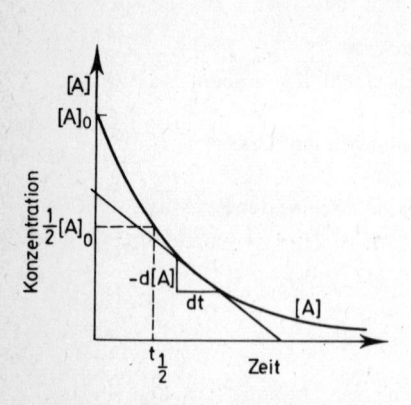

Abb. 66. „Konzentration gegen Zeit"-Diagramm für eine Reaktion erster Ordnung

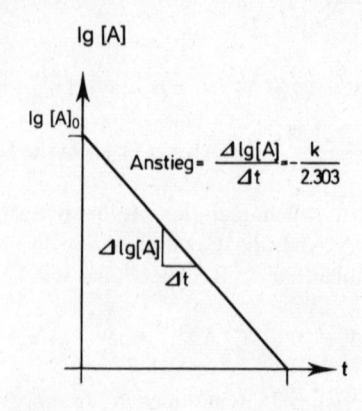

Abb. 67. Lineare Darstellung des Konzentrationsverlaufes einer Reaktion erster Ordnung

7.1.5 Arrhenius-Gleichung

Es wird häufig beobachtet, daß eine thermodynamisch mögliche Reaktion ($\Delta G < 0$ s. S. 141) nicht oder nur mit kleiner Geschwindigkeit abläuft. Auf dem Weg zur niedrigeren potentiellen Energie existiert also bisweilen ein Widerstand, d. h. eine *Energiebarriere*. Dies ist verständlich, wenn man bedenkt, daß bei der Bildung neuer Substanzen Bindungen in den Ausgangsstoffen gelöst und wieder neu geknüpft werden müssen. Gleichzeitig ändert sich während der Reaktion der „Ordnungszustand" des reagierenden Systems.

Untersucht man andererseits die Temperaturabhängigkeit der Reaktionsgeschwindigkeit, so stellt man fest, daß diese meist mit zunehmender Temperatur wächst.

Diese Zusammenhänge werden in einer von Arrhenius 1889 angegebenen Gleichung miteinander verknüpft:

$$k = A \cdot e^{-E_a/RT}.$$

(exponentielle Schreibweise der Arrhenius-Gleichung). Durch Logarithmieren ergibt sich $\ln k = \ln A - \dfrac{E_a}{RT}$ oder $\ln k = \text{const} - \dfrac{E_a}{RT}$ (logarithmische Schreibweise).

In dieser Gleichung bedeutet: k = Geschwindigkeitskonstante; E_a = **Aktivierungsenergie.** Das ist die Energie, die aufgebracht werden muß, um die Energiebarriere zu überschreiten. R = allgemeine Gaskonstante; T = absolute Temperatur. Der Proportionalitätsfaktor A wird oft auch Frequenzfaktor genannt. A ist weitgehend temperaturunabhängig.

Nach der Arrhenius-Gleichung bestehen zwischen k, E_a und T folgende Beziehungen:

a) Je größer die Aktivierungsenergie E_a ist, um so kleiner wird k und mit k die Reaktionsgeschwindigkeit v.
b) Steigende Temperatur T führt dazu, daß der Ausdruck E_a/RT kleiner wird, dadurch werden k und v größer. Faustregel: Temperaturerhöhung um 10° C bewirkt eine zwei- bis dreifach höhere Reaktionsgeschwindigkeit.

7.1.6 Der energetische Verlauf einer Reaktion ist in Abb. 68 in einem Energiediagramm **(Energieprofil)** graphisch dargestellt. Die Abscisse ist ein Maß für das Fortschreiten der Reaktion. Die potentielle Energie ist als Ordinate eingezeichnet. Die Aktivierungsenergie E_a bzw. die **Aktivierungsenthalpie** $\Delta H^{\neq}$ (für p = konst.) (s. S. 138) erscheint als „Energieberg". Den Gipfel des Energieberges nennt man **Übergangszustand** oder **aktivierten Komplex.** Der aktivierte Komplex wird häufig durch $\neq$ gekennzeichnet. Im Übergangszustand haben sich die Reaktanden einander soweit wie möglich genähert. Hier lösen sich die alten Bindungen und bilden sich gleichzeitig neue. Entsteht bei einer Reaktion eine (instabile) **Zwischenstufe** (Zwischenstoff), so zeigt das Energiediagramm ein Energieminimum an. (Abb. 69).

Beispiel: $A + BC \rightleftharpoons A \cdots B \cdots C \rightleftharpoons AB + C$.

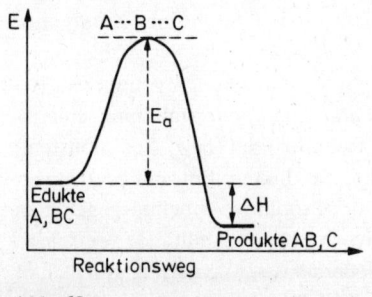

Abb. 68 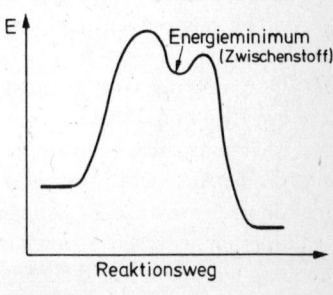 **Abb. 69**

Die **Reaktionsenthalpie** ΔH ist die Enthalpiedifferenz zwischen den Reaktanden (Ausgangsstoffen) und den Produkten, s. S. 140.

7.1.7 Parallelreaktionen

Stehen Reaktionspartnern unter sonst gleichen Bedingungen Reaktionswege mit unterschiedlicher Aktivierungsenergie zur Auswahl (Parallelreaktionen), wird der Reaktionsweg mit der **niedrigsten** Aktivierungsenergie bevorzugt (jedenfalls bei gleichem Frequenzfaktor).

Chemische Reaktionen können unter thermodynamischen und unter kinetischen Gesichtspunkten betrachtet werden.

Will man die Möglichkeit eines Reaktionsablaufs beurteilen, müssen *beide Gesichtspunkte gleichzeitig* berücksichtigt werden. Die thermodynamische Betrachtungsweise zeigt, ob eine Reaktion thermodynamisch möglich ist oder nicht. Sie macht keine Aussage über die Zeit, die während des Reaktionsablaufs vergeht. Hierüber gibt die kinetische Betrachtungsweise Auskunft. Wird der Reaktionsablauf durch thermodynamische Faktoren bestimmt, nennt man die Reaktion **thermodynamisch kontrolliert**. Ist die Reaktionsgeschwindigkeit für den Reaktionsablauf maßgebend, heißt die Reaktion **kinetisch kontrolliert**.

Beispiele: Eine kinetisch kontrollierte Reaktion ist die Reaktion von Tetrachlorkohlenstoff CCl_4 mit O_2 (vgl. S. 164). Für die Reaktion ist $\Delta G = -333{,}9\,kJ\cdot mol^{-1}$. Die Reaktion sollte daher schon bei Zimmertemperatur spontan ablaufen. Die Reaktionsgeschwindigkeit ist jedoch praktisch Null. Erst durch Temperaturerhöhung läßt sich die Geschwindigkeit erhöhen. Den Grund für die kinetische Hemmung sieht man in der Molekülstruktur: Ein relativ kleines C-Atom ist tetraederförmig von vier großen Chloratomen umhüllt, so daß es nur schwer von O_2-Molekülen angegriffen werden kann. Ein anderes Beispiel ist die Ammoniaksynthese aus den Elementen nach Haber-Bosch. Auch diese Reaktion ist bei Zimmertemperatur thermodynamisch möglich. Die Reaktionsgeschwindigkeit ist jedoch praktisch Null. Sie läßt sich nur durch einen Katalysator erhöhen.

Bei Beachtung der vorstehend skizzierten Gesetzmäßigkeiten gelingt es gelegentlich, Reaktionsabläufe zu steuern. Bei *Parallelreaktionen* mit unterschiedlicher Reaktionsgeschwindigkeit bestimmen Reaktionszeit (bzw. Reaktionstemperatur) die Ausbeute an einzelnen möglichen Produkten. Bei genügend langer Reaktionszeit wird die Zusammensetzung der Produkte — bei vorgegebenen Reaktionsbedingungen — von der thermodynamischen Stabilität der einzelnen Produkte bestimmt. Ein Beispiel ist die Friedel-Crafts-Alkylierung von Toluol (vgl. S. 174):

$$\text{CH}_3\text{-C}_6\text{H}_5 + \text{C}_6\text{H}_5\text{-CH}_2\text{Br} \xrightarrow[25\,°C]{GaBr_3} \text{-HBr}$$

o-Produkt + m-Produkt + p-Produkt
(Methyl-benzylbenzole)

Zeit [sec.]	Produktanteil (%)		
	o	m	p
0,01	40	21	39
10,0	23	46	31

(Die Verteilung nach 10 sec entspricht auch der thermodynamischen Stabilität der drei Isomere.)

Eine Beeinflussung von Parallelreaktionen ist auch häufig mit Katalysatoren möglich.

Katalysatoren (Kontakte) sind Stoffe, die die Geschwindigkeit von Vorgängen beeinflussen. Die Erscheinung heißt **Katalyse**. Die Wirkungsweise eines Katalysators beruht meist darauf, daß er mit einer der Ausgangssubstanzen eine reaktionsfähige Zwischenverbindung bildet, die eine geringere Aktivierungsenergie besitzt als der aktivierte Komplex aus den Reaktanden. Die Zwischenverbindung reagiert mit dem anderen Reaktionspartner dann so weiter, daß der Katalysator im Lauf der Reaktion wieder freigesetzt wird. Im Idealfall bildet sich der Katalysator unverbraucht zurück.

Die Reaktion $A + B \longrightarrow AB$ wird mit dem Katalysator K zerlegt in:

$A + K \longrightarrow AK$ und $AK + B \longrightarrow AB + K$.

Abb. 70 zeigt den Energieverlauf einer Reaktion mit und ohne Katalysator.

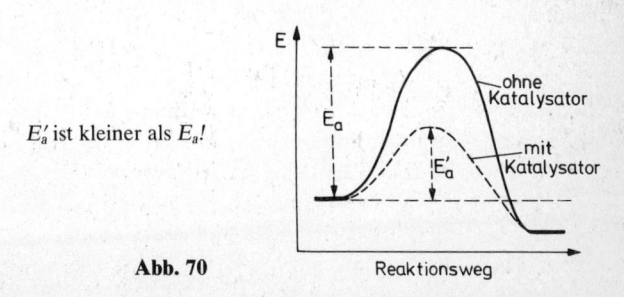

E_a' ist kleiner als E_a!

Abb. 70

Der Katalysator erniedrigt über den Umweg eines Zwischenstoffes die Aktivierungsenergie der Reaktion. Die Geschwindigkeitskonstante k und mit ihr die Reaktionsgeschwindigkeit v werden dadurch erhöht, d.h. die Reaktion wird beschleunigt. Der Katalysator übt *keinen* Einfluß auf die Lage des Gleichgewichts einer Reaktion aus, denn er erhöht nur die Geschwindigkeit von Hin- und Rückreaktion. Er beschleunigt die Einstellung des Gleichgewichts (s. 65).

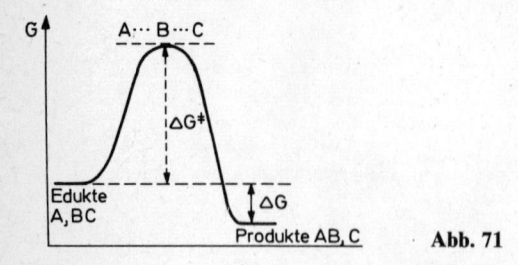

Abb. 71

Ähnliche Diagramme wie in Abb. 71 erhält man, wenn außer der Energie- oder besser Enthalpieänderung ΔH auch die Entropieänderung ΔS während des Reaktionsablaufs berücksichtigt wird, s. S. 143. Mit ΔH und ΔS erhält man nach der Gibbs-Helmholtzschen Gleichung die Triebkraft, d.i. die Änderung der Freien Enthalpie ΔG beim Übergang von einem Anfangszustand zu einem Endzustand, s. S. 143. In Abb. 71 ist als Ordinate G aufgetragen. $\Delta G^{\pm}$ ist die **Freie Aktivierungsenthalpie,** d.i. die Differenz zwischen der Freien Enthalpie des „aktivierten Komplexes" und derjenigen der Edukte. ΔG dagegen ist die Differenz der Freien Enthalpie von Produkten und Edukten, d.h. die Freie Reaktionsenthalpie (Abb. 71).

Anmerkung:
Die Aktivierungsentropie $\Delta S^{\pm}$ ist meist negativ, weil der „aktivierte Komplex" meist einen größeren Ordnungszustand aufweist als die Edukte.

Thermodynamik

Die *Thermodynamik* ist ein wesentlicher Teil der allgemeinen Wärmelehre. Sie befaßt sich mit den quantitativen Beziehungen zwischen der Wärmeenergie und anderen Energieformen. Die Thermodynamik geht von nur wenigen — aus Experimenten abgeleiteten — Axiomen aus, den sog. *Hauptsätzen der Thermodynamik.*
Ein Zentralbegriff in der Thermodynamik ist der Begriff des *Systems.* Unter einem System versteht man eine beliebige Menge Materie mit den sie einschließenden physikalischen oder gedachten Grenzen, die sie von ihrer Umgebung abschließen.
Man unterscheidet u. a.:
Abgeschlossene oder **isolierte Systeme,** die weder Energie (z.B. Wärme, Arbeit) noch Materie (Masse) mit ihrer Umgebung austauschen. (Beispiel: geschlossene (ideale) Thermosflasche.)
Geschlossene Systeme, die durchlässig sind für Energie, aber undurchlässig für Materie (Masse).
Offene Systeme, welche mit ihrer Umgebung sowohl Energie als auch Materie austauschen können.
Der Zustand eines Systems hängt von sog. Zustandsgrößen oder Zustandsvariablen ab wie Temperatur, Volumen, Druck, Konzentration, Innere Energie, Enthalpie, Entropie und Freie Enthalpie. Jede Zustandsgröße kann als Funktion anderer Zustandsgrößen dargestellt werden. Eine solche Darstellung heißt Zustandsgleichung.

I. Hauptsatz der Thermodynamik

Ein System besitzt einen bestimmten Energieinhalt, die sog. **Innere Energie U** (gemessen in J). U kann aus den verschiedensten Energieformen zusammengesetzt sein. Die Innere Energie ist eine Zustandsfunktion, d.h. sie hängt ausschließlich vom Zustand des Systems ab. ΔU bezeichnet die Änderung von U.

Für die Summe aus der Inneren Energie U und dem Produkt aus Druck p und Volumen V führt man aus praktischen Gründen als neue Zustandsfunktion die **Enthalpie H** (gemessen in J) ein:

$$H = U + p \cdot V.$$

Die Änderung der Enthalpie ΔH ergibt sich zu:

$$\Delta H = \Delta U + p\Delta V + V\Delta p.$$

Für einen **isobaren** Vorgang (bei konstantem Druck) wird wegen $\Delta p = 0$:

$$\Delta H = \Delta U + p\Delta V,$$

d. h.: die Änderung der Enthalpie ΔH ist gleich der Änderung der Inneren Energie ΔU und der *Volumenarbeit $p\Delta V$* bei konstantem Druck.
Für Reaktionen, die ohne Volumenänderung ablaufen gilt: $\Delta H = \Delta U$.

Veranschaulichung der Volumenarbeit $p \cdot \Delta V$
Wir betrachten die *isobare* Durchführung einer mit Volumenvergrößerung verbundenen Gasreaktion (Abb. 72):

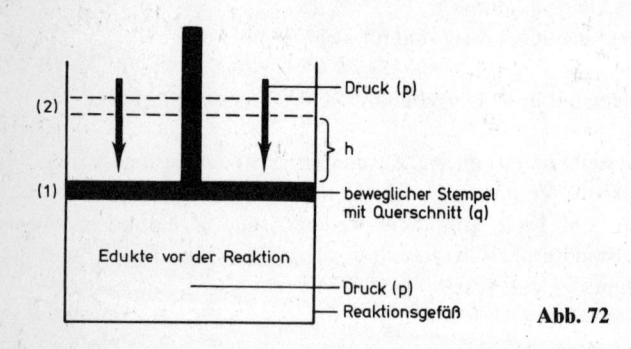

Abb. 72

(1) Anfangsstellung des Stempels; (2) Endstellung des Stempels. In dem Reaktionsgefäß soll unter isobaren Bedingungen eine isotherme Reaktion ablaufen. Hierbei vergrößert sich das Gasvolumen V um den Betrag ΔV. Durch die Volumenvergrößerung wird der bewegliche Stempel gegen den konstanten Gasdruck (p) um die Höhe (h) nach oben gedrückt. Die hierbei geleistete Arbeit ist die Volumenarbeit $W_{\Delta V}$:

$$W_{\Delta V} = p \cdot q \cdot h = -p \cdot \Delta V \quad \text{mit} \quad q \cdot h = \Delta V.$$

$W_{\Delta V}$ erhält das negative Vorzeichen, wenn eine Expansion erfolgt. Bei einer Kompression wird $W_{\Delta V}$ positiv.

Auskunft über Änderungen der Inneren Energie von Systemen gibt der **I. Hauptsatz der Thermodynamik.**

Die von irgendeinem System während eines Vorganges insgesamt abgegebene oder aufgenommene Energiemenge ist nur vom Anfangs- und Endzustand des Systems abhängig. Sie ist unabhängig vom Weg:

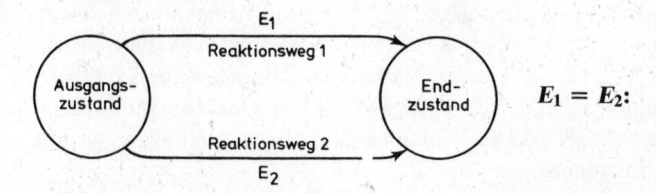

```
                    E₁
            Reaktionsweg 1
 Ausgangs-  ─────────────→  End-        E₁ = E₂:
 zustand                    zustand
            Reaktionsweg 2
                    E₂
```

$E_1 = E_2$:

7.1.9 Für **abgeschlossene (isolierte)** Systeme folgt aus dem I. Hauptsatz, daß die Summe *aller* Energieformen konstant ist oder:
In einem abgeschlossenen System ist die Innere Energie U konstant, d. h. die Änderung der Inneren Energie ΔU ist gleich Null:

U = const. oder **$\Delta U = 0$.**

7.1.10 Für **geschlossene** Systeme folgt aus dem I. Hauptsatz:
Die Änderung der Inneren Energie ΔU eines geschlossenen Systems ist gleich der Summe der mit der Umgebung ausgetauschten Wärmemenge ΔQ und Arbeit ΔW:

$\Delta U = \Delta Q + \Delta W.$

Das bedeutet:
Führt man einem geschlossenen System von außen Energie zu, z. B. in Form von Wärme und Arbeit, so erhöht sich seine Innere Energie um den zugeführten Energiebetrag.

Anwendung des I. Hauptsatzes auf chemische Reaktionen

Chemische Reaktionen sind sowohl mit Materie- als auch mit Energieumsatz verknüpft.
Die thermochemischen Reaktionsgleichungen für die Bildung von Wasser aus den Elementen und die Zersetzung von Wasser in die Elemente sind:

$$H_2(g) + {}^1/_2 O_2(g) \longrightarrow H_2O(fl) + 285{,}84 \text{ kJ} \qquad ((g) = \text{gasförmig});$$

$$H_2O(fl) + 285{,}84 \text{ kJ} \longrightarrow H_2(g) + {}^1/_2 O_2(g) \qquad ((fl) = \text{flüssig}).$$

Die Wärmemenge, die bei einer Reaktion frei wird oder verbraucht wird, heißt *Reaktionswärme*.
Die Reaktionswärme ist definiert als Energieumsatz in kJ pro Formelumsatz. Ein Formelumsatz ist ein der Reaktionsgleichung entsprechender Molumsatz.

Vorstehend schrieben wir die Energiemenge, die bei einer Reaktion umgesetzt wird, auf die rechte Seite der Reaktionsgleichung und benutzten das Pluszeichen für „freiwerdende Energie". In diesem Falle betrachtet man den Energieumsatz von einem Standpunkt außerhalb des Systems. (Die Energiemenge wird wie ein Reaktionspartner behandelt.) Die Reaktionswärme heißt dann auch positive bzw. negative Wärmetönung.

Die meisten chemischen Reaktionen verlaufen bei konstantem Druck (bezogen auf den Anfangs-/Endzustand). Zur Beschreibung der energetischen Verhältnisse verwendet man daher zweckmäßigerweise die **Reaktionsenthalpie** ΔH (Reaktionswärme bei konstantem Druck) an Stelle von ΔU. ΔH ist die Differenz zwischen der Enthalpie des Anfangszustandes und des Endzustandes:

$$\Delta H = H_{\text{Produkte}} - H_{\text{Edukte}}.$$

Für Reaktionen, die unter Standardbedingungen (1 bar bzw. 1 mol·l^{-1} der Reaktionsteilnehmer) verlaufen, ersetzt man ΔH durch ΔH^0 (Standardreaktionsenthalpie). $\Delta H^0_{(25°C)}$ ist die Normalreaktionsenthalpie. Von vielen Substanzen ist ihr Wert tabelliert. $\Delta H^0_{(25°C)}$ der Elemente in ihrem stabilsten Zustand ist Null.

Wird bei einer Reaktion Energie frei (verbraucht), so wird diese den Edukten entzogen (zugeführt). Die zugehörige Reaktionsenthalpie ΔH erhält dann ein *negatives* (positives) Vorzeichen.
Bei dieser Vorzeichengebung verlegt man den Beobachterstandpunkt in das System.
Eine Reaktion, bei der Energie frei wird (negative Reaktionsenthalpie) heißt **exotherm.** Eine Reaktion, die Energie verbraucht (positive Reaktionsenthalpie) heißt **endotherm.**
Häufig sind Reaktionsenthalpien nicht direkt meßbar. Mit Hilfe des Hess'schen Wärmesatzes (1840) — einer speziellen Form des I. Hauptsatzes — kann man sie oft rechnerisch ermitteln.

Hess'scher Satz der konstanten Wärmesummen:
Läßt man ein chemisches System von einem Anfangszustand in einen Endzustand einmal direkt und das andere Mal über Zwischenstufen übergehen, so ist die auf dem direkten Weg auftretende Wärmemenge gleich der Summe der bei den Einzelschritten (Zwischenstufen) auftretenden Reaktionswärmen.
Beispiel: Die Reaktionsenthalpie der Umsetzung von Graphitkohlenstoff und Sauerstoff in Kohlenmonoxid ist nicht direkt meßbar, da stets ein Gemisch aus Kohlenmonoxid (CO) und Kohlendioxid (CO_2) entsteht. Man kennt aber die Reaktionsenthalpie sowohl der Umsetzung von Kohlenstoff zu CO_2 als auch diejenige der Umsetzung von CO in CO_2. Die Umwandlung von Kohlenstoff in CO_2 kann man nun einmal direkt durchführen oder über CO als Zwischenstufe. Mit Hilfe des Hess'schen Satzes läßt sich damit $\Delta H^0_{C \to CO}$ ermitteln:

1. Reaktionsweg: $\quad C + O_2 \longrightarrow CO_2; \quad \Delta H^0 = -393{,}7 \text{ kJ} \cdot \text{mol}^{-1}$
2. Reaktionsweg:
   1. Schritt $\quad C + O_2 \longrightarrow CO + {}^1/_2 O_2; \quad \Delta H^0 = ?$
   2. Schritt $\quad CO + {}^1/_2 O_2 \longrightarrow CO_2; \quad \Delta H^0 = -283{,}1 \text{ kJ} \cdot \text{mol}^{-1}$

Gesamtreaktion von
Reaktionsweg 2: $\quad C + O_2 \longrightarrow CO_2; \quad \Delta H^0 = -393{,}7 \text{ kJ} \cdot \text{mol}^{-1}$

Daraus ergibt sich:
$$\Delta H^0_{C \to CO} + (-283{,}1 \text{ kJ} \cdot \text{mol}^{-1}) = -393{,}7 \text{ kJ} \cdot \text{mol}^{-1}$$
oder
$$\Delta H^0_{C \to CO} = -110{,}6 \text{ kJ} \cdot \text{mol}^{-1}$$

II. Hauptsatz der Thermodynamik (Teil 1)

Neben dem Materie- und Energieumsatz interessiert bei chemischen Reaktionen auch die Frage, ob sie in eine bestimmte Richtung ablaufen können oder nicht (ihre Triebkraft).
Ein Maß für die *Triebkraft* eines Vorganges (mit p und T konstant) ist die **Änderung der** sog. **Freien Enthalpie** ΔG (Reaktionsarbeit, Nutzarbeit), beim Übergang von einem Anfangszustand in einen Endzustand. (Zur Definition von ΔG s. S. 143.) Einheit von ΔG: $J \cdot \text{mol}^{-1}$.
Bei chemischen Reaktionen ist $\Delta G = G_{\text{Produkte}} - G_{\text{Reaktanden}}$.

7.1.12 Bei einer chemischen Reaktion in einem geschlossenen System lassen sich folgende Fälle unterscheiden:

7.1.13 Für $\Delta G < 0$ läuft eine Reaktion freiwillig (spontan) ab, und man nennt sie **exergonisch.** Die Freie Enthalpie nimmt ab.
Für $\Delta G = 0$ befindet sich eine Reaktion im **Gleichgewicht.**
Für $\Delta G > 0$ läuft eine Reaktion nicht freiwillig ab, und man nennt sie **endergonisch.**

Beachte: Eine Reaktion verläuft um so quantitativer, je größer der negative Wert von ΔG ist.

Verläuft eine Reaktion unter Standardbedingungen, erhält man die Änderung der Freien Enthalpie im Standardzustand ΔG^0. Man nennt sie bisweilen auch Standardreaktionsarbeit. Die sog. Normalreaktionsarbeit ist die Standardreaktionsarbeit bei 25°C.

Für Elemente in ihrem stabilsten Zustand wird bei 25°C und 1 bar bzw. $1 \text{ mol} \cdot l^{-1}$ G^0 gleich Null gesetzt.

Die Änderung der Freien Enthalpie für die Umsetzung

$$aA + bB \rightleftharpoons cC + dD$$

ergibt sich unter Standardbedingungen zu:

$$\Delta G_r^0 = c \cdot G_C^0 + d \cdot G_D^0 - a \cdot G_A^0 - b \cdot G_B^0.$$

Der Index r soll andeuten, daß es sich um die Änderung der Freien Enthalpie bei der Reaktion handelt. G_A^0 ist die Freie Enthalpie von 1 Mol A.

Bei **gekoppelten Reaktionen** addieren sich die Änderungen der Freien Enthalpie der einzelnen Reaktionen zu einem Gesamtbetrag für die Gesamtreaktion wie im Falle der Reaktionsenthalpien.

7.1.14 Zwischen ΔG einer chemischen Reaktion $a \cdot A + b \cdot B \longrightarrow c \cdot C + d \cdot D$ und den Konzentrationen der Reaktionsteilnehmer gilt die Beziehung:

$$\Delta G = \Delta G^0 + R \cdot T \cdot \ln \frac{p_C^c \cdot p_D^d}{p_A^a \cdot p_B^b}.$$

Verwendet man an Stelle von Gasdrucken andere Konzentrationsangaben gilt entsprechend:

$$\Delta G = \Delta G^0 + R \cdot T \cdot \ln \frac{[C]^c [D]^d}{[A]^a [B]^b}.$$

Im Gleichgewichtszustand ist ΔG gleich Null. In diesem Falle wird $\Delta G^0 = -R \cdot T \cdot \ln K$ (K ist die Gleichgewichtskonstante, s. S. 65).

Mit diesen Gleichungen läßt sich ΔG in Abhängigkeit von den Konzentrationen der Reaktionsteilnehmer berechnen.

Bevor wir uns damit befassen, welche Faktoren den Wert von ΔG bestimmen, müssen wir die Begriffe *„reversibel"* und *„irreversibel"* einführen. Ein Vorgang

heißt reversibel (umkehrbar), wenn seine Richtung durch unendlich kleine Änderungen der Zustandsvariablen umgekehrt werden kann. Das betrachtete System befindet sich während des gesamten Vorganges im Gleichgewicht, d. h. der Vorgang verläuft über eine unendliche Folge von Gleichgewichtszuständen. Ein reversibler Vorgang ist ein idealisierter Grenzfall.
Ein Vorgang heißt irreversibel (nicht umkehrbar), wenn er einsinnig verläuft. Alle Naturvorgänge sind irreversibel.
Wichtig ist nun die Feststellung, daß die Arbeit, die bei einem Vorgang von einem System geleistet werden kann, nur bei einem reversibel geführten Vorgang einen maximalen Wert erreicht (W_{rev}).
Bei einer reversibel geführten isobaren und isothermen Reaktion (Druck und Temperatur werden konstant gehalten) setzt sich die Reaktionsenthalpie ΔH aus zwei Komponenten zusammen, nämlich einer Energieform, die zur Verrichtung (Leistung) von Arbeit genutzt werden kann (**maximale Nutzarbeit W_{rev}**), und einem Wärmebetrag Q_{rev}. Letzterer heißt **gebundene Energie,** weil er nicht zur Arbeitsleistung verwendet werden kann. In Formeln:

$$\Delta H = W_{rev} + Q_{rev}.$$

Die bei einem Vorgang freiwerdende maximale Nutzarbeit W_{rev} ist nun identisch mit der Änderung der Freien Enthalpie während des Vorgangs:

$$W_{rev} = \Delta G.$$

Dividiert man die Änderung der gebundenen Wärme ΔQ_{rev} durch die Temperatur, bei der der Vorgang abläuft, so bezeichnet man den Quotienten $\Delta Q_{rev}/T$ als reduzierte Wärme oder als Entropieänderung ΔS:

$$\frac{\Delta Q_{rev}}{T} = \Delta S \quad \text{oder} \quad \Delta Q_{rev} = T \cdot \Delta S.$$

Die **Entropie S** ist eine Zustandsfunktion. Einheit von $S: J \cdot K^{-1} \cdot mol^{-1}$. Der Änderung von Q_{rev} ($= \Delta Q_{rev}$) entspricht die Änderung der Entropie ΔS oder: In einem geschlossenen System ist die Entropieänderung ΔS des Systems gleich der im Verlauf von reversibel und isotherm ablaufenden Reaktionen mit der Umgebung ausgetauschten Wärmemenge, dividiert durch die zugehörige Reaktionstemperatur T. (Eine mögliche Formulierung des II. Hauptsatzes.)
Ersetzen wir in der Gleichung $\Delta H = W_{rev} + Q_{rev}$ die Energiebeiträge W_{rev} bzw. Q_{rev} durch ΔG bzw. $T \cdot \Delta S$, so wird

7.1.11 $\quad \Delta H = \Delta G + T \cdot \Delta S \quad$ oder $\quad \Delta G = \Delta H - T \cdot \Delta S.$

Diese **Gibbs-Helmholtzsche Gleichung** definiert die Änderung der Freien Enthalpie (in angelsächsischen Büchern auch „Freie Energie" genannt).

Anmerkung: ΔS und ΔG wurden vorstehend auf der Basis eines reversiblen Prozesses formuliert. Trotzdem hängen sie als Zustandsfunktionen nur vom Anfangs- und Endzustand des Systems ab und nicht von der Art der Änderung (reversibel oder irreversibel), die von einem Zustand in den anderen führt.

Die Bedeutung der Gibbs-Helmholtzschen Gleichung wird erst klar, wenn wir wissen, welche Rolle die Entropie beim Ablauf eines Vorganges spielt.

Statistische Deutung der Entropie

Die Entropie kann man veranschaulichen, wenn man sie mit Boltzmann als Maß für den Ordnungszustand eines Systems auffaßt. Jedes System strebt einem Zustand maximaler Stabilität zu. Dieser Zustand hat die größte Wahrscheinlichkeit. Im statistischen Sinne bedeutet größte Wahrscheinlichkeit den höchstmöglichen Grad an Unordnung. Dieser ist gleich dem Maximalwert der Entropie. Das bedeutet, daß die Entropie mit abnehmendem Ordnungsgrad, d.h. mit wachsender Unordnung wächst. Diffundieren z.B. zwei Gase ineinander, so verteilen sich die Gasteilchen völlig regellos über den gesamten zur Verfügung stehenden Raum. Der Endzustand entspricht dem Zustand größter Unordnung = größter Wahrscheinlichkeit = größter Entropie.

Wenn die Entropie mit wachsender Unordnung zunimmt, so nimmt sie natürlich mit zunehmendem Ordnungsgrad ab. Sie wird gleich Null, wenn die größtmögliche Ordnung verwirklicht ist. Dies wäre für einen völlig regelmäßig gebauten Kistall (Idealkristall) am absoluten Nullpunkt (bei $-273,15°C$ oder $0\,K$) der Fall. (Aussage des Nernstschen Wärmesatzes, der oft als **III. Hauptsatz der Thermodynamik** bezeichnet wird.)

II. Hauptsatz der Thermodynamik (Teil 2)

Kehren wir nun zur Gibbs-Helmholtzschen Gleichung zurück: ΔG setzt sich zusammen aus der Reaktionsenthalpie ΔH und dem Entropieglied $T \cdot \Delta S$. In der Natur versucht ΔH einen möglichst großen negativen Wert zu erreichen, weil alle spontanen Prozesse so ablaufen, daß sich die potentielle Energie des Ausgangssystems verringert. Der Idealzustand wäre am absoluten Nullpunkt erreicht. Die Änderung der Entropie ΔS strebt im Gegensatz dazu einen möglichst großen positiven Wert an. Der Idealzustand wäre hier erreicht, wenn die ganze Materie gasförmig wäre.

Die Erfahrung lehrt, daß beide Komponenten von ΔG (d.h. ΔH und $T \cdot \Delta S$) bisweilen zusammen und manchmal gegeneinander wirken. Die günstigsten Voraussetzungen für einen negativen ΔG-Wert (d.h. freiwilliger Vorgang) sind ein negativer ΔH-Wert und ein positiver $T \cdot \Delta S$-Wert. Ein hoher negativer

ΔH-Wert kann einen geringeren $T \cdot \Delta S$-Wert überwiegen und umgekehrt kann ein hoher Wert von $T \cdot \Delta S$ einen niedrigeren ΔH-Wert überkompensieren. Mit zunehmender Temperatur fällt das Entropieglied $T \cdot \Delta S$ stärker ins Gewicht. Bei hohen Temperaturen wird ΔG daher entscheidend durch $T \cdot \Delta S$ beeinflußt.

Die Freie Enthalpie G ist wie die Innere Energie U unabhängig vom Reaktionsweg. Für sie gilt der dem I. Hauptsatz entsprechende **II. Hauptsatz der Thermodynamik.** Er besagt:

Die von einem chemischen oder physikalischen System während eines isothermen Reaktionsablaufs maximal leistbare Arbeit (= Änderung der Freien Enthalpie ΔG) ist nur vom Anfangs- und Endzustand des Systems abhängig, aber nicht vom Weg, auf dem der Endzustand erreicht wird:

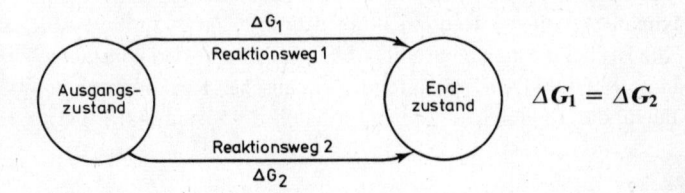

$$\Delta G_1 = \Delta G_2$$

Eine Formulierung des II. Hauptsatzes ist auch mit Hilfe der Entropie möglich. Für *isolierte* (abgeschlossene) Systeme ergeben sich damit folgende Aussagen des II. Hauptsatzes:

Laufen in einem isolierten System spontane (irreversible) Vorgänge ab, so wächst die Entropie des Systems an, bis sie im Gleichgewichtszustand einen Maximalwert erreicht: $\Delta S > 0$.

Bei reversiblen Vorgängen bleibt die Entropie konstant; d.h. die Änderung der Entropie ΔS ist gleich Null: $\Delta S = 0$.

Im Gleichgewichtszustand besitzt ein System also ein Entropiemaximum, und ΔS ist gleich 0.

1.15 Zusammenhang zwischen ΔG und EMK

Eine sehr genaue Bestimmung von ΔG ist über die Messung der EMK eines Redoxvorganges möglich.

Beispiel:

Aus den Teilgleichungen für den Redoxvorgang beim Daniell-Element geht hervor, daß pro reduziertes $Cu^{2\oplus}$-Ion von einem Zn-Atom zwei Elektronen an die Halbzelle $Cu^{2\oplus}/Cu$ abgegeben werden. Für 1 Mol $Cu^{2\oplus}$-Ionen sind dies $2 \cdot N_A = 2 \cdot 6{,}02 \cdot 10^{23}$ Elektronen (s. S. 110 und S. 30).

Bewegte Elektronen stellen bekanntlich einen elektrischen Strom dar. N_A-Elektronen entsprechen einer Elektrizitätsmenge von $\approx 96500 \; A \cdot s \equiv F$ (Faradaysche Konstante). Im Daniell-Element wird somit eine Elektrizitätsmenge von $2 \cdot F$ erzeugt.

Die in einer Zelle erzeugte elektrische Energie ist gleich dem Produkt aus freiwerdender Elektrizitätsmenge in $A \cdot s$ und der EMK der Zelle in Volt:

$W_{el} = -n \cdot F \cdot EMK;$ n ist die Zahl der bei der Reaktion übertragenen Mole Elektronen.

Für das Daniell-Element berechnet sich damit eine elektrische Energie W_{el} von:
$-2 \cdot 96500 \; A \cdot s \cdot 1{,}1 \; V = -212 \; kJ$.

Da die EMK die maximale Spannung des Daniell-Elements ist (s. S. 105), beträgt die maximale Arbeit der Redoxreaktion $Cu^{2\oplus} + Zn \rightleftharpoons Zn^{2\oplus} + Cu$ genau 212 kJ. Nun ist aber die maximale Nutzarbeit, die aus einer bei konstanter Temperatur und konstantem Druck ablaufenden chemischen Reaktion gewonnen wird, ein Maß für die Abnahme der Freien Enthalpie des Systems (s. S. 143):

$\Delta G = -W_{el}$.

Zwischen der Änderung der Freien Enthalpie ΔG und der EMK einer Zelle besteht also folgender Zusammenhang:

$\Delta G = n \cdot F \cdot EMK.$
ΔG ist negativ, wenn die Zelle Arbeit leistet (s. S. 116)

ΔG ist bekanntlich ein Maß für die Triebkraft einer chemischen Reaktion. Die relative Stärke von Reduktions- bzw. Oxidationsmitteln beruht also auf der Größe der mit der Elektronenverschiebung verbundenen Änderung der Freien Enthalpie ΔG.

Anwendung des II. Hauptsatzes auf Lösungsvorgänge

Die Löslichkeit eines Stoffes in einer Flüssigkeit hängt von der Änderung der Freien Enthalpie des betrachteten Systems ab, die mit dem Lösungsvorgang verbunden ist:

$\Delta G = \Delta H - T \cdot \Delta S.$

2.2.5 *Polare Substanzen.* Polare Substanzen sind entweder aus Ionen aufgebaut oder besitzen eine polarisierte Elektronenpaarbindung.

Betrachten wir als Beispiel die Lösung von einem Natriumchloridkristall in Wasser: Die Wasserdipole lagern sich mit ihren Ladungsschwerpunkten an der Kristalloberfläche an entgegengesetzt geladene Ionen an (Abb. 73). Hierbei werden die Ionen aus dem Gitterverband herausgelöst. Die Dielektrizitätskonstante ε des Wassers ist 81, d.h. die Coulombsche Anziehungskraft ist in Wasser nur noch $1/_{81}$ der Coulomb-Kraft im Ionenkristall. Die Wassermoleküle umhüllen die herausgelösten Ionen (Hydrathülle, allgemein Solvathülle). Man sagt, das Ion ist **hydratisiert** (allgemein: **solvatisiert**). Dieser Vorgang, die Hydratisierung ist — ebenso wie seine Umkehrung, die Dehydratisierung — mit einer Energieänderung verbunden.

Sie heißt im Falle des Wassers **Hydratationsenergie** bzw. **-enthalpie** und allgemein **Solvatationsenergie** bzw. **-enthalpie** (manchmal auch Hydrations- und Solvationsenthalpie). Sie entspricht ΔH in der Gibbs-Helmholtzschen Gleichung.

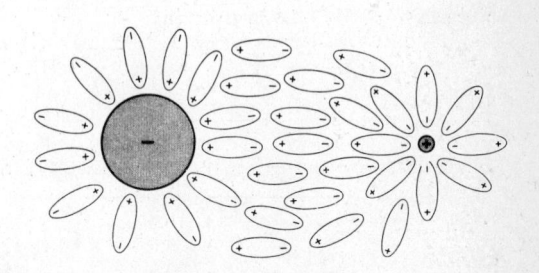

Abb. 73. Schematische Darstellung solvatisierter Ionen

Die Solvatationsenthalpie hängt von der Ladungskonzentration der Ionen ab, d.h. sie ist der Ionenladung direkt und dem Ionenradius umgekehrt proportional. Für gleichhoch geladene Ionen nimmt sie mit wachsendem Radius ab. Kleine hochgeladene Kationen und Anionen sind demnach stark solvatisiert:

z.B. $Na^{\oplus} \longrightarrow [Na(H_2O)_6]^{\oplus}$; $\Delta H = -418{,}6$ kJ mol^{-1}; Radius 97 pm;

$Al^{3\oplus} \longrightarrow [Al(H_2O)_6]^{3\oplus}$; $\Delta H = -4605{,}4$ kJ mol^{-1}; Radius 51 pm;

(Ionen sind in Wasser stets mit einer Hydrathülle umgeben (Aquokomplexe s. S. 50.))

Die Solvatationsenthalpie ist weiter abhängig von der Polarität des Lösungsmittels (s. S. 71) und sie ist der Temperatur umgekehrt proportional.

Ist die Solvatationsenthalpie ΔH größer als die Gitterenergie U_G (s. S. 36), so ist der Lösungsvorgang exotherm, d.h. es wird Wärme frei (Lösungswärme, Lösungsenthalpie) und ΔH ist negativ (Beispiel: wasserfreies $CaCl_2$). Ist die Solvatationsenthalpie kleiner als die Gitterenergie, wird Energie verbraucht. Da sie der Umgebung entzogen wird, kühlt sich die Lösung ab. Der Lösungsprozeß ist endotherm (Beispiel: NH_4Cl in Wasser).

Aus der Definitionsgleichung der Änderung der Freien Enthalpie geht hervor, daß die Freiwilligkeit des Lösungsvorganges auch von der Entropie bestimmt wird.

Im allgemeinen nimmt bei einem Lösungsvorgang die Entropie zu. Denn aus dem hochgeordneten Zustand im Kristall wird der weniger geordnete Zustand der Lösung. Die Entropie ist daher meist positiv. Eine große Entropiezunahme kann dazu führen, daß ein endothermer Vorgang, wie z.B. das Auflösen von NH_4Cl in Wasser, freiwillig abläuft.

In einigen Fällen kommt es auch zu einer Entropieabnahme beim Lösungsprozeß, und zwar dann, wenn die Hydrathülle einen höheren Ordnungszustand darstellt als der Kristall (Beispiel: $Mg^{2\oplus}$ in Wasser).

Tabelle 15. Zusammenhang zwischen ΔG, ΔH und $T \cdot \Delta S$ beim Lösen einiger Ionenverbindungen ($T = 25°C$). Lösungsvorgang:

$$AB + (x + y)\,H_2O \longrightarrow A^\oplus \cdot x\,H_2O + B^\ominus \cdot y\,H_2O$$

Verbindungen	ΔH [kJ·mol^{-1}]	$T \cdot \Delta S$ [kJ·mol^{-1}]	ΔG [kJ·mol^{-1}]
$BaSO_4$	+ 19,4	− 30,6	+ 50,0
$NaCl$	+ 3,6	+ 12,8	− 9,2
AgF	− 20,3	− 5,8	− 14,5
$AgCl$	+ 65,3	+ 9,6	+ 55,7
$AgBr$	+ 84,5	+ 14,1	+ 70,4
AgI	+112,4	+ 20,7	+ 91,7
AlF_3	−210,8	−129,3	− 81,5
$MgCl_2$	−155,1	− 29,0	−126,1
NH_4Cl	+ 15,1	+ 21,8	− 6,7

In allen Fällen stellt sich bei einem Lösungsvorgang in einer gegebenen Lösungsmittelmenge ein Gleichgewicht ein, d.h. jeder Stoff hat eine spezifische maximale **Löslichkeit**. Bei Elektrolyten ist sie durch die Größe des Löslichkeitsproduktes (vgl. S. 69) gegeben. Für $BaSO_4$ z.B. ist:

$$[Ba^{2\oplus}] \cdot [SO_4^{2\ominus}] = 10^{-10}\,mol^2 \cdot l^{-2} = \text{Löslichkeitsprodukt}.$$

Da aus $BaSO_4$ beim Lösen gleichviel $Ba^{2\oplus}$-Ionen und $SO_4^{2\ominus}$-Ionen entstehen, ist $[Ba^{2\oplus}] = [SO_4^{2\ominus}]$ oder $[Ba^{2\oplus}]^2 = 10^{-10}\,mol^2 l^{-2}$. $[Ba^{2\oplus}] = 10^{-5}\,mol \cdot l^{-1}$.

Daraus ergibt sich eine Löslichkeit von $10^{-5}\,mol \cdot l^{-1} = 2{,}33\,mg\,BaSO_4$.

Den Einfluß der Temperatur auf die Löslichkeit beschreibt die Gibbs-Helmholtzsche Gleichung. Mit der Temperatur ändert sich der Einfluß des Entropiegliedes $T \cdot \Delta S$.
Lösen unpolarer Substanzen. Wird ein unpolarer Stoff in einem unpolaren Lösungsmittel gelöst, so wird der Lösungsvorgang neben zwischenmolekularen Wechselwirkungen hauptsächlich von dem Entropieglied bestimmt:

$$\Delta G = -T \cdot \Delta S.$$

Unpolare Lösungsmittel sind z. B. Kohlenwasserstoffe, Benzol, Tetrachlorkohlenstoff.

Organische Chemie

Struktur, Stereochemie und Reaktionen von Kohlenwasserstoffen

Kohlenwasserstoffe bestehen aus Kohlenstoff und Wasserstoff. Sie werden nach Bindungsart und Molekülstruktur unterteilt in
gesättigte Kohlenwasserstoffe (Alkane oder Paraffine),
ungesättigte Kohlenwasserstoffe (Alkene oder Olefine, Alkine) und
aromatische Kohlenwasserstoffe.
Eine weitere Gliederung erfolgt in offenkettige (acyclische) und in ringförmige (cyclische) Verbindungen.

Gesättigte Kohlenwasserstoffe

Offenkettige Alkane

Das einfachste offenkettige Alkan ist das Methan, CH_4 (Abb. 30). Durch sukzessives Hinzufügen einer CH_2-Gruppe läßt sich daraus eine homologe Verbindungsreihe, die Alkane mit der Summenformel C_nH_{2n+2} ableiten.

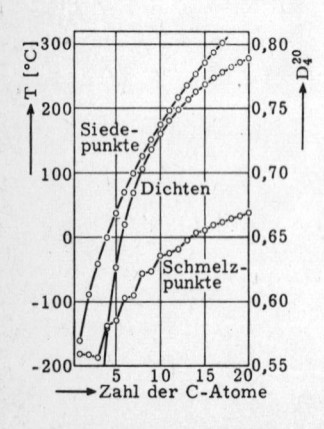

Abb. 74. Schmelzpunkt, Siedepunkt und Dichte der n-Alkane bei 1 bar in Abhängigkeit von der Zahl der Kohlenstoffatome

Während die chemischen Eigenschaften des nächsten Gliedes durch die zusätzliche CH_2-Gruppe nur wenig beeinflußt werden, ändern sich die physikalischen Eigenschaften im allgemeinen regelmäßig mit der Zahl der Kohlenstoffatome (Tabelle 16 und Abb. 74).

Eine **homologe Reihe** ist eine Gruppe von Verbindungen, die sich um einen bestimmten, gleichbleibenden Baustein unterscheiden.

Tabelle 16. Homologe Reihe der Alkane

Summen-formel	Gekürzte Strukturformel	Name	Eigenschaften		Alkyl C_nH_{2n+1}
			Fp. °C	Kp. °C	
CH_4	CH_4	Methan	−184	−164	Methyl
C_2H_6	CH_3–CH_3	Ethan	−171,4	− 93	Ethyl
C_3H_8	CH_3–CH_2–CH_3	Propan	−190	− 45	Propyl
C_4H_{10}	CH_3–$(CH_2)_2$–CH_3	Butan	−135	− 0,5	Butyl
C_5H_{12}	CH_3–$(CH_2)_3$–CH_3	Pentan	−130	+ 36	Pentyl (Amyl)
C_6H_{14}	CH_3–$(CH_2)_4$–CH_3	Hexan	− 93,5	+ 68,7	Hexyl
C_7H_{16}	CH_3–$(CH_2)_5$–CH_3	Heptan	− 90	+ 98,4	Heptyl
C_8H_{18}	CH_3–$(CH_2)_6$–CH_3	Octan	− 57	+126	Octyl
C_9H_{20}	CH_3–$(CH_2)_7$–CH_3	Nonan	− 53,9	+150,6	Nonyl
$C_{10}H_{22}$	CH_3–$(CH_2)_8$–CH_3	Decan	− 32	+173	Decyl
$C_{17}H_{36}$	CH_3–$(CH_2)_{15}$–CH_3	Hepta-decan	+ 22,5	+303	Hepta-decyl
$C_{20}H_{42}$	CH_3–$(CH_2)_{18}$–CH_3	Eicosan	+ 37	—	Eicosyl

Die ersten vier Glieder der Tabelle haben spezielle Namen (Trivialnamen). Die Bezeichnungen der höheren Homologen leiten sich von griechischen oder lateinischen Zahlwörtern ab, die man mit der Endung -an versieht. Durch Abspaltung eines H-Atoms von einem Alkan entsteht ein Rest R (Radikal, Gruppe), welcher die Endung -yl erhält (s. Tabelle 16):

Alkan minus 1 H ⟶ Alkylgruppe,
z. B. CH_3–CH_3 minus 1 H ⟶ CH_3–CH_2–
    Ethan   Ethyl

Für die formelmäßige Darstellung der Alkane gibt es mehrere Möglichkeiten. Besonders zweckmäßig ist die in Tabelle 16 verwendete Schreibweise. Die aufgeführten Alkane werden unverzweigte oder normale Kohlenwasserstoffe genannt. Die ebenfalls übliche Bezeichnung „geradkettig" ist etwas irreführend, da die Kohlenstoffketten wegen der tetraedischen Bindungswinkel am Kohlenstoffatom keineswegs gerade sind (vgl. Abb. 35).

Von den *normalen* Kohlenwasserstoffen unterscheiden sich die *verzweigten* Kohlenwasserstoffe, die in speziellen Fällen mit der Vorsilbe **iso-** gekennzeichnet werden. Das einfachste Beispiel ist iso-Butan. Für Pentan kann man drei verschiedene Strukturformeln angeben (unter den Formeln stehen die physikalischen Daten und die Namen gemäß den Regeln der chemischen Nomenklatur):

$$CH_3-CH-CH_3 \qquad CH_3-(CH_2)_3-CH_3 \qquad CH_3-CH_2-CH-CH_3 \qquad CH_3-\underset{\underset{CH_3}{|}}{\overset{\overset{CH_3}{|}}{C}}-CH_3$$
$$\underset{CH_3}{|} \underset{CH_3}{|}$$

Methylpropan	n-Pentan	2-Methyl-butan	2,2-Dimethylpropan
(iso-Butan)	Kp. 36 °C	Kp. 27,9 °C	Kp. 9,5 °C
	Fp. −129,7 °C	Fp. −158,6 °C	Fp. −20 °C

Eine Verbindung wird vereinbarungsgemäß nach dem längsten geradkettigen Abschnitt im Molekül benannt. Die Seitenketten werden wie Alkylradikale bezeichnet und ihre Position im Molekül durch Zahlen angegeben. Manchmal findet man auch Positionsangaben mit griechischen Buchstaben. Diese geben die Lage eines C-Atoms einer Kette relativ zu einem anderen an. Man spricht von α-ständig, β-ständig etc.

Beispiel:

$$H_3{}^1C-{}^2C-{}^3CH-{}^4CH_2-{}^5CH_3 = \text{3-Ethyl-2,2-dimethyl-pentan}$$

mit CH_3 und H_3C als Substituenten am ^2C und CH_2-CH_3 am ^3CH.

An diesem Beispiel lassen sich verschiedene Typen von Alkylresten unterscheiden, die wie folgt benannt werden (R bedeutet einen Kohlenwasserstoff-Rest):

primäre Gruppen
primäres C-Atom C■
für Y = H

(CH₃)─ , •CH₃CH₂─ , allgemein (R─CH₂)─Y
(Methyl-) (Ethyl-)

sekundäre Gruppen
sekundäres C-Atom C■
für Y = H

$-\underset{\underset{CH_2-}{|}}{\overset{\overset{|}{|}}{C}}-\overset{\bullet}{CH}-$

$\underset{R}{\overset{R}{|}}CH-Y$

tertiäre Gruppen
tertiäres C-Atom C■
für Y = H

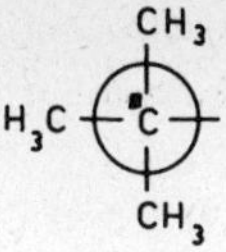

$H_3C-C(CH_3)(CH_3)-$ (tert. Butyl)

$R-C(R)(R)-Y$

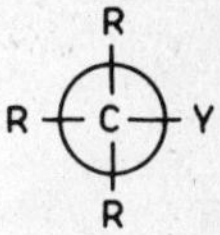

quartäres C-Atom C■
für Y = R

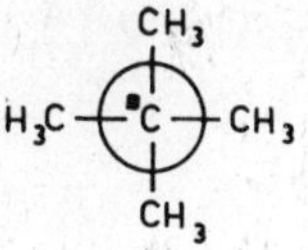

$H_3C-C(CH_3)(CH_3)-CH_3$

Die Benutzung einer systematischen Nomenklatur ist notwendig, um die Strukturisomeren unterscheiden zu können.

9.3 Strukturisomere nennt man Moleküle mit gleicher Summenformel, aber verschiedener Strukturformel. Die Strukturisomerie, auch **Konstitutionsisomerie** genannt, beruht auf der unterschiedlichen Anordnung der Atome und Bindungen in Molekülen gleicher Summenformel.

Beispiele hierfür sind die isomeren Alkane (vgl. die Pentane, S. 154). Sie unterscheiden sich z. B. im Schmelz- und Siedepunkt und der Dichte, denn diese Eigenschaften hängen in hohem Maße von der Gestalt der Moleküle ab.
Weitere Beispiele:

$CH_3-CH_2-CH_2Cl$: $CH_3-CHCl-CH_3$; $CH_3-CH_2-CH=CH_2$:
1-Chlorpropan   2-Chlorpropan   1-Buten

$CH_3-CH=CH-CH_3$; CH_3-O-CH_3 : CH_3-CH_2-OH;
2-Buten   Dimethylether   Ethanol

$CH_2=CH-CH_2-CH_2-CH_2-CH_3$: ⌬H = C_6H_{12}.
1-Hexen   Cyclohexan

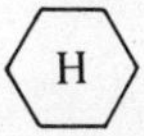

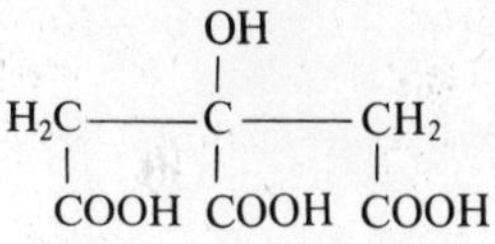

$H_2C-C(OH)-CH_2$: $HO-CH-CH-CH_2$
 | | | | | |
COOH COOH COOH   COOH COOH COOH
Citronensäure 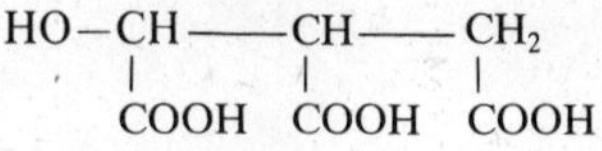   Isocitronensäure

9.4.1 Bau der offenkettigen Alkane

Im Ethan sind die Kohlenstoffatome durch eine rotationssymmetrische σ-Bindung verbunden (S. 44). Durch Rotation der CH_3-Gruppen um die C—C-Bindung entstehen verschiedene räumliche Anordnungen, die sich in ihrem Energieinhalt unterscheiden und **Konformere** genannt werden (allgemeiner Oberbegriff: Stereoisomere, s. S. 223).

Zur Veranschaulichung der Konformationen (S. 163) des Ethans CH_3-CH_3 verwendet man folgende zeichnerische Darstellungen:

1. Sägebock-Projektion **(saw-horse, perspektivische Sicht)**

   Ia   Ib

2. Projektion mit Keilen und punktierten Linien (Blick von der Seite). Die Keile zeigen nach vorn, die punktierten Linien nach hinten. Die durchgezogenen Linien liegen in der Papierebene.

   IIa   IIb

3. **Newman-Projektion** (Blick von vorne). Die durchgezogenen Linien sind Bindungen zum vorderen C-Atom, die am Kreis endenden Linien Bindungen zum hinteren C-Atom (die Linien bei IIIb müßten strenggenommen aufeinander liegen).

   IIIa   IIIb

Die Schreibweisen Ia, IIa, IIIa sind identisch und werden als *gestaffelte* Stellung bezeichnet. Die Schreibweisen Ib, IIb, IIIb sind ebenfalls identisch und werden als *ekliptische* Stellung bezeichnet. Neben diesen beiden extremen *Konformationen* gibt es noch unendlich viele Zwischenstufen.

Der Verlauf der potentiellen Energie bei der gegenseitigen Umwandlung ist in Abb. 75 dargestellt. Die gestaffelte Konformation ist um 12,5 kJ·mol^{-1} energieärmer als die ekliptische. Im Gitter des festen Ethans tritt daher ausschließlich die gestaffelte Konformation auf.

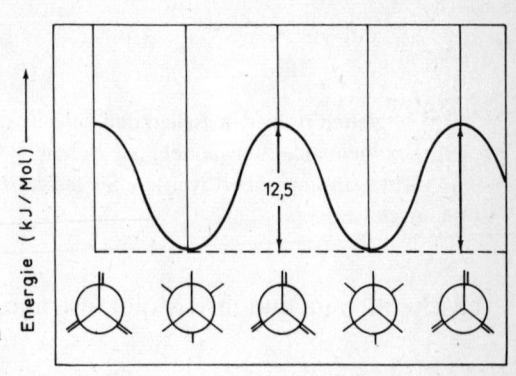

Abb. 75. Verlauf der potentiellen Energie bei der inneren Rotation eines Ethanmoleküls

Größere Energieunterschiede findet man beim *n*-Butan. Wenn man *n*-Butan als 1,2-disubstituiertes Ethan auffaßt (Ersatz je eines H-Atoms durch eine CH_3-Gruppe), ergeben sich außer der ekliptischen Konformation zwei verschieden gestaffelte Konformationen, die man als *anti*- und *gauche*- (skew)-Konformation unterscheidet. Die Energieunterschiede sind in Abb. 76 angegeben.

Konstitutionsformel: $CH_3-CH_2-CH_2-CH_3$

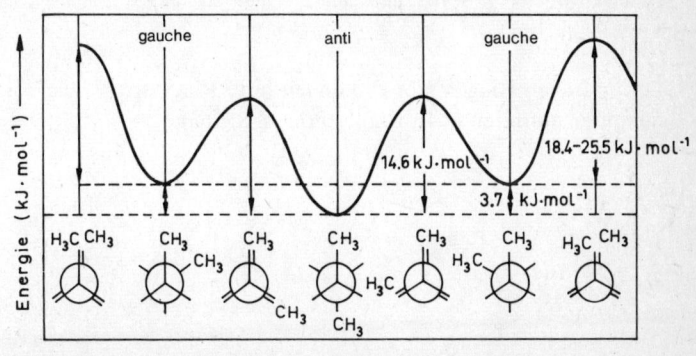

Abb. 76. Potentielle Energie der Konformationen des Butans

Sterische Darstellung der anti-Form:

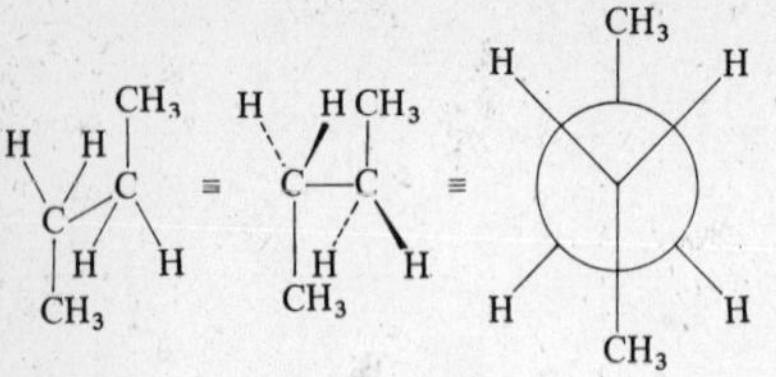

Da der Energieunterschied zwischen den einzelnen Formen gering ist, können sie sich leicht ineinander umwandeln (sie stehen im Gleichgewicht) und können deshalb nicht getrennt isoliert werden. Sie lassen sich jedoch z. B. IR-spektroskopisch nachweisen.

Cyclische Alkane und ihre Molekülstruktur

Die Cycloalkane sind gesättigte Kohlenwasserstoffe mit ringförmig geschlossenem Kohlenstoffgerüst. Sie bilden ebenfalls eine homologe Reihe. Als wichtige Vertreter seien genannt:

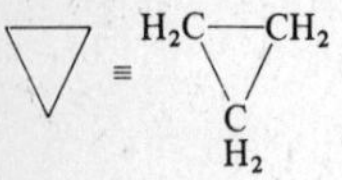

Cyclopropan 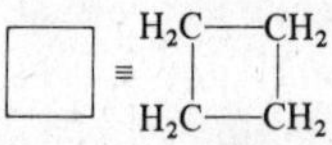   Cyclobutan 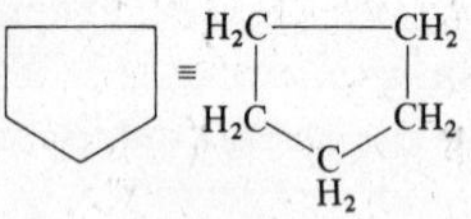   Cyclopentan 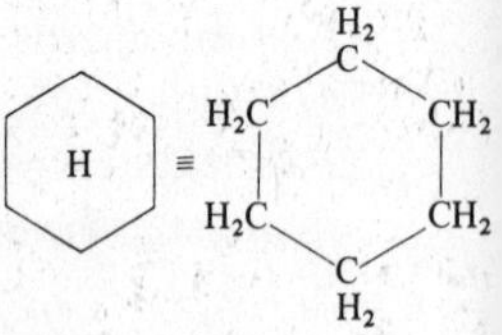   Cyclohexan

(Neben der ausführlichen Strukturformel ist die vereinfachte Darstellung angegeben. Das H bedeutet hydriert (vgl. S. 162) und dient zur Unterscheidung vom ähnlichen Benzolring (s. S. 166)).

Außer einfachen Ringen gibt es kondensierte Ringsysteme, die vor allem in Naturstoffen auftreten (z. B. Cholesterin, s. S. 163).

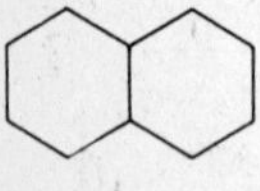

Decalin 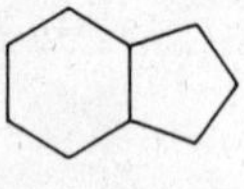   Hydrindan 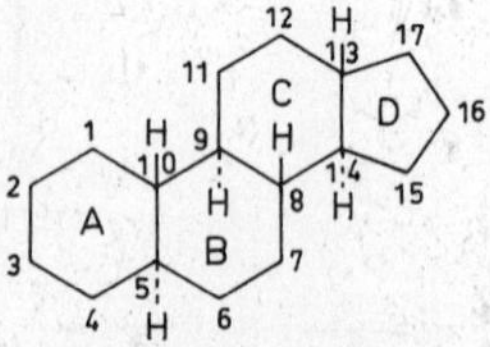   5α-Gonan (Steran)

Die Cycloalkane haben zwar die gleiche Summenformel wie die Alkene (s. S. 166) C_nH_{2n}, zeigen aber eine ähnliche Chemie wie die offenkettigen Alkane.

9.4.2 Auch bei Ringverbindungen können verschiedene Konformationen auftreten. Am bekanntesten sind die **Sessel-** und die energetisch wesentlich ungünstigere **Wannenform** des Cyclohexan.
Man erkennt schon aus der Darstellung, daß die Sesselformen energieärmer sind, da keine sterische Hinderung auftritt (Abb. 77, 78).

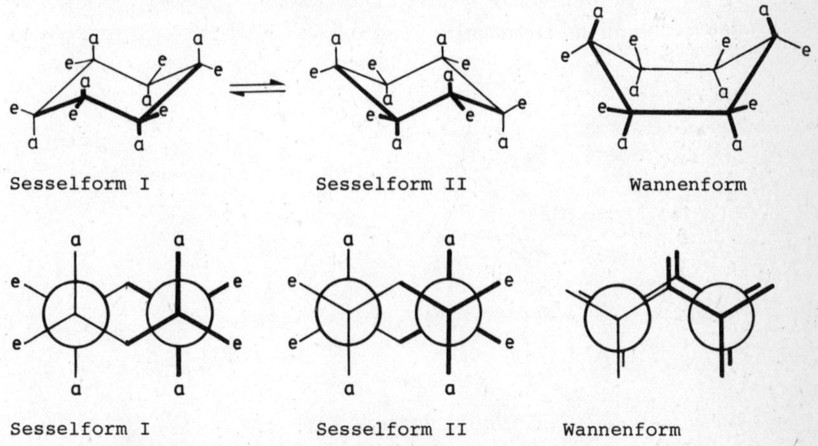

Sesselform I   Sesselform II   Wannenform

Sesselform I   Sesselform II   Wannenform

Abb. 77. Sessel- und Wannenform von Cyclohexan mit den verschiedenen Positionen der Liganden (perspektivische- und Newman-Projektionen)

Der Unterschied beträgt etwa 29,3 kJ. Die Umwandlung erfolgt über eine energiereiche Halbsesselform ($\Delta E = 46$ kJ·mol^{-1}) (s. Abb. 78).
Man kann ferner zwei Orientierungen der Substituenten unterscheiden (Sesselform I). Diese können einerseits **axial** (a) stehen, d. h. sie ragen senkrecht zu dem gewellten Sechsring aus Kohlenstoffatomen abwechselnd nach oben und unten heraus. Andererseits sind auch **äquatoriale** (e) Stellungen möglich, die in einem flachen Winkel von der gewellten Ringebene wegweisen.
Die Beweglichkeit des Molekülgerüsts erlaubt das Auftreten einer zweiten Sesselform II, bei der alle axialen in äquatoriale Substituenten übergeführt werden und umgekehrt. Beide Formen stehen im Gleichgewicht; der Nachweis ist nur mit spektroskopischen Methoden möglich.
Deutlicher wird der Unterschied bei einem substituierten Cyclohexanring. Hier nehmen die Substituenten mit der größeren Raumbeanspruchung vorzugsweise die äquatorialen Stellungen ein, weil die Wechselwirkungen mit den axialen H-Atomen geringer sind und der zur Verfügung stehende Raum am größten ist (Beispiel: Methylcyclohexan).

Durch den Ringschluß wird bei den Cycloalkanen die freie Drehbarkeit um die C—C-Verbindungsachsen aufgehoben. Disubstituierte Cycloparaffine unterscheiden sich daher durch die Stellung der Substituenten am Ring: Zwei Liganden werden als **cis-ständig** bezeichnet, wenn sie auf derselben Seite und als **trans-ständig**, wenn sie auf entgegengesetzten Seiten der Ringebene liegen. (Die Verwendung von Newman-Projektionen oder Molekülmodellen erleichtert die Zuordnung.) Da bei der gegenseitigen Umwandlung der cis-trans-Isomere Atombindungen gelöst werden müßten (hohe Energiebarriere), können beide Formen als Substanzen gefaßt werden (Die Decaline lassen sich z. B. durch fraktionierte Destillation trennen).

Beispiele:
Decalin

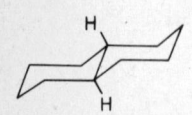

trans-Decalin
Kp. 185°C
8,4 kJ/mol stabiler

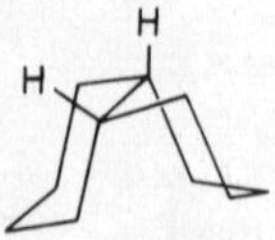

cis-Decalin
Kp. 194°C

Monosubstituiertes Cyclohexan: Methylcyclohexan

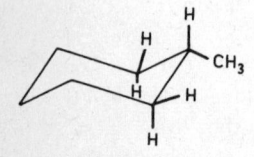

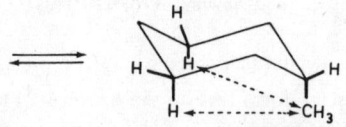

äquatoriale Methylgruppe
7,5 kJ/mol stabiler

axiale Methylgruppe
◄----► deutet die 1,3-diaxialen Wechselwirkungen an

1,2-disubstituierte Cyclohexanderivate

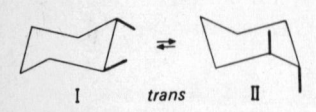

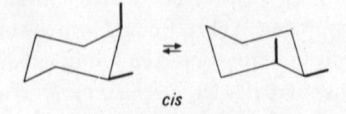

I   trans   II   cis

Aus der Stellung der Liganden in der cis (e-a)- bzw. der trans (a-a- oder e-e)-Form ergibt sich, daß letztere stabiler ist: Im trans-Isomer können beide Substituenten die energetisch günstigere äquatoriale Stellung I einnehmen.

1,3-disubstituierte Cyclohexanderivate

trans ⇌ I   cis II

Hier ist aus den gleichen Gründen von den beiden cis-Formen Form I stabiler. Man beachte, daß in diesem Fall entsprechend obiger Definition die Stellungen a-a bzw. e-e als cis und a-e als trans bezeichnet werden.

1,4-disubstituierte Cyclohexanderivate

I trans II   cis

Von den beiden cis (e-a)- und trans (a-a- oder e-e)-Isomeren ist aus den bekannten Gründen die diäquatoriale trans-Form I am stabilsten.

Im Gegensatz zur Sesselform ist die Wannenform nicht starr, sondern flexibel und kann leicht verdrillt werden. Die daraus resultierenden **Twistformen** sind etwas stabiler als die Wannenform, aber immer noch um ca. 23 kJ energiereicher als die normalerweise **ausschließlich** auftretende Sesselform (Abb. 78).

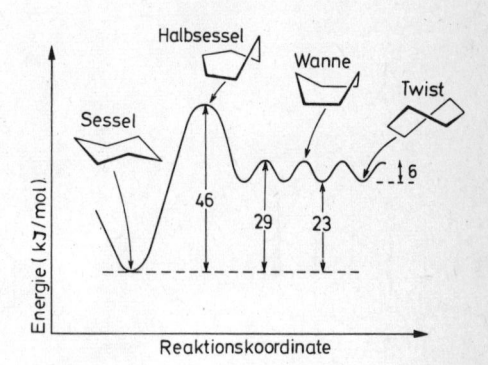

Abb. 78. Potentielle Energie verschiedener Konformationen von Cyclohexan

9.6 Das Steran-Gerüst

Die beim Decalin gezeigte cis-trans-Isomerie findet man auch bei anderen kondensierten Ringsystemen. Besonders wichtig ist das Grundgerüst der

Steroide, das **Steran** (Gonan). Das Molekül (s. S. 158) besteht aus einem hydrierten Phenanthren-Ringsystem (drei anellierte Cyclohexan-Sechsringe A, B, C), an das ein Cyclopentanring D kondensiert ist. Es handelt sich also um ein tetracyclisches Ringgerüst. In fast allen natürlichen Steroiden sind die Ringe B und C sowie C und D trans-verknüpft. Die Ringe A und B können sowohl trans-verknüpft (Cholestan-Reihe) als auch cis-verknüpft (Koprostan-Reihe) sein:

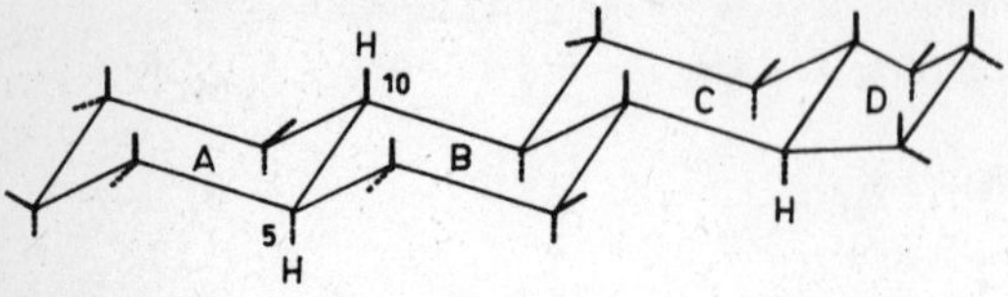

A/B trans
5α-Steran

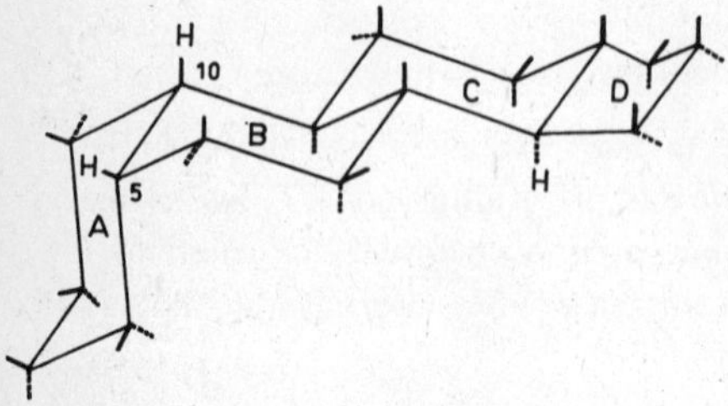

A/B cis
5β-Steran

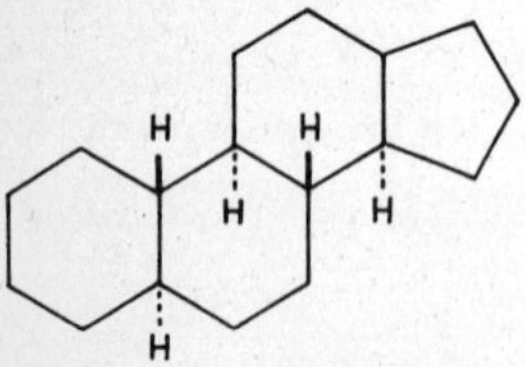

5α-Steran

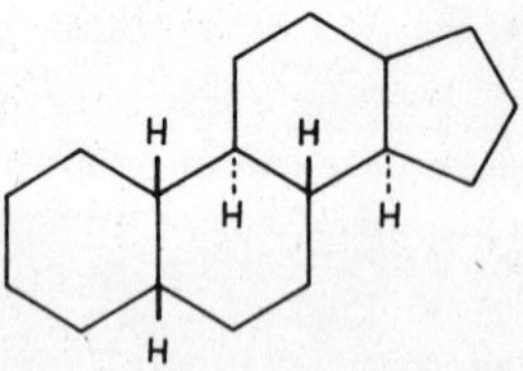

5β-Steran

Die Stereochemie der Substituenten bezieht sich auf die markierte Gruppe am C-Atom 10 (hier H, oft $-CH_3$). Bindungen, die nach oben aus der Molekülebene herausragen, heißen β-**Bindungen.** Sie werden in den vereinfachten Formeln mit durchgezogenen Valenzstrichen geschrieben. α-**Bindungen** zeigen nach unten, sie werden mit punktierten Linien kenntlich gemacht. Danach stehen α-Bindungen in trans-Stellung zur Gruppe am C-10-Atom, β-Bindungen in cis-Stellung.

Beispiel: **Cholesterin** (Cholestenol; 3β-Hydroxy-Δ^5-cholesten)

Erläuterung der erwähnten stereochemischen Begriffe

9.7.1 Die **Konstitution** einer Verbindung gibt die Art der Bindungen und die gegenseitige Verknüpfung der Atome eines Moleküls an (bei gegebener Summenformel). Unterschiede in der räumlichen Anordnung werden bei Konstitutionsisomeren (s. S. 155) *nicht* berücksichtigt.

Die **Konfiguration** gibt die räumliche Anordnung der Atome wieder. Nicht berücksichtigt werden hierbei Formen, die man durch Rotation der Atome um Einfachbindungen erhält. Im allgemeinen ist die Energiebarriere zwischen Konfigurationsisomeren (z.B. cis- und trans-1,2-Dimethylcyclohexan) ziemlich groß. Sie wandeln sich gar nicht oder nur langsam bei Normalbedingungen um.

Konformationen stellen die räumliche Anordnung aller Atome eines Moleküls definierter Konfiguration dar, die durch Rotationen um Einfachbindungen erzeugt werden und nicht miteinander zur Deckung gebracht werden können. Die einzelnen Konformere sind flexibel und können isoliert werden, wenn die Energieschwelle etwa 70–80 kJ·mol^{-1} (bei Raumtemp.) übersteigt.

Beispiel: Dimethylcyclohexan, cis-1,3-$(CH_3)_2C_6H_{10}$

Konstitution   Konfiguration   Konformation

Eigenschaften und chemische Reaktionen der Alkane

Die Alkane sind ziemlich reaktionsträge und werden daher oft als Paraffine (parum affinis: wenig reaktionsfähig) bezeichnet. Der Anstieg der Schmelz- und Siedepunkte innerhalb der homologen Reihe (s. Tabelle 16) ist auf van der Waals-Kräfte zurückzuführen (s. S. 49). Die neu hinzutretende CH_2-Gruppe wirkt sich bei den ersten Gliedern am stärksten aus. Die Moleküle sind als ganzes unpolar und lösen sich daher gut in anderen Kohlenwasserstoffen, hingegen nicht in polaren Lösungsmitteln wie Wasser. Solche Verbindungen bezeichnet man als **hydrophob** (wasserabweisend) oder **lipophil** (fettfreundlich). Substanzen mit OH-Gruppen, wie Alkohole, werden dagegen **hydrophil** (wasserfreundlich) genannt (vgl. S. 73, 184, 209).

Obwohl die Alkane wenig reaktionsfreudig sind, lassen sich doch verschiedene Reaktionen mit ihnen durchführen. Für diese ist charakteristisch, daß sie über **Radikale** als Zwischenstufen verlaufen (vgl. S. 177).

Beispiele:

1. Sulfochlorierung

$$C_{14}H_{30} + SO_2 + Cl_2 \xrightarrow{h \cdot \nu} C_{14}H_{29}SO_2Cl + HCl$$
Alkan   Alkylsulfochlorid

2. Verbrennung

a) Bei ungenügender Sauerstoffzufuhr (**O_2-Unterschuß**)

$$CH_4 + 1/2\,O_2 \longrightarrow CO + 2\,H_2 \qquad \Delta H = -36\ kJ \cdot mol^{-1}$$

b) Bei **O_2-Überschuß**

$$CH_4 + 2\,O_2 \longrightarrow CO_2 + 2\,H_2O \qquad \Delta H = -804\ kJ \cdot mol^{-1}$$

Bei der Verbrennung eines Alkans entstehen in Abhängigkeit von der Menge des vorhandenen Sauerstoffs CO, CO_2 und H_2O. Alle isomeren Verbindungen liefern bei vollständiger Verbrennung die gleichen Endprodukte (CO_2 und H_2O).

3. Halogenierung

$$CH_4 + Cl_2 \xrightarrow{h \cdot \nu} CH_3Cl + HCl$$
Alkan   Halogenalkan

Die bei der Halogenierung entstehenden Halogenalkane **(Alkylhalogenide)** sind wichtige Lösungsmittel und reaktionsfähige Ausgangsstoffe. Durch Chlorierung von Methan erhält man außer Chlormethan (Methylchlorid, CH_3Cl) noch Dichlormethan (Methylenchlorid, CH_2Cl_2), Trichlormethan (Chloroform, $CHCl_3$) und Tetrachlorkohlenstoff (CCl_4). Die letzten drei sind häufig verwendete Lösungsmittel und haben wie viele Halogenverbindungen narkotische Wirkungen. Chlorethan C_2H_5Cl z. B. findet für die zahnmedizinische Anästhesierung Verwendung. Daneben wird es zur Herstellung von Bleitetraethyl $Pb(C_2H_5)_4$ benutzt, das als Antiklopfmittel dem Benzin zugesetzt wird.

N-Lost, ein tertiäres Amin, wird u. a. zur Krebsbekämpfung verwendet:

$ClCH_2-CH_2-\overset{|}{N}-CH_2-CH_2Cl$, Bis(2-chlorethyl)-methyl-amin.
$\qquad\qquad\quad\ CH_3$

Ungesättigte Kohlenwasserstoffe

Die *Alkene* bilden eine homologe Reihe von Kohlenwasserstoffen mit einer oder mehreren C=C-Doppelbindungen (s. S. 45). Die Namen werden gebildet, indem man bei dem entsprechenden Alkan die Endung -an durch -en ersetzt, wobei die Lage der Doppelbindung im Molekül durch Ziffern ausgedrückt wird.

9.2 Beispiele (Die ersten drei Verbindungen unterscheiden sich um eine CH_2-Gruppe: homologe Reihe):

$CH_2=CH_2$ $CH_2=CH-CH_3$ $CH_2=CH-CH_2-CH_3$ $CH_2=C-CH_3$
                                                                                       $\quad\quad\quad\quad\quad\quad\quad\quad\quad\quad\quad\quad\quad\quad\quad\quad\quad\quad\quad\quad\quad\quad\quad\quad\quad\quad\quad\quad\quad\quad\quad\quad\quad\quad\quad\quad\;\,|$
                                                                                       $\quad\quad\quad\quad\quad\quad\quad\quad\quad\quad\quad\quad\quad\quad\quad\quad\quad\quad\quad\quad\quad\quad\quad\quad\quad\quad\quad\quad\quad\quad\quad\quad\quad\quad\quad\;\,CH_3$

Ethen   Propen   1-Buten   Methylpropen
(Ethylen)   (Propylen)   (iso-Buten)

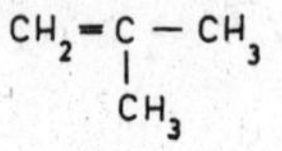

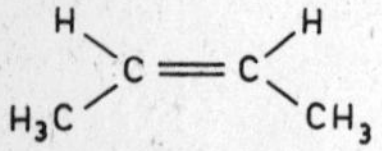

cis-2-Buten 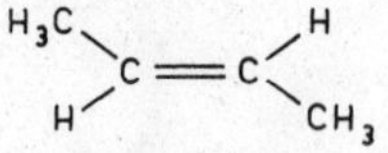   trans-2-Buten 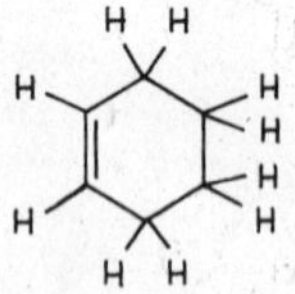   Cyclohexen

9.5 Bei den Alkenen treten erheblich mehr Isomere auf als bei den Alkanen. Zu der Verzweigung kommen die verschiedenen möglichen Lagen der Doppelbindung und die **cis-trans-Isomerie** (geometrische Isomerie) hinzu.

Diese Art von Isomerie tritt auf, wenn die freie Drehbarkeit der Kohlenstoff-Kohlenstoff-Bindung aufgehoben wird, z.B. durch einen Ring (s. S. 160) oder eine Doppelbindung. Bei letzterer wird die Rotation durch die außerhalb der Bindungsachsen liegenden Überlappungszonen der *p*-Orbitale eingeschränkt (s. S. 46).

Typisch hierfür ist das Isomerenpaar Fumarsäure/Maleinsäure. Bei der Fumarsäure befinden sich jeweils gleiche Substituenten an gegenüberliegenden Seiten der Doppelbindung (trans), bei der Maleinsäure auf der gleichen Seite (cis):

```
COOH      H              COOH      COOH
    \   /                    \   /
     C=C                      C=C
    /   \                    /   \
   H     COOH               H     H

   trans                      cis
```

Fumarsäure (stabil)   Maleinsäure (Umwandlung in Fumar-
                          säure durch Erhitzen oder Belichten)

Die Benennung der cis-trans-Formen bietet bei Verbindungen wie

```
CH3   H       CH3   H        CH3   Br      CH3   Br
  \  /          \  /           \  /          \  /
   C             C              C             C
   ‖             ‖              ‖             ‖
   C             C              C             C
  / \           / \            / \           / \
 Br  Cl        Cl  Br         H   Cl        Cl   H

  [Z]           [E]   Konfiguration  [Z]          [E]
```

1-Brom-1-chlorpropen   2-Brom-1-chlorpropen
$CH_3 > H$ $Br > CH_3$
$Br > Cl$ $Cl > H$

einige Schwierigkeiten. Hinzu kommt, daß die geometrische Isomerie auch bei Molekülen mit andersartigen Doppelbindungen wie C=N oder N=N auftreten kann. Daher hat man ein Bewertungssystem ausgewählt, bei dem die Liganden gemäß den *Cahn-Ingold-Prelog-Regeln* (s. S. 225) nach fallender Ordnungszahl angeordnet werden. Dabei wird jedes Zentralatom für sich betrachtet. Befinden sich die Substituenten mit höherer Priorität auf derselben Seite der Doppelbindung, liegt eine *Z-Konfiguration* (von „zusammen") vor. Liegen die Substituenten auf entgegengesetzten Seiten, spricht man von einer *E-Konfiguration* (von „entgegen").

Im Gegensatz zu Konformeren können cis-trans-Isomere getrennt isoliert werden, da sie sich nicht spontan ineinander umwandeln. Sie stehen unter normalen Bedingungen nicht im Gleichgewicht miteinander. Durch Energiezufuhr kann die energiereichere in die stabilere (energieärmere) Form übergeführt werden.

9.1.5 Neben den Molekülen mit nur einer Doppelbindung gibt es auch solche, die mehrere Doppelbindungen enthalten. Man unterscheidet **nicht-konjugierte** (isolierte und kumulierte) und **konjugierte** Doppelbindungen. Letztere liegen dann vor, wenn Doppelbindungen abwechselnd mit Einfachbindungen auftreten.

Beispiele:

$CH_2=CH-CH_2-CH_2-CH=CH_2$ $CH_2=C=CH-CH_2-CH_3$
1,5-Hexadien   1,2-Pentadien
isoliertes Dien   kumuliertes Dien

$CH_2=CH-CH=CH-CH=CH_2$ $CH_2=C=CH-CH_2-CH=CH_2$
1,3,5-Hexatrien   1,2,5-Hexatrien,
konjugiertes Polyen   nicht konjugiert

$CH_2=CH-\underset{\underset{CH_2}{\|}}{C}-CH=CH_2$

3-Methylen-1,4-pentadien, konjugiert

$CH_2=CH-CH=CH_2$ $CH_2=\underset{\underset{CH_3}{|}}{C}-CH=CH_2$ $CH_2=C=CH-CH_3$

1,3-Butadien,   1,2-Butadien,
konjugiert   2-Methyl-1,3-butadien   nicht-konjugiert

Während sich die Moleküle mit isolierten Doppelbindungen wie einfache Alkene verhalten, ändern sich die Eigenschaften bei Molekülen mit konjugierten Doppelbindungen. Dies macht sich besonders bei Additionsreaktionen (s. S. 169) bemerkbar. Die Addition von Br_2 an Butadien ergibt neben dem Produkt der „üblichen" 1,2-Addition auch ein 1,4-Additionsprodukt:

$H_2C=CH-CH=CH_2 \xrightarrow{Br_2} H_2\underset{\underset{Br}{|}}{C}-\underset{\underset{Br}{|}}{C}H-CH=CH_2$ und $H_2\underset{\underset{Br}{|}}{C}-CH=CH-\underset{\underset{Br}{|}}{C}H_2$

3,4-Dibrom-1-buten   1,4-Dibrom-2-buten

Wichtig ist auch, daß die Hydrierungsenthalpien der konjugierten Verbindungen (z. B. 1,3-Butadien) stets kleiner sind als bei den entsprechenden nicht-konjugierten Verbindungen (z. B. 1,2-Butadien). Konjugierte π-Systeme haben also einen kleineren Energie-Inhalt und sind somit stabiler.
Die beiden wichtigsten Verbindungen dieser Art sind **Butadien** und **Isopren** (Methylbutadien). Butadien wird zu synthetischem Kautschuk verarbeitet, während Isopren ein Baustein vieler Naturstoffe, darunter des natürlichen Kautschuks ist.

Eine weitere homologe Reihe ungesättigter Verbindungen bilden die *Alkine* (s. S. 46). Der Prototyp für diese Moleküle mit einer C≡C-Dreifachbindung ist das Ethin (Acetylen), HC≡CH.

10.1.1 Chemische Reaktionen

Ungesättigte Verbindungen wie die Alkene sind reaktionsfreudiger als die gesättigten Kohlenwasserstoffe, weil die π-Elektronen der Doppelbindung zur Reaktion zur Verfügung stehen. Charakteristisch sind Additionsreaktionen wie die Anlagerung von Wasserstoff (Hydrierung), was einer Reduktion gleichkommt (s. S. 107).

Hydrierungen müssen mit Hilfe eines Katalysators (s. S. 135) durchgeführt werden, da die Bindungsenergie der H—H-Bindung mit 435 kJ · mol^{-1} sehr groß ist. Als Katalysatoren werden Übergangsmetalle (z.B. Nickel, Palladium, Platin) verwendet, die Wasserstoff in das Metallgitter einlagern können. Während der **Hydrierung** ist das Olefin an die Metalloberfläche gebunden. Der Wasserstoff tritt aus dem Innern der Metalle wahrscheinlich atomar an das Molekül heran. Das gebildete aliphatische Reduktionsprodukt wird leicht wieder von der Metalloberfläche entfernt, worauf sie für weitere Reduktionen zur Verfügung steht. Dadurch verschiebt sich das Gleichgewicht nach rechts (s. Beispiel). Hydrierungen lassen sich bei Zimmertemperatur und etwa Atmosphärendruck durchführen.

H_2 + ⬡ ⇌ (Hydrierung, Kat. / Kat.+Temp., Dehydrierung) ⬡–H + Energie; $\Delta H = -119{,}7$ kJ

Der Energiebetrag $\Delta H = -119{,}7$ kJ bezieht sich auf die Hydrierungsreaktion. Bei der Dehydrierung muß $\Delta H = +119{,}7$ kJ dem System zugeführt werden.

Die sog. **Dehydrierung** ist als Umkehrung der Hydrierung eine Eliminierungs- und Oxidationsreaktion (s. S. 176). Sie muß bei erheblich höheren Temperaturen (120–300°C) durchgeführt werden, wobei das entstehende Produkt (Olefin) aus dem Reaktionsgemisch entfernt wird. Die Höhe der Temperatur richtet sich nach der Art des Katalysators.

Weitere Additionsreaktionen sind die Anlagerung von Brom und anderen Elektrophilen wie $H_3O^{\oplus}$ an eine Doppelbindung. Die Endprodukte sind Bromalkane bzw. Alkohole.

Beispiele:

$CH_2=CH_2 + Br_2 \longrightarrow CH_2Br-CH_2Br$
Ethen   1,2-Dibromethan

Diese Reaktion kann auch zum Nachweis einer Doppelbindung verwendet werden, da die braune Farbe des Broms verschwindet.

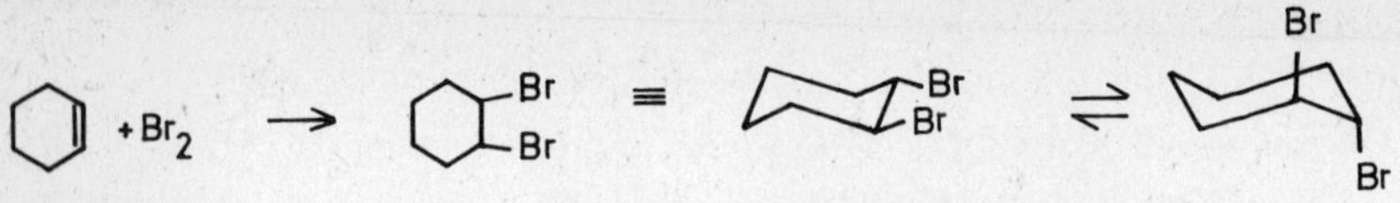

Cyclohexen → trans-1,2-Dibromcyclohexan e-e-Stellung ⇌ a-a-Stellung (vgl. S. 160)

$$R-CH=CH_2 + H_2O \xrightarrow{(H^{\oplus})} R-CH(OH)-CH_3$$

Olefin → Alkohol

Beachte: ($H^{\oplus}$) symbolisiert die Katalysatorwirkung des Protons

Das angreifende Teilchen bei der **Hydratisierung** ist das $H_3O^{\oplus}$-Ion (nicht H_2O). Bei dieser *elektrophilen* Addition (s. S. 176) tritt das Proton an das wasserstoffreichste Kohlenstoffatom der Doppelbindung (Regel von Markownikow). Bei der *radikalischen* Addition (s. S. 176) gilt diese Regel nicht!

Die Umkehrung der Additionsreaktion mit H_2O nennt man **Dehydratisierung** (Wasserabspaltung). Dabei wird ein Alkohol in ein Alken übergeführt, wobei Wasser eliminiert wird (s. S. 176).

Beispiele:

$$R-CH(H)-CHR'(OH) \xrightarrow{Kat.} R-CH=CHR' + H_2O$$

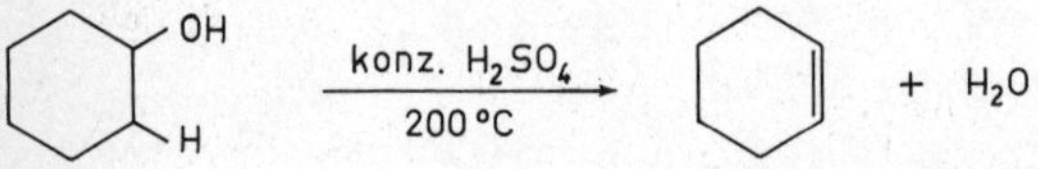

Alkohol → Alken

Cyclohexanol $\xrightarrow{\text{konz. } H_2SO_4,\ 200\,°C}$ Cyclohexen + H_2O

Alkene können auch miteinander reagieren (Selbstaddition). Diese Reaktion wird als Polymerisation bezeichnet und dient z. B. zur Herstellung von Kunststoffen.

13.6.1 Kunststoffe sind synthetische Makromoleküle, die aus niedermolekularen Verbindungen oder durch Modifizieren von polymeren Naturstoffen gewonnen werden. Während die Naturstoffe das Baugerüst bereits vorgebildet enthalten und je nach Verwendungszweck entsprechend chemisch behandelt werden, werden die vollsynthetischen Stoffe aus monomeren Bausteinen aufgebaut. Die

Monomeren müssen wenigstens zwei reaktive Zentren enthalten (z. B. ist
$CH_3-(CH_2)_4-C=O$ kein geeignetes Monomeres).
$\quad\quad\quad\quad\quad\quad\;\;|$
$\quad\quad\quad\quad\quad\quad\;\;Cl$

Im einzelnen werden folgende Verfahren unterschieden:

1. Polymerisation
Durch Verknüpfen von gleich- oder verschiedenartigen Monomeren entstehen polymere Verbindungen ohne Austritt irgendwelcher Spaltstücke.
Beispiel:

n $CH_2=CH_2$ + n $CH_2=CH_2$ → $(-CH_2-CH_2-CH_2-CH_2-)_n$
Ethen (Ethylen)   Polyethylen [Lupolen, Hostalen]

n $CF_2=CF_2$ + n $CF_2=CF_2$ ⟶ $(-CF_2-CF_2-CF_2-CF_2-)_n$
Tetrafluorethen   Polytetrafluorethen [Teflon]

n HCHO + n HCHO ⟶ $(-CH_2-O-CH_2-O-)_n$
Formaldehyd   Polyformaldehyd [Delrin]

2. Polykondensation
Polymere Verbindungen bilden sich auch durch Vereinigung von niedermolekularen Stoffen unter Austritt von Spaltstücken (oft Wasser).

Beispiele:

n $H_2N-(CH_2)_6-NH_2$ + n $HOOC-(CH_2)_4-COOH \xrightarrow{-2n\,H_2O}$

$\quad\quad\quad\quad\quad\quad (-NH-CO-(CH_2)_4-CO-NH-(CH_2)_6-NH-CO-)_n$

Hexamethylendiamin + Adipinsäure ⟶ Polyamid [Nylon]

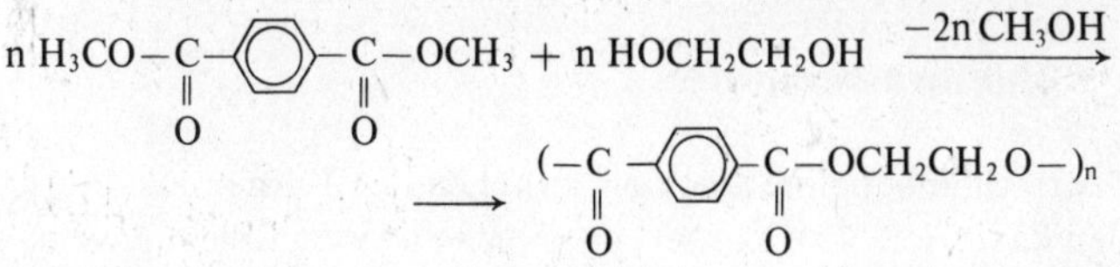

n $H_3CO-\underset{\underset{O}{\|}}{C}-\bigcirc-\underset{\underset{O}{\|}}{C}-OCH_3$ + n $HOCH_2CH_2OH \xrightarrow{-2n\,CH_3OH}$

$\quad\quad\quad\quad\quad\quad \longrightarrow (-\underset{\underset{O}{\|}}{C}-\bigcirc-\underset{\underset{O}{\|}}{C}-OCH_2CH_2O-)_n$

Dimethylterephthalat + Ethylenglykol ⟶ Polyester [Diolen]

Biopolymere wie Polypeptide, Polysaccharide, Nucleinsäuren usw.: s. S. 249.

3. Polyaddition
Höhermolekulare Stoffe entstehen auch durch Verknüpfung verschiedenartiger niedermolekularer Stoffe durch Additionsreaktionen, wobei die H-Atome ihren Platz wechseln.

Beispiel:

$$n\,HO-R-OH + n\,O=C=N-R'-N=C=O \rightarrow {\sim}(O-R-O-\underset{\underset{O}{\|}}{C}-NH-R'-NH-\underset{\underset{O}{\|}}{C}{\sim})_n$$

    Alkohol   Isocyanat   Polyurethan [Moltopren]

Beispiele für wichtige Polymerisate:

Monomer	Polymer	Name und Beispiele
$CH_2=CH-CN$	$\text{-}(CH_2\text{-}\underset{CN}{CH}\text{-}CH_2\text{-}\underset{CN}{CH})_n\text{-}$	Poly- -acrylnitril [Orlon, Dralon]
$CH_2=CHCl$	$\text{-}(CH_2\text{-}\underset{Cl}{CH}\text{-}CH_2\text{-}\underset{Cl}{CH})_n\text{-}$	-vinylchlorid [PVC]
$H_2C=CH\text{-}C_6H_5$	$\text{-}(CH\text{-}CH_2\text{-}CH\text{-}CH_2)_n\text{-}$ (mit Phenylgruppen)	-styrol [Styropor, Luran]

Monomer	Polymer	Name und Beispiele
$CH_2=\underset{COOCH_3}{C}\text{-}CH_3$	$\text{-}(CH_2\text{-}\underset{COOCH_3}{\overset{CH_3}{C}}\text{-}CH_2\text{-}\underset{COOCH_3}{\overset{CH_3}{C}})_n\text{-}$	-methylmethacrylat [Plexiglas]
$CH_2=CH\text{-}CH=CH_2$	$\text{-}(CH_2\text{-}CH=CH\text{-}CH_2)_n\text{-}$	-butadien (1,4-verknüpft)
	$\text{-}(CH_2\text{-}\underset{CH=CH_2}{CH}\text{-}CH_2\text{-}\underset{CH=CH_2}{CH})_n\text{-}$	-butadien (1,2-verknüpft)

9.1.7 Aromatische Kohlenwasserstoffe

Während die Mehrfachbindung im Ethen als zwischen den Kernen lokalisiert angesehen werden kann (s. S. 45), existiert in einigen anderen Molekülen eine „delokalisierte" Bindung oder Mehrzentrenbindung. Der typische Vertreter dafür ist das Benzol, C_6H_6. Die Kohlenstoffatome bilden einen **ebenen Sechsring** und tragen je ein H-Atom. Entsprechend einer sp^2-Hybridisierung am Kohlenstoff sind die Bindungswinkel 120° (vgl. Abb. 36). Die übriggebliebenen p_z-Elektronen beteiligen sich nicht an der σ-Bindung, sondern überlappen einander π-artig. Dies führt zu einer vollständigen Delokalisation der p_z-Orbitale: Es bilden sich zwei Bereiche hoher Ladungsdichte ober- und unterhalb der Ringebene (π-System, Abb. 79).

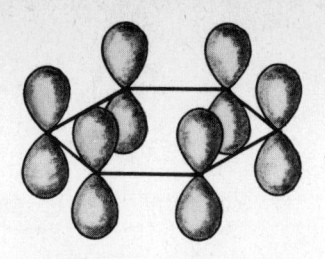

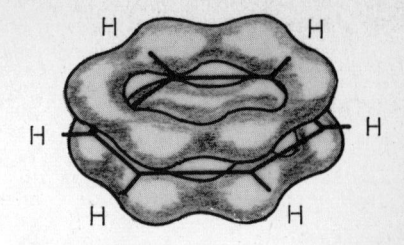

Abb. 79. Bildung des π-Bindungssystems des Benzols durch Überlappung der p-AO. Die σ-Bindungen sind durch Linien dargestellt

Die Elektronen des π-Systems sind gleichmäßig über das Benzolmolekül verteilt **(cyclische Konjugation).** Alle C−C-Bindungen sind daher gleichlang (0,139 nm) und gleichwertig.

Will man die elektronische Struktur des Benzols durch Valenzstriche darstellen, so kann man hierfür mehrere Grenzformeln (Grenzstrukturen) angeben (z. B. I und II). Sie sind für sich nicht existent, sondern dienen als Hilfsmittel zur Beschreibung des tatsächlichen Bindungszustandes. Die wirkliche Struktur kann jedoch durch Kombination dieser (fiktiven) Grenzstrukturen nach den Regeln der Quantenmechanik beschrieben werden. Diese Erscheinung nennt man **Mesomerie** oder **Resonanz.**

Kekulé-Strukturen

Im Vergleich zu dem nicht existierenden Cyclohexatrien mit lokalisierten Doppelbindungen ist der **Energiegehalt** des Benzols um etwa 151 kJ · mol^{-1} **geringer.** Der Energiegewinn wird Mesomerie- oder Resonanzenergie genannt. Das Benzol bezeichnet man als mesomerie- oder resonanzstabilisiert. Zur Wiedergabe dieses Sachverhaltes verwendet man daher zweckmäßig Formel III.

Alle Kohlenwasserstoffe, die das besondere Bindungssystem des Benzols enthalten, zählen zu den sog. aromatischen Verbindungen **(Aromaten).**

Die H-Atome des Benzolringes können sowohl durch Kohlenstoffketten (Seitenketten) als auch durch Ringsysteme ersetzt (substituiert) werden („anellierte oder kondensierte Ringe").

Beispiele:

Toluol Styrol Naphthalin Anthracen Benzo[b]pyren
                                        (3,4-Benzpyren)

               linear anelliert   linear und angular
                                        anelliert

Wegen der Symmetrie des Benzolrings gibt es nur ein einziges Methylbenzol (Toluol), jedoch drei verschiedene Dimethylbenzole (Xylole). Die verschiedenen *Stellungsisomere* sollen an den substituierten Chlorbenzolen vorgestellt werden (Tabelle 17).

Tabelle 17

Spalte 1: Zahl der gleichen Substituenten, Spalte 2: Zahl der isomeren Verbindungen, Spalte 3: Summenformel, Spalte 4: Beispiele

1	1	C_6H_5Cl		Chlorbenzol		
2	3	$C_6H_4Cl_2$	1,2- ortho- o-	1,3- meta- m-	1,4- para- p-	Dichlor- benzol
3	3	$C_6H_3Cl_3$	1,2,3- vicinal vic	1,2,4- asymme- trisch asym	1,3,5- symme- trisch sym	Trichlor- benzol
4	3	$C_6H_2Cl_4$	1,2,3,4-	1,2,3,5-	1,2,4,5-	Tetrachlor- benzol
5	1	C_6HCl_5	Pentachlorbenzol			
6	1	C_6Cl_6	Hexachlorbenzol			

Chemisch ist der Benzolring sehr beständig. Hauptsächlich sind Substitutionsreaktionen (s. S. 177) möglich wie: Nitrieren (⟶ Nitrobenzol), Sulfonieren (⟶ Benzolsulfonsäure), Chlorieren bzw. Bromieren (⟶ Chlor- bzw. Brombenzol). Bei derartigen Reaktionen wird der aromatische Rest der Reaktionsprodukte allgemein als Arylrest (Ar—) bezeichnet, speziell im Falle des Benzols als Phenylrest (Ph—).

9.1.8 Wichtige organisch-chemische Reaktionsmechanismen

Bei organisch-chemischen Reaktionen werden meist kovalente Bindungen gelöst und neu geknüpft. Dies kann wie folgt geschehen:

1. $A - B \longrightarrow A\cdot + B\cdot$

Bei der homolytischen Spaltung erhält jedes Atom ein Elektron. Es entstehen sehr reaktionsfähige Gebilde, die ihre Reaktivität dem ungepaarten Elektron verdanken und als **Radikale** bezeichnet werden:

2. $A - B \longrightarrow A|^{\ominus} + B^{\oplus}$ oder $A - B \longrightarrow A^{\oplus} + B|^{\ominus}$.

Bei der heterolytischen Spaltung entstehen ein positives Ion **(Kation)** und ein negatives Ion **(Anion)**. $A|^{\ominus}$ bzw. $B|^{\ominus}$ haben ein freies Elektronenpaar und werden als **Nucleophile** („kernsuchend") bezeichnet. $A^{\oplus}$ bzw. $B^{\oplus}$ haben Elektronenmangel und werden **Elektrophile** („elektronensuchend") genannt.

Zusammenstellung der erwähnten Begriffe (s. Beispiele)

Kation: positiv geladenes Ion
Anion: negativ geladenes Ion
Radikal: Atom oder Molekül mit einem oder mehreren ungepaarten Elektronen
Nucleophil: Ion oder Molekül mit Elektronenüberschuß (sucht Kern)
Elektrophil: Ion oder Molekül mit einer Elektronenlücke (sucht Elektronen)

Beispiele:
Nucleophile Verbindungen sind: Verbindungen mit mindestens einem freien Elektronenpaar (s. S. 41) wie Basen, Anionen, z. B. $H\overline{O}|^{\ominus}$, $R\overline{O}|^{\ominus}$, $R\overline{S}|^{\ominus}$ $Hal^{\ominus}$, $H_2\overline{O}$, $R_2\overline{O}$, $R_3\overline{N}$, $R_2\overline{S}$, aber auch Alkene und Aromaten mit ihrem π-Elektronensystem: $R_2C=CR_2$.
Elektrophile Verbindungen können sein: Säuren, Kationen, Halogene, z. B. $H^{\oplus}$, $NO_2^{\oplus}$, $NO^{\oplus}$, BF_3, $AlCl_3$, $FeCl_3$, Br_2 (als $Br^{\oplus}$), nicht aber z. B. $NH_4^{\oplus}$.

Radikale werden meist aus Verbindungen mit relativ niedriger Dissoziationsenergie gebildet, z. B. Cl·, Br·, I·; ·O—O·; R—O·; R—C—O·.
$$\|$$
$$O$$

10.1.1 In der organischen Chemie unterscheidet man u. a. folgende allgemeine **Reaktionstypen:**

1. Addition

Bei Additionsreaktionen wird eine Substanz an eine andere angelagert. Es entsteht nur ein Produkt. Die Additionsreaktion ist die charakteristische Reaktion der olefinischen Doppelbindung.
Beispiele: s. S. 169.

2. Eliminierung

Die Eliminierung kann als Umkehrung der Addition aufgefaßt werden. Es werden meist Gruppen oder Atome von benachbarten C-Atomen unter Bildung von Olefinen entfernt.

Beispiele (s. S. 169):

$CH_2Br—CH_2Br + Zn \longrightarrow CH_2=CH_2 + ZnBr_2$.
1,2-Dibromethan   Ethen

3. Substitutionsreaktionen

Unter Substitution versteht man den Ersatz eines Atoms oder einer Atomgruppe in einem Molekül durch ein anderes Atom bzw. eine Atomgruppe. Im Gegensatz zur Addition entstehen stets zwei Produkte.

Bei der **nucleophilen Substitution** verdrängt ein nucleophiler Reaktionspartner eine andere Gruppe. Im Hinblick auf den Reaktionsmechanismus können zwei Fälle unterschieden werden:
1. Die monomolekulare nucleophile Substitution, die im Idealfall nach 1. Ordnung verläuft (S_N1);
2. die bimolekulare nucleophile Substitution, die im Idealfall eine Reaktion 2. Ordnung ist (S_N2).

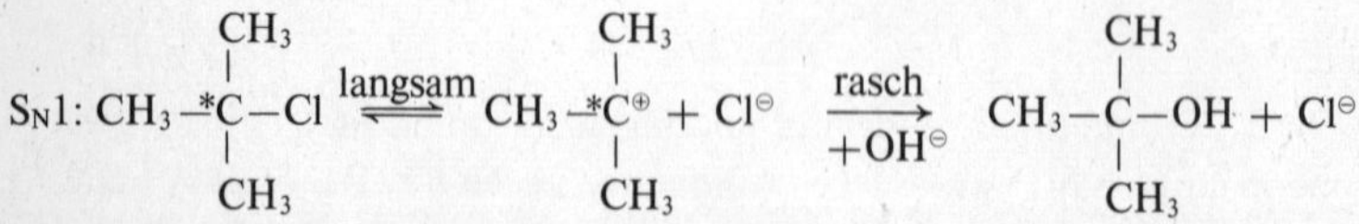

$$S_N1: CH_3-\overset{\overset{CH_3}{|}}{\underset{\underset{CH_3}{|}}{*C}}-Cl \underset{}{\overset{\text{langsam}}{\rightleftharpoons}} CH_3-\overset{\overset{CH_3}{|}}{\underset{\underset{CH_3}{|}}{*C^{\oplus}}} + Cl^{\ominus} \xrightarrow[+OH^{\ominus}]{\text{rasch}} CH_3-\overset{\overset{CH_3}{|}}{\underset{\underset{CH_3}{|}}{C}}-OH + Cl^{\ominus}$$

Der geschwindigkeitsbestimmende Schritt ist der Übergang des C*-Atoms aus der vierbindigen tetraedrischen Form in die dreibindige Form. Der Reaktionspartner $OH^{\ominus}$ ist dabei **nicht** beteiligt: $v = k_1[(CH_3)_3CCl]$.

$$S_N2: C_6H_5O^{\ominus} + CH_3I \longrightarrow \left[C_6H_5-O \cdots \underset{\underset{I}{H\ H}}{\overset{H}{C}} \cdots I \right]^{\ominus} \longrightarrow C_6H_5-O-CH_3 + I^{\ominus}$$

Bei diesem Reaktionstyp erfolgen Bindungsbildung und Bindungsbruch kontinuierlich miteinander. Der geschwindigkeitsbestimmende Schritt ist die Bildung des Übergangszustandes I. Dabei sind **beide** Reaktionspartner beteiligt:

$v = k_2[C_6H_5O^{\ominus}] \cdot [CH_3I]$.

10.2.1 Die **elektrophile Substitution** ist die wichtigste Substitutionsreaktion bei Aromaten. Sie besteht im allgemeinen in der Verdrängung eines Wasserstoffs durch eine elektrophile Gruppe und wird erleichtert durch die hohe Ladungsdichte an den C-Atomen des Benzolringes.

Beispiele: 1. Nitrierung von Benzol

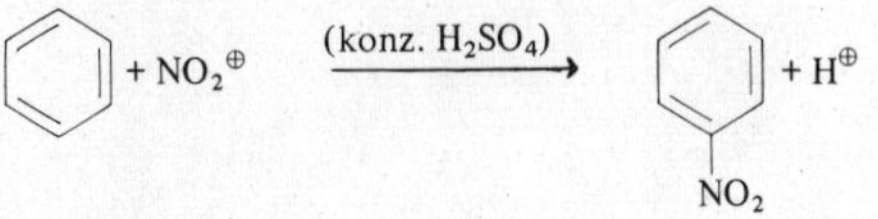

⟨Benzol⟩ + $NO_2^{\oplus}$ $\xrightarrow{\text{(konz. } H_2SO_4)}$ ⟨Nitrobenzol⟩ + $H^{\oplus}$

Benzol   Nitrobenzol

2. Chlorieren bzw. Bromieren $\longrightarrow$ Halogenaromat

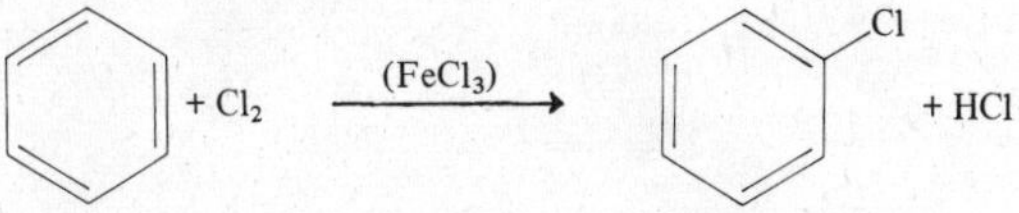

⟨Benzol⟩ + Cl_2 $\xrightarrow{(FeCl_3)}$ ⟨Chlorbenzol⟩ + HCl

Benzol   Chlorbenzol

$C_6H_6 + Br_2$ $\xrightarrow{(FeBr_3)}$ C_6H_5Br + HBr

Brombenzol

Die **radikalische Substitution** verläuft über intermediäre Radikale. Bei der Reaktion eines Radikals mit einem Molekül bildet sich oft ein neues Radikal. Wiederholt sich dieser Vorgang, so spricht man von einer **Radikalkette.**

Beispiel: Chlorierung von Kohlenwasserstoffen:

$Cl-Cl \xrightarrow{h \cdot \nu} 2\,Cl\cdot$
$Cl\cdot + R-H \longrightarrow R\cdot + H-Cl$ (Kettenstart)
$R\cdot + Cl-Cl \longrightarrow R-Cl + Cl\cdot$ (Radikalkette)

Auch die Reaktion von organischen Substanzen mit dem Diradikal Sauerstoff (O_2) unter milden Bedingungen, die **Autoxidation,** ist eine radikalische Substitution. Oft dienen Spuren von Metallen als Initiatoren (Starter) für diese Kettenreaktion. Sie ist verantwortlich z. B. für das Ranzigwerden von Fetten und Ölen und das Altern von Gummi.

Allgemeine Formulierung der Autoxidation:

$$R-H \xrightarrow{-H\cdot} R\cdot \quad \text{Start}$$
$$R\cdot + \cdot O-O\cdot \longrightarrow R-O-O\cdot$$
$$R-O-O\cdot + H-R \longrightarrow R-O-O-H + R\cdot \quad \text{Radikalkette}$$

Beispiel: Oxidation eines Alkans zu Carbonsäuren:

$$R'CH_2-CH_2-R \xrightarrow{+O_2} R'-\underset{\underset{OOH}{|}}{CH}-CH_2-R \xrightarrow[-H_2O]{+3/2\, O_2} R'COOH + RCOOH$$

11 Heterocyclen

1.1 Heterocyclische Verbindungen enthalten neben C-Atomen noch ein oder mehrere andere Elemente als Ringglieder, z. B. Stickstoff, Sauerstoff, Schwefel. Ringe aus fünf oder sechs Atomen sind am beständigsten. Für die einzelnen Verbindungen sind leider meist Trivialnamen in Gebrauch, die auswendig gelernt werden müssen. Die in diesem Buch erwähnten Heterocyclen lassen sich einteilen in

a) Fünfringe mit einem Heteroatom (Pyrrol, Tetrahydrofuran);
   Fünfringe mit einem Heteroatom und ankondensiertem Benzolring (Indol);
   Fünfringe mit zwei oder mehreren Heteroatomen (Imidazol, Thiazol).
b) Sechsringe mit einem Heteroatom (Pyridin, Tetrahydropyran);
   Sechsringe mit einem Heteroatom und ankondensiertem Benzolring;
   Sechsringe mit zwei oder mehreren Heteroatomen (Pyrimidin).
c) Bicyclische Ringsysteme mit mehreren Heteroatomen (Purin).

Zu den heterocyclischen Verbindungen mit **aliphatischem** Reaktionsverhalten gehören u. a. die Ether Tetrahydrofuran und Tetrahydropyran (s. S. 187), die davon abgeleiteten Furanosen und Pyranosen (s. S. 242) und die Lactone (s. S. 216). Diese Verbindungen enthalten alle als Heteroatom ein Sauerstoffatom im Ring.

Biochemisch von Bedeutung sind ferner **aromatische** Heterocyclen mit einem oder mehreren Stickstoffatomen als Heteroatomen.

1.2 Beispiele:

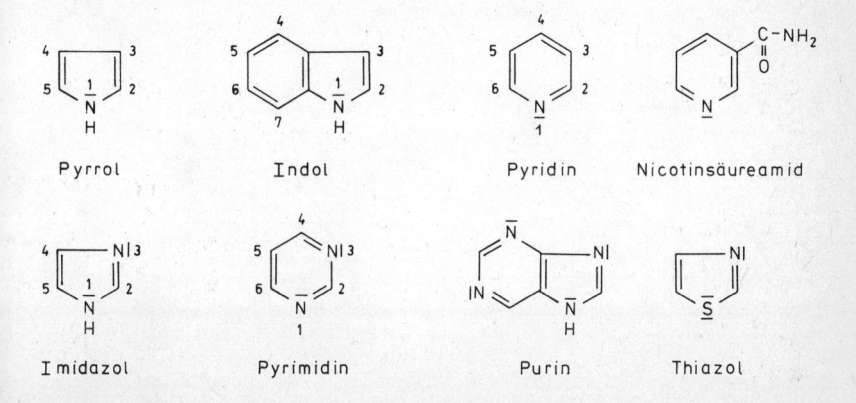

Derivate:

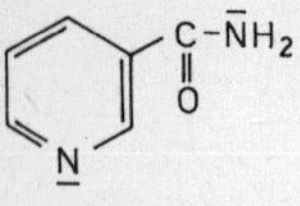

Nicotinsäureamid
(Pyridin-3-carbonsäureamid)

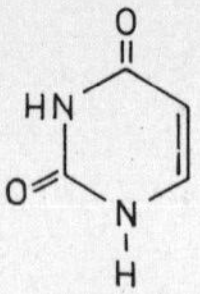

Uracil
(2,4-Dioxopyrimidin)

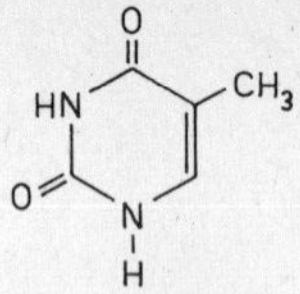

Thymin
(5-Methyl-2,4-dioxopyrimidin)

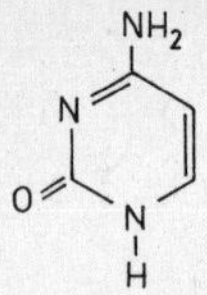

Cytosin
(4-Amino-2-oxopyrimidin)

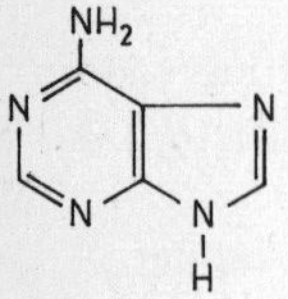

Adenin
(6-Aminopurin)

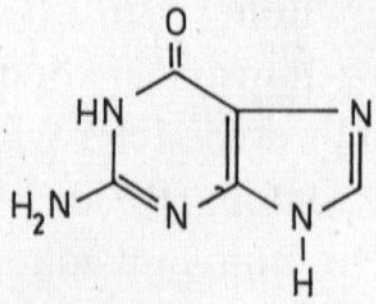

Guanin
(2-Amino-6-oxopurin)

Die Stickstoffatome haben meist basische Eigenschaften. Auch die Verteilung der π-Elektronen auf das Heteroatom und die Ringkohlenstoffatome ist nicht überall gleich. Anhand der Resonanzstrukturen erkennt man, daß z. B. Pyrrol einen π-Elektronen**überschuß** und Pyridin einen π-Elektronen**unterschuß** an den Ringatomen hat.

Es ist daher verständlich, daß der aromatische Charakter der Heteroaromaten und ihr chemisches Verhalten stark variieren.

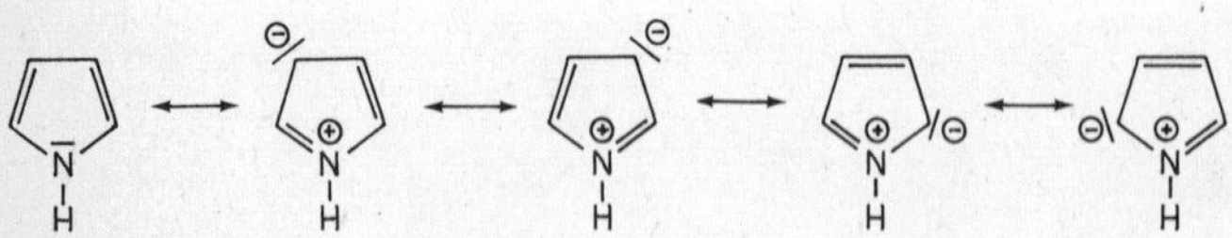

; $pK_b = 13{,}6$

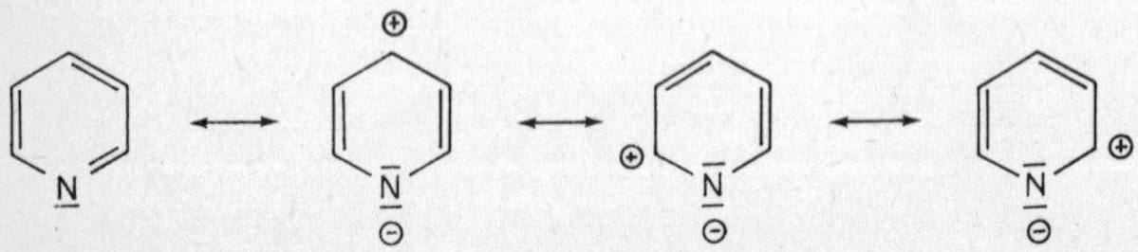

; $pK_b = 8{,}96$

Weitere Übungsbeispiele zur Klassifizierung von Heterocyclen:

a) Aliphatisch

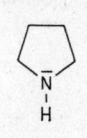

Pyrrolidin 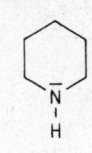   Piperidin 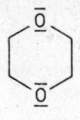   Dioxan

b) Aromatisch

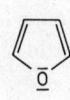

Furan 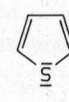   Thiophen 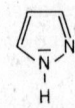   Pyrazol 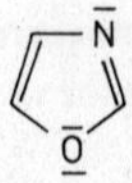   Oxazol

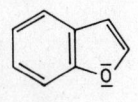

Benzofuran   Chinolin   Pteridin
(Cumaron)

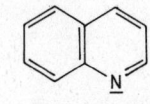

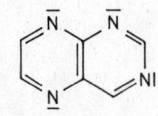

Verbindungen mit einfachen funktionellen Gruppen

Unter *funktionellen Gruppen* versteht man solche Atomgruppen in einem Molekül, die charakteristische Eigenschaften und Reaktionen zeigen und das Verhalten von Verbindungen wesentlich bestimmen. In einem Molekül können auch mehrere gleiche oder verschiedene funktionelle Gruppen vorhanden sein.

Sauerstoff-Verbindungen

Alkohole (Alkanole)

12.1.1 Alkohole enthalten eine oder mehrere OH-Gruppen im Molekül. Je nach dem Substitutionsgrad des Kohlenstoffatoms, das die OH-Gruppe trägt, unterscheidet man **primäre, sekundäre** und **tertiäre** Alkohole (vgl. S. 154) und nach der Zahl der OH-Gruppen **ein-, zwei-, drei- und mehrwertige** Alkohole.

Beispiele:

$$R-CH_2OH \qquad R-\underset{\underset{R'}{|}}{CH}-OH \qquad R-\underset{\underset{R''}{|}}{\overset{\overset{R'}{|}}{C}}-OH$$

primärer   sekundärer   tertiärer Alkohol

CH_3OH	CH_2OH	CH_2OH	CH_2OH
einwertig	$\mid$	$\mid$	$\mid$
Methanol	CH_2OH	$CHOH$	$(CHOH)_4$
	zweiwertig	$\mid$	$\mid$
	Glykol	CH_2OH	CH_2OH
	1,2-Ethandiol	dreiwertig	sechswertig
		Glycerin	Sorbit
		1,2,3-Propantriol	

9.2 Einfache Vertreter der Alkanole (Stamm-Kohlenwasserstoff: Alkane) sind:

CH_3OH CH_3-CH_2OH $CH_3-CH_2-CH_2OH$ $CH_3-CH-CH_3$
$|$
OH

Methanol   Ethanol   1-Propanol   2-Propanol
           (Spritus)   Isopropanol

$CH_3-CH_2-CH_2-CH_2OH$ $CH_3-CH_2-CH-CH_3$ $CH_3-\underset{\underset{CH_3}{|}}{\overset{\overset{CH_3}{|}}{C}}-OH$
$|$
OH

1-Butanol, primär   2-Butanol   2-Methylpropan-2-ol
                    sekundär   tertiär

$CH_3-CH-CH_2OH$
$|$
CH_3

2-Methylpropan-1-ol
(Isobutanol), primär

Die Namen werden gebildet, indem man an den Namen des betreffenden Alkans die Endung -ol anhängt. Auch hier ist die Bildung homologer Reihen möglich.

.1.2 Ebenso wie bei den Alkanen nehmen **Schmelz- und Siedepunkte** der Alkanole mit zunehmender Kohlenstoffzahl zu. Allerdings liegen die Werte der Alkohole höher als die der Alkane des entsprechenden Molekulargewichts (s. Abb. 82, S. 187). Der Grund hierfür ist die **Assoziation** der Moleküle über **Wasserstoffbrücken** (Abb. 81, vgl. S. 72). Dies führt dazu, daß z. B. eine größere **Verdampfungswärme** aufgewandt werden muß, als bei den entsprechenden Alkanen.

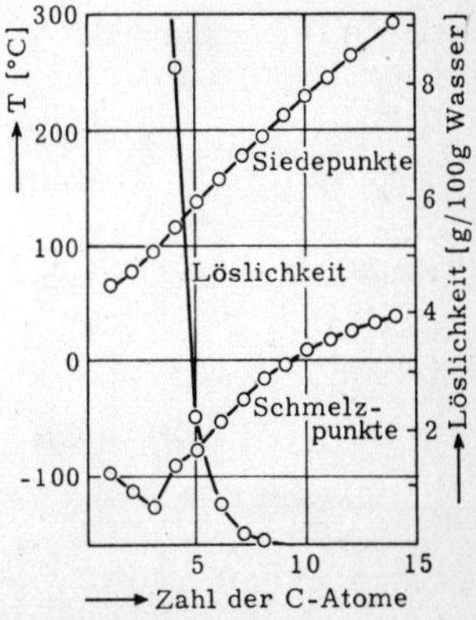

Abb. 80. Schmelz- und Siedepunkte der linearen Alkan-1-ole bei 1 bar sowie ihre Wasserlöslichkeit in Abhängigkeit von der Zahl der Kohlenstoffatome

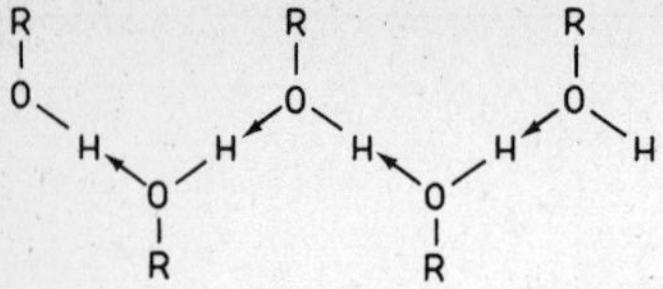

Abb. 81. Brückenbindung: Das Proton tritt mit dem stark elektronegativen Sauerstoffatom eines Nachbarmoleküls in Wechselwirkung

9.1.9 Ebenso verändern sich die **Löslichkeiten:** Die polare Hydroxylgruppe erhöht die Löslichkeit der Alkohole in Wasser. Dies gilt besonders für die kurzkettigen und die mehrwertigen Alkohole. Diese Hydrophilie wirkt sich um so geringer aus, je länger der Kohlenwasserstoffrest ist. Dann bestimmt vor allem der hydrophobe (lipophile) organische Rest das Lösungsverhalten. Höhere Alkohole lösen sich nicht mehr in Wasser, weil die gegenseitige Anziehung der Alkoholmoleküle durch die van der Waals-Kräfte größer wird als die Wirkung der H-Brücken zwischen den Alkohol- und den Wassermolekülen. Sie sind dann nur noch in lipophilen Lösungsmitteln löslich. Die niederen Alkohole wie Methanol und Ethanol lösen sich dagegen sowohl in unpolaren wie auch in hydrophilen Lösungsmitteln (vgl. S. 73).

Reaktionen mit Alkoholen

Alkohole sind etwas schwächere Säuren als Wasser und in ihrer Basizität etwa genauso stark. Mit starken Säuren bilden sich Alkyloxoniumionen:

$C_2H_5-\overline{O}-H + HCl \longrightarrow [C_2H_5-\overset{\oplus}{\overline{O}}-H]^{\oplus} + Cl^{\ominus}$
                                           $|$
                                           H

Ethanol   Ethyloxoniumion

Mit Alkalimetallen können sie salzartige Alkoholate bilden, wobei das H-Atom der OH-Gruppe durch das Metall ersetzt wird:

$C_2H_5OH + Na \longrightarrow C_2H_5O^{\ominus} Na^{\oplus} + 1/2 H_2$.
Ethanol   Natriummethylat

Mit Säuren reagieren Alkohole unter *Esterbildung*.

Beispiele:
$CH_3COOH + CH_3OH \rightleftharpoons CH_3-\underset{\underset{O}{\|}}{C}-O-CH_3 + H_2O$

Essigsäure + Methanol $\longrightarrow$ Essigsäuremethylester
Reaktionsmechanismus s. S. 214

$$HO-\underset{\underset{O}{\|}}{\overset{\overset{O}{\|}}{S}}-OH + CH_3OH \longrightarrow HO-\underset{\underset{O}{\|}}{\overset{\overset{O}{\|}}{S}}-O-CH_3 + H_2O$$

Schwefelsäure + Methanol ⟶ Schwefelsäuremonomethylester
(Reaktionsmechanismus: bei starken Säuren über Alkyloxoniumionen)

Säuren mit mehreren Hydroxylgruppen wie Schwefelsäure $(HO)_2SO_2$ und Phosphorsäure $(HO)_3PO$ können mehrmals mit Alkoholen reagieren:

$H_2SO_4 + 2\,CH_3OH \longrightarrow (CH_3O)_2SO_2 + 2\,H_2O$.
  Dimethylsulfat
  Schwefelsäuredimethylester

Die charakteristische Estergruppierung ist also:

$$-\underset{\underset{O}{\|}}{X}-O-\overset{|}{\underset{|}{C}}-$$

Man beachte, daß die Esterbildung nur formal einer Neutralisation entspricht. Es handelt sich in Wirklichkeit um zwei verschiedene Reaktionsmechanismen. Die meisten Veresterungen verlaufen zudem umkehrbar. Die Umkehrung (Hydrolyse des Esters) wird als **Verseifung** bezeichnet.

1.3 Auch Redoxreaktionen lassen sich mit Alkoholen durchführen, wobei diese je nach Stellung der Hydroxylgruppe zu verschiedenen Produkten oxidiert werden (Aldehyd = *Al*kohol *dehy*driert):

a) $R-CH_2OH \underset{Red}{\overset{Ox}{\rightleftharpoons}} R-\underset{H}{\overset{|}{C}}=O \underset{Red}{\overset{Ox}{\rightleftharpoons}} R-\underset{\overset{\|}{O}}{C}-OH$

$R-CH_2OH + 1/2\,O_2 \longrightarrow R-\underset{H}{\overset{|}{C}}=O + H_2O;\ R-CHO + 1/2\,O_2 \longrightarrow R-COOH$

primärer Alkohol	$\underset{Red}{\overset{Ox}{\rightleftharpoons}}$	Aldehyd	$\underset{Red}{\overset{Ox}{\rightleftharpoons}}$	Carbonsäure

$CH_3-\underset{CH_3}{\overset{|}{C}H}-CH_2-OH \underset{Red}{\overset{Ox}{\rightleftharpoons}} CH_3-\underset{CH_3}{\overset{|}{C}H}-\underset{H}{\overset{|}{C}}=O \underset{Red}{\overset{Ox}{\rightleftharpoons}} CH_3-\underset{CH_3}{\overset{|}{C}H}-\underset{OH}{\overset{|}{C}}=O$

2-Methylpropan-1-ol   2-Methylpropanal   2-Methylpropansäure
Isobutanol   (Methylpropionaldehyd)   (Methylpropionsäure)

b) $R-\underset{\underset{R'}{|}}{CH}-OH \xrightarrow{-H_2} R-\underset{\underset{R'}{|}}{C}=O \xrightarrow{\ \ //\ \ }$ Abbau des Moleküls

| sekundärer Alkohol $\underset{Red}{\overset{Ox}{\rightleftarrows}}$ Keton $\xrightarrow{\ //\ }$ (Abbau des Moleküls unter drastischen Bedingungen) |

$CH_3-CH_2-\underset{\underset{CH_3}{|}}{CH}-OH \underset{Red}{\overset{Ox}{\rightleftarrows}} CH_3-CH_2-\underset{\underset{CH_3}{|}}{C}=O$

2-Butanol 2-Butanon

c) | tertiärer Alkohol $\xrightarrow{\ //\ }$ (Abbau des Moleküls unter drastischen Bedingungen) |

Teilgleichungen mit Angabe der Oxidationszahlen (s. S. 33):

a) $R-\overset{-1}{CH_2}-OH + 2 H_2O \longrightarrow R-\overset{+1}{CHO} + 2\,e^{\ominus} + 2\,H_3O^{\oplus}$

$\overset{+1}{R-CHO} + 3\,H_2O \longrightarrow \overset{+3}{R-COOH} + 2\,e^{\ominus} + 2\,H_3O^{\oplus}$

b) $R-\underset{\underset{R'}{|}}{\overset{0}{CH}}-OH + 2\,H_2O \longrightarrow R-\underset{\underset{R'}{|}}{\overset{+2}{C}}=O + 2\,e^{\ominus} + 2\,H_3O^{\oplus}$

Die Oxidationsprodukte Aldehyd, Keton und Carbonsäure (s. S. 199, 207) lassen sich durch Reduktion wieder in die entsprechenden Alkohole überführen. Die Umsetzungen sind reversibel. Da lediglich die funktionelle Gruppe abgewandelt wird, bleibt das Grundgerüst des Moleküls erhalten.

Ether

Die Reaktion von Alkoholen mit starken Mineralsäuren führt auch zur Bildung von Ethern:

$2\,C_2H_5OH \xrightarrow[-H_2O]{(H_2SO_4)} H_5C_2-O-C_2H_5$

Ethanol Diethylether

Ether enthalten eine Sauerstoffbrücke —O— im Molekül und können als Disubstitutionsprodukte des Wassers betrachtet werden. Man unterscheidet einfache (symmetrische), gemischte (unsymmetrische) sowie cyclische Ether.

Beispiele:
CH₃—O—CH₃   C₆H₅—O—CH₃
Dimethylether   Methylphenylether
einfach   gemischt   Tetrahydrofuran Tetrahydropyran

12.2 Im Gegensatz zu Alkoholen sind Ether reaktionsträge und können deshalb als inerte Lösungsmittel verwendet werden. Sie sind unempfindlich gegen Alkalien, Alkalimetalle und Oxidations- bzw. Reduktionsmittel. So reagiert Methylphenylether auch nicht beim Erwärmen auf 60° C mit einer alkalischen Kaliumpermanganat-Lösung.

Gegenüber molekularem Sauerstoff besitzen Ether jedoch eine gewisse Reaktivität: Beim Stehenlassen an der Luft bilden sich unter Autoxidation (s. S. 178) sehr explosive Peroxide, was besonders beim Destillieren beachtet werden muß.

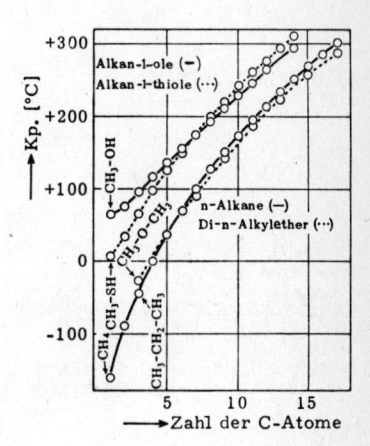

Abb. 82. Siedepunkte der linearen Alkan-1-ole, Alkan-1-thiole, Di-n-alkylether und n-Alkane bei 1 bar in Abhängigkeit von der Zahl der Kohlenstoffatome

Da Ether untereinander keine H-Brücken ausbilden können, ist keine Assoziation möglich. Sie haben daher eine kleinere Verdampfungswärme und einen niedrigeren Siedepunkt als die Alkohole (Abb. 82). Der Diethylether („Äther") wird deshalb oft als Lösungsmittel verwendet.

Er ist — erwartungsgemäß — mit Wasser nur wenig mischbar (ca. 6 g/100 g H₂O) und hat einen niedrigen Flammpunkt. Seine Dämpfe sind schwerer als Luft und bilden mit ihr explosive Gemische. Mit starken Säuren bilden sich wasserlösliche Oxoniumsalze, z. B.:

$$\begin{array}{c}CH_3\,CH_2\\ CH_3\,CH_2\end{array}\!\!>\!\underline{O} + HCl \longrightarrow \begin{array}{c}CH_3\,CH_2\\ CH_3\,CH_2\end{array}\!\!>\!\underline{\overset{\oplus}{O}}\!-\!H\ Cl^{\ominus} \quad \text{Diethyloxoniumchlorid}$$

Wegen des fehlenden H-Atoms am Sauerstoff haben Ether im Gegensatz zu Alkoholen keine sauren Eigenschaften.

12.3 Phenole

Die bekannten Phenole sind Beispiele für aromatische Hydroxy-Verbindungen. Sie sind als Hydroxybenzole anzusehen und enthalten eine oder mehrere OH-Gruppen direkt an den Benzolkern gebunden. Entsprechend unterscheidet man **ein- und mehrwertige Phenole.** (Beachte: $C_6H_5-CH_2-OH$ ist kein Phenol, sondern Benzylalkohol!)

Beispiele:

Phenol   o-Kresol   m-Kresol   p-Kresol

Brenz-   Hydro-   1,4-Naphtho-
catechin   chinon   hydrochinon

Phenole lassen sich wie Alkohole verestern und verethern. Sie sind jedoch im Gegensatz zu diesen erheblich stärkere **Säuren** (Carbolsäure = Phenol), da das entstehende Phenolat-Anion mesomeriestabilisiert ist.

Dabei wird die negative Ladung des Sauerstoffatoms in das π-System des Benzolrings einbezogen. Die Elektronendichte im Ring wird erhöht und der Benzolkern einer elektrophilen Substitution leichter zugänglich. Dies gilt insbesondere für den Angriff eines Elektrophils in der 2- und 4-Stellung. Im Gegensatz zum Benzol wird die Substitution an diesen Stellen begünstigt sein, d.h. Phenole lassen sich leichter nitrieren, sulfonieren und chlorieren.

Phenol selbst läßt sich nur schwer zu *p*-Benzochinon oxidieren, während Hydrochinon leicht zu Chinon oxidiert (dehydriert) wird. Dabei geht das aromatische System in ein chinoides über (vgl. S. 204).

Schwefel-Verbindungen

Die einfachste Schwefel-Kohlenstoffverbindung ist der Schwefelkohlenstoff CS_2. Vom Schwefelwasserstoff H_2S leiten sich den Alkoholen und Ethern analoge Verbindungen ab, die Thiole (Mercaptane) und die Sulfide (Thioether). Daneben existieren andere Schwefel-Sauerstoffverbindungen, wie die Sulfonsäuren.

Thiole und Sulfide

Thiole oder Thioalkohole sind Monosubstitutionsprodukte des H_2S und enthalten als funktionelle Gruppe die SH-Gruppe. Eine andere Bezeichnung ist **Mercaptane,** da die Thiole leicht Quecksilbersalze bilden („mercurium captans").

Thioether, analog den Ethern benannt, sind eigentlich als Sulfide aufzufassen und zu benennen.

Beispiele:

C_2H_5SH	CH_3-SH	$C_2H_5-S-C_2H_5$	C_6H_5-SH
Ethanthiol	Methanthiol	Diethylsulfid	Phenyl-
Ethyl-	Methyl-		mercaptan
mercaptan	mercaptan		Thiophenol

12.1.4 Ebenso wie H_2S sind Thiole nicht assoziiert und zeigen einen im Vergleich zu den Alkoholen niedrigeren Siedepunkt (Abb. 82), da sie keine H-Brücken ausbilden können. Thiole lassen sich an ihrem äußerst widerwärtigen Geruch leicht erkennen. Sie sind viel stärker sauer als Alkohole (kleinerer pK_s-Wert) und bilden gut kristallisierende Schwermetallsalze. So wurde die Aminosäure D-Penicillamin

$$\text{HOOC} - \underset{\underset{NH_2}{|}}{\overset{\overset{H}{|}}{C}} - \underset{\underset{SH}{|}}{\overset{\overset{CH_3}{|}}{C}} - CH_3$$

bei der Vergiftung mit Schwermetallionen als Gegenmittel eingesetzt, weil sie mit diesen Chelatkomplexe bilden kann.

12.1.3 Auch die Thiole können oxidiert werden. Ethylmercaptan ist z. B. leichter zu oxidieren als Ethanol. Der Angriff erfolgt nicht am C-Atom wie bei den Alkoholen, sondern am S-Atom.
Man erhält **Disulfide** und Sulfonsäuren:

$$2\,R-SH \xrightarrow{Ox} R-S-S-R + 2\,H^\oplus + 2\,e^\ominus.$$
Thiol   Disulfid

Beispiel: $2\,CH_3CH_2SH \longrightarrow C_2H_5-S-S-C_2H_5 + 2\,H^\oplus + 2\,e^\ominus.$

$$R-SH + 3/2\,O_2 \longrightarrow R-\overset{\overset{O}{\|}}{\underset{\underset{O}{\|}}{S}}-OH$$
Sulfonsäure

15.9 Sulfonsäuren

Die SO₃H-Gruppe heißt Sulfonsäure-Gruppe. Sulfonsäuren dürfen nicht mit Schwefelsäureestern verwechselt werden: In den Estern ist der Schwefel über Sauerstoff mit Kohlenstoff verbunden (s. S. 184), in den Sulfonsäuren steht S am C-Atom. Aromatische Sulfonsäuren entstehen durch Sulfonierung von Benzol mit SO₃ oder konzentrierter Schwefelsäure:

$$\underset{}{\bigcirc} + SO_3 \longrightarrow \underset{\text{Benzolsulfonsäure}}{\bigcirc - SO_3H}$$

Bei Einwirkung von Chlorsulfonsäure („Sulfochlorierung") entstehen Sulfonsäurechloride, die ihrerseits weiter umgesetzt werden können:

$$\text{C}_6\text{H}_6 + \text{ClSO}_3\text{H} \xrightarrow{-\text{H}_2\text{O}} \text{C}_6\text{H}_5\text{-SO}_2\text{Cl}$$

Benzolsulfochlorid

$$\text{C}_6\text{H}_5\text{-SO}_2\text{Cl} + \text{NaOH} \longrightarrow \text{C}_6\text{H}_5\text{-SO}_3^{\ominus}\text{Na}^{\oplus} + \text{HCl}$$

Na-Benzolsulfonat

$$\text{C}_6\text{H}_5\text{-SO}_2\text{Cl} + \text{NH}_3 \longrightarrow \text{C}_6\text{H}_5\text{-SO}_2\text{NH}_2 + \text{HCl}$$

Benzolsulfonamid

Verwendung

Die Natriumsalze alkylierter aromatischer Sulfonsäuren dienen als Netzmittel (vgl. S. 210), während einige Sulfonamide ($H_2N-C_6H_4-SO_2-NHR$) als Chemotherapeutica verwendet werden. Stammsubstanz ist das Sulfanilamid $H_2N-C_6H_4-SO_2-NH_2$ (*p*-Aminobenzolsulfonamid), das als Amid der Sulfanilsäure $H_2N-C_6H_4-SO_3H$ (*p*-Aminobenzolsulfonsäure) anzusehen ist.

Beispiele:

$$H_2N-\langle\!\!\!\bigcirc\!\!\!\rangle-SO_2-NH-\underset{\underset{S}{\|}}{C}-NH_2 \qquad HOOC-CH_2-CH_2-\underset{\underset{H}{|}}{\overset{\overset{O}{\|}}{C}}-N-\langle\!\!\!\bigcirc\!\!\!\rangle-SO_2NH-\langle\!\!\!\bigcirc\!\!\!\rangle$$

Sulfathiocarbamid   Succinoylsulfathiazol

Die antibakterielle Wirkung der Sulfonamide beruht darauf, daß sie von den Enzymen als Metabolite anstelle der *p*-Aminobenzoesäure umgesetzt werden. Die Wirksamkeit der Sulfonamide hängt u. a. von der Art des Restes R ab, der als Substituent am Amidstickstoff sitzt. Er beeinflußt wie alle Substituenten die Ladungsverteilung am Stickstoffatom und damit auch die Acidität der substituierten Sulfonamide (vgl. S. 194). Da Sulfonamide im Organismus am Aminstickstoff teilweise acetyliert werden, setzt man Kombinationspräparate oder entsprechende disubstituierte Verbindungen ein.

Ein Vergleich von **Sulfanilamid** (I) und **p-Aminobenzoesäure** (II) zeigt die Ähnlichkeit der beiden Verbindungen:

normale Bindungslängen (in nm)

C – C: 0,154
C – N: 0,147
C – O: 0,143
C – S: 0,182
N – S: 0,176

(Atomabstände in nm. Die nicht angegebenen Bindungen haben die üblichen Bindungslängen.)

Man erkennt, daß die Abstände der funktionellen Gruppen vom Benzolring — im Vergleich zu gesättigten Verbindungen — verkürzt sind. Dies deutet darauf hin, daß diese Gruppen mit den π-Orbitalen des Benzolrings in Wechselwirkung treten, so daß von einem π-Bindungscharakter der betreffenden Bindungen gesprochen werden kann. Resonanzstrukturen erläutern diesen Effekt (s. S. 195):

$$R-C\diagup^{O}_{\underline{O}H} \longleftrightarrow R-C^{\oplus}\diagup^{\underline{\overline{O}}|^{\ominus}}_{\underline{O}H} \longleftrightarrow R-C\diagup^{\underline{\overline{O}}|^{\ominus}}_{\underline{\underline{O}}H}$$

$$R-\overset{|O|}{\underset{|O|}{\overset{\|}{S}}}-\overline{N}H_2 \longleftrightarrow R-\overset{|\overline{O}|^{\ominus}}{\underset{O}{\overset{|}{S}}}=\overset{\oplus}{N}H_2 \longleftrightarrow R-\overset{|O|}{\underset{|\underline{O}|^{\ominus}}{\overset{\|}{S}}}=\overset{\oplus}{N}H_2$$

usw.

Die daraus resultierende Ladungsverteilung ist in den Strukturformeln I und II wie üblich gekennzeichnet: positive Partialladungen sind zu erwarten an der Amin-N-, der Amid-N- und der Carboxyl-OH-Gruppe.

Stickstoff-Verbindungen

Amine

12.4 Amine können als Substitutionsprodukte des Ammoniaks aufgefaßt werden. Nach der Zahl der im NH_3-Molekül ersetzten H-Atome unterscheidet man primäre, sekundäre und tertiäre Amine. Die Substitutionsbezeichnungen beziehen sich auf das N-Atom; demzufolge ist das tertiäre Butylamin ein primäres Amin. Falls der Stickstoff vier Substituenten trägt, spricht man von (quartären) Ammoniumverbindungen.

9.2 Beispiele (durch Variation der Alkylgruppen lassen sich homologe Reihen bilden):

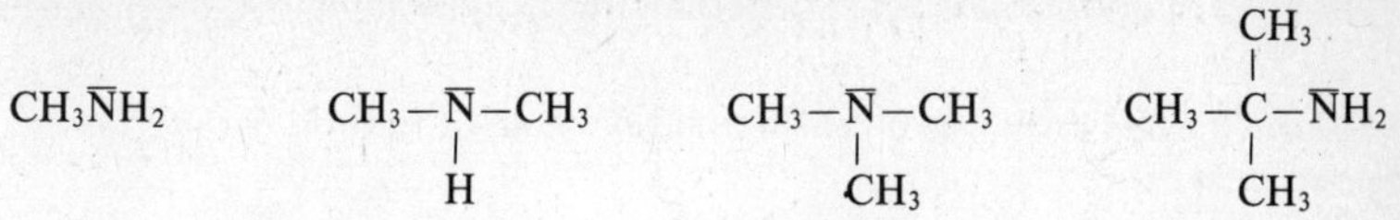

$CH_3\bar{N}H_2$ $CH_3-\underset{H}{\overset{|}{N}}-CH_3$ $CH_3-\underset{CH_3}{\overset{|}{N}}-CH_3$ $CH_3-\underset{CH_3}{\overset{CH_3}{\underset{|}{\overset{|}{C}}}}-\bar{N}H_2$

Methylamin   Dimethylamin   Trimethylamin   tertiäres Butylamin
primär   sekundär   tertiär   primär

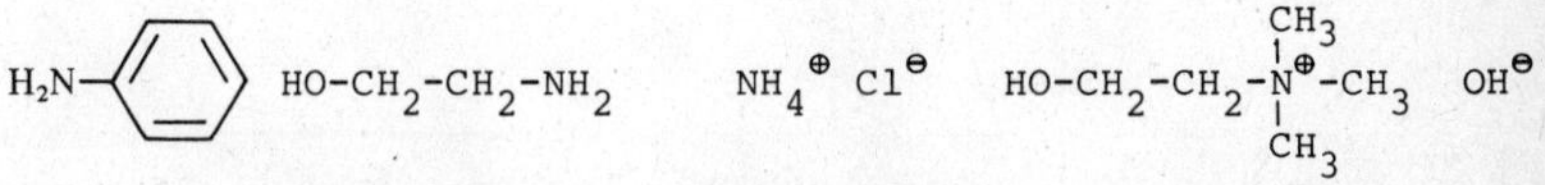

$H_2N-\langle\bigcirc\rangle$ $HO-CH_2-CH_2-NH_2$ $NH_4^{\oplus}\ Cl^{\ominus}$ $HO-CH_2-CH_2-\underset{CH_3}{\overset{CH_3}{\underset{|}{\overset{|}{N^{\oplus}}}}}-CH_3\quad OH^{\ominus}$

Anilin   Colamin   Ammonium-   Cholin
             2-Aminoethanol   chlorid

   primäre Amine   quartäre Ammoniumsalze

Eine auffallende Eigenschaft der Amine ist ihre Basizität. Wie Ammoniak können sie unter Bildung von Ammoniumsalzen ein Proton anlagern.

Beispiele:

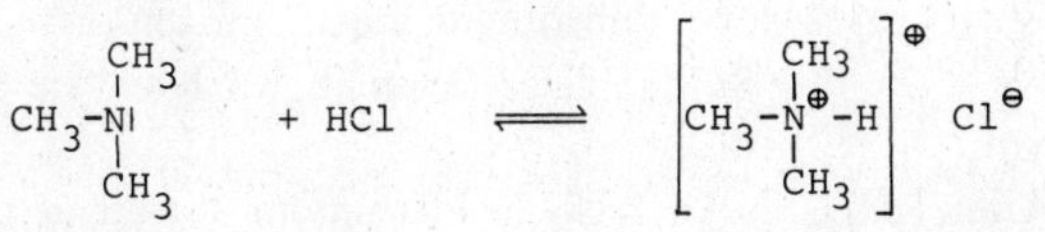

$CH_3-\underset{CH_3}{\overset{CH_3}{\underset{|}{\overset{|}{N}}}}\quad +\ HCl\ \rightleftharpoons\ \left[CH_3-\underset{CH_3}{\overset{CH_3}{\underset{|}{\overset{|}{N^{\oplus}}}}}-H\right]^{\oplus}\ Cl^{\ominus}$

Trimethylamin   Trimethylammoniumchlorid

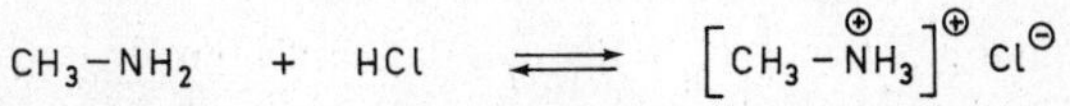

$CH_3-NH_2\ +\ HCl\ \rightleftharpoons\ \left[CH_3-\overset{\oplus}{N}H_3\right]^{\oplus}\ Cl^{\ominus}$

                            Methylammoniumchlorid
                            Methylamin – hydrochlorid

Durch Zugabe einer starken Base, z. B. Natriumhydroxid, läßt sich diese Reaktion umkehren und das Amin bildet sich zurück. Es ist daher wichtig, die Stärke der einzelnen Basen quantitativ erfassen zu können. Dazu dient ihr pK_s-Wert. Kennt man diesen Wert, kann man über die bekannte Beziehung $pK_s + pK_b = 14$ auch den pK_b-Wert in Wasser ausrechnen. Ferner kann man auf Grund der Gleichung $\text{pH} = 7 + {}^1/_2\ pK_s + {}^1/_2\ \lg c$ den pH-Wert einer Aminlösung der Konzentration c berechnen (s. S. 86).
Beispiel: 0,1 molare Lösung von Ammoniak

$$\text{pH} = 7 + {}^1/_2(9{,}25 + \lg 0{,}1) = 7 + {}^1/_2(9{,}25 - 1) = 7 + 4{,}1 = 11{,}1$$

Liegt eine Mischung aus Ammoniak und Ammoniumchlorid vor, läßt sich hierfür die Gleichung für Puffer anwenden. Allgemein gilt für Puffer wie Amine und ihre Hydrochloride, wenn sie im Verhältnis 1:1, also äquimolar vorliegen: pH = pK_s.

Beispiel: Eine 1:1 Mischung von Anilin und Anilinhydrochlorid hat in Wasser den pH-Wert 4,58.

Mit Hilfe der pK-Werte lassen sich die Amine in eine bestimmte Reihenfolge bringen (Tabelle 18). Dabei gilt: Je größer der pK_s- und je kleiner der pK_b-Wert ist, desto basischer ist das Amin.

Tabelle 18. pK-Werte von Aminen

	pK_b	Name	Formel	pK_s	
	3,29	Dimethylamin	$(CH_3)_2NH$	10,71	
	3,32	tert. Butylamin	$(CH_3)_3CNH_2$	10,68	
	3,36	Methylamin	CH_3NH_2	10,64	
steigende	4,26	Trimethylamin	$(CH_3)_3N$	9,74	fallende
Basizität	4,64	Benzylamin	$C_6H_5CH_2NH_2$	9,36	Basizität
	4,75	Ammoniak	NH_3	9,25	
	9,42	Anilin	$C_6H_5NH_2$	4,58	

12.4.1 Die Basizität der Amine läßt sich stark durch Substituenten beeinflussen (vgl. Acidität der Carbonsäuren, S. 207). Ihre Stärke hängt davon ab, wie leicht sie ein Proton aufnehmen können.

Daher ist ein **aliphatisches Amin** RNH_2 stärker basisch als Ammoniak, weil die elektronenliefernden Alkylgruppen die Verteilung der positiven Ladung im Ammoniumion begünstigen. Die Abnahme der Basizität bei tertiären Aminen R_3N im Vergleich zu sekundären Aminen R_2NH beruht darauf, daß im ersten Fall die Hydratisierung, die auch zur Stabilisierung des Ammoniumions beiträgt, erschwert ist.

Erwartungsgemäß vermindert die Einführung von Elektronenacceptoren (elektronenziehenden Gruppen) wie $-Cl$ oder $-NO_2$ die Basizität, weil dadurch die Möglichkeit zur Aufnahme eines Protons $H^{\oplus}$ verringert wird. Deshalb ist z.B. NF_3 keine Base mehr. Das gleiche gilt für die **Acyl-** und **Sulfonyl**reste, wie man anhand der mesomeren Strukturen erkennt:

$$R-C{\overset{\bar{\underline{|}}\underline{O}|}{\underset{NH_2}{}}} \longleftrightarrow R-C{\overset{\underline{|}\underline{O}|^{\ominus}}{\underset{\overset{\oplus}{NH_2}}{}}} \quad ; \quad R-\underset{\underset{|O|}{\overset{\|}{S}}}{\overset{|O|}{\underset{}{}}}-\bar{N}H_2 \longleftrightarrow R-\underset{\underset{|O|}{\overset{\|}{S}}}{\overset{\bar{|O|}^{\ominus}}{\underset{}{}}}=\overset{\oplus}{N}H_2 \longleftrightarrow R-\underset{\underset{|\underline{O}|^{\ominus}}{\overset{|}{S}}}{\overset{|O|}{\underset{}{}}}=\overset{\oplus}{N}H_2$$

Säureamide sind in Wasser nur sehr schwach basisch: Monosubstituierte Sulfonamide haben etwa die gleiche Acidität wie Phenol (vgl. S. 188).

Auch **aromatische Amine** sind nur schwache Basen. Beim Anilin tritt das Elektronenpaar am Stickstoff mit den π-Orbitalen des Phenylrestes in Wechselwirkung (vgl. heterocyclische Basen S. 180):

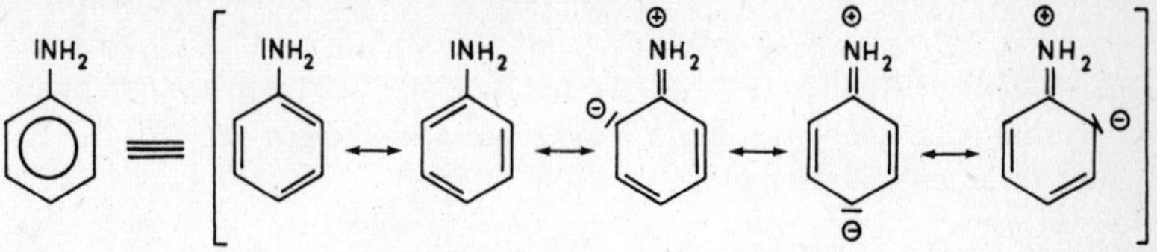

Die Resonanzstabilisierung des Moleküls wird teilweise wieder aufgehoben, wenn ein Aniliniumion gebildet wird:

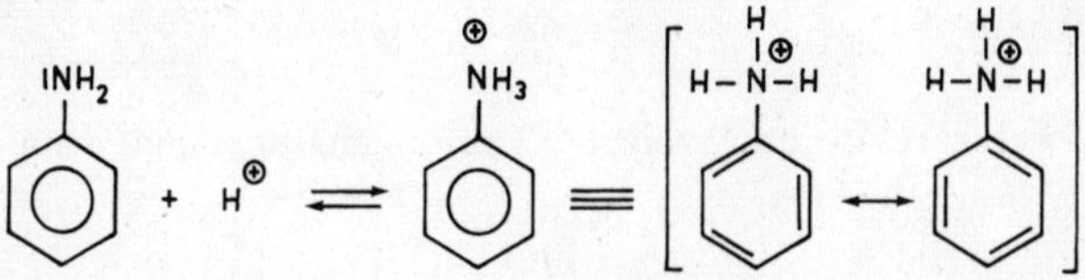

Die geringe Basizität aromatischer Amine ist also eine Folge der größeren Resonanzstabilisierung im Vergleich zu den entsprechenden Ionen. Kleinere Änderungen sind durch die Einführung von Substituenten in den aromatischen Ring möglich: Elektronendonatoren wie $-NH_2$, $-OCH_3$, $-CH_3$ stabilisieren das Kation und erhöhen die Basizität, Elektronenacceptoren wie $-NH_3^{\oplus}$, $-NO_2$, $-SO_3^{\ominus}$ vermindern die Basizität noch weiter.

Läßt man Amine mit salpetriger Säure (HNO_2) reagieren, können je nach Substitutionsgrad verschiedene Verbindungen entstehen:

1. Primäre Amine bilden Diazonium-Verbindungen.
2. Sekundäre Amine bilden Nitrosamine:
   $R_2NH + HONO \longrightarrow R_2N-N=O + H_2O$.
3. Tertiäre Amine und quartäre Ammoniumsalze reagieren in der Kälte nicht am Aminstickstoff.

Nitro-, Azo- und Diazo-Verbindungen

Primäre Amine reagieren mit salpetriger Säure HNO_2 zu Diazoniumsalzen (**Diazotierungsreaktion**):

$RNH_2 + NaNO_2 + 2\,HCl \longrightarrow R-\overset{\oplus}{N}\equiv N|\ Cl^{\ominus} + 2\,H_2O + NaCl$
Diazoniumkation

Im Falle der aliphatischen Amine zerfallen die gebildeten Salze meist sofort zu Stickstoff und Alkohol:

$R-\overset{\oplus}{N}\equiv N|Cl^{\ominus} + H_2O \longrightarrow N_2 + R-OH + HCl$ (R = aliphatisch).

Bei aromatischen Aminen (R = Aryl) sind die Salze bei Temperaturen unter 5°C haltbar und können weiter zu sog. **Azoverbindungen** (R−N=N−R) umgesetzt werden („Azokupplung"):

$[C_6H_5-N\equiv N]^{\oplus} Cl^{\ominus}$ + C_6H_5−OH ⟶ C_6H_5−N=N−C_6H_4−OH + HCl

Benzoldiazoniumchlorid   p-Hydroxy-azobenzol

Arbeitet man bei höherer Temperatur, wird die Diazoniumgruppe durch ein Anion (wie z.B. OH$^{\ominus}$) substituiert:

$[C_6H_5-N\equiv N]^{\oplus} OH^{\ominus} \longrightarrow C_6H_5OH + N_2$ („Phenolverkochung").

Reduziert man das Phenyldiazonium-Salz mit Sulfit, erhält man Phenylhydrazin. Dieses wird ebenso wie 2,4-Dinitrophenylhydrazin benutzt, um von Carbonyl-Verbindungen gut kristallisierende, scharf schmelzende Derivate (s. S. 201) herzustellen:

$[C_6H_5-N\equiv N]^{\oplus} Cl^{\ominus} \xrightarrow{SO_3^{2\ominus}} C_6H_5-NH-NH_2$

Phenylhydrazin   2,4-Dinitro-phenylhydrazin

Nitro-Verbindungen enthalten die NO$_2$-Gruppe. Sie können durch Nitrierung gewonnen werden und sind leicht durch Reduktion in die Amine überzuführen:

Benzol $\xrightarrow[60°]{HNO_3/H_2SO_4}$ Nitrobenzol $\xrightarrow[HCl/H_2O]{Fe}$ Anilin

Verwendet man zur Reduktion von Nitrobenzol Lithiumaluminiumhydrid (LiAlH$_4$), entsteht Azobenzol, C$_6$H$_5$−N=N−C$_6$H$_5$.

Bei der Nitrogruppe sind ebenso wie bei der Carboxylgruppe (s. S. 207) mehrere Grenzformeln möglich:

$$\left[-\overset{\oplus}{N}\overset{\bar{O}|}{\underset{\bar{O}|^{\ominus}}{\diagup}} \longleftrightarrow -\overset{\oplus}{N}\overset{\bar{O}|^{\ominus}}{\underset{O|}{\diagup}} \right] \equiv -\overset{\oplus}{N}\overset{\bar{O}|}{\underset{\bar{O}|}{\diagup}}{}^{\ominus}$$

Verbindungen mit ungesättigten funktionellen Gruppen

9.1.6 Die wichtigste dieser Gruppen ist die Carbonylgruppe $R_2C=\overline{\underline{O}}$. In ihr benutzt der Kohlenstoff sp^2-Hybridorbitale. R, C und O liegen demzufolge in einer Ebene und haben Bindungswinkel von $\approx 120°$. Zwischen C und O ist zusätzlich zur σ-Bindung eine π-Bindung ausgebildet.

12.5.1 Der Unterschied zwischen einer C=C- und einer C=O-Bindung besteht darin, daß die Carbonylgruppe polar ist, weil Sauerstoff elektronegativer als Kohlenstoff ist. Die Carbonylgruppe besitzt am Kohlenstoff ein elektrophiles und am Sauerstoff ein nucleophiles Zentrum. Anders ausgedrückt: Das C-Atom ist positiv polarisiert (trägt eine positive Partialladung), das O-Atom ist negativ polarisiert (trägt eine negative Partialladung) (Abb. 83).

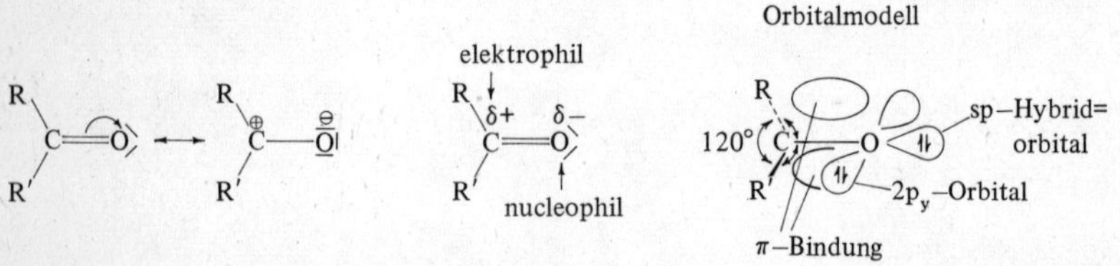

Abb. 83. Die σ-Bindungen sind durch Linien dargestellt. Die freien Elektronenpaare des Sauerstoffs sind zusätzlich eingezeichnet. Sie befinden sich in einem sp-Hybridorbital bzw. $2p_y$-Orbital des Sauerstoffs. R, R', C und O liegen in einer Ebene

Die verschiedenen noch zu besprechenden Carbonylverbindungen lassen sich etwa in folgende Reihe steigender Reaktivität einordnen:

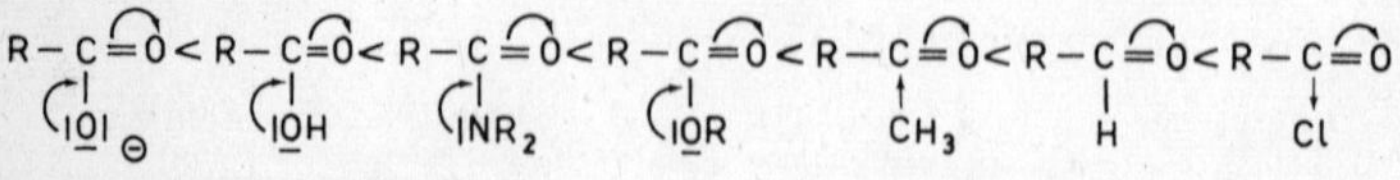

$$R-C\overset{\frown}{=}O < R-C\overset{\frown}{=}O < R-C\overset{\frown}{=}O < R-C\overset{\frown}{=}O < R-C\overset{\frown}{=}O < R-C\overset{\frown}{=}O < R-C\overset{\frown}{=}O$$
$$\underset{|\underline{O}|^\ominus}{} \quad \underset{|\underline{O}H}{} \quad \underset{|NR_2}{} \quad \underset{|\underline{O}R}{} \quad \underset{CH_3}{} \quad \underset{H}{} \quad \underset{Cl}{}$$

(A < B = B reaktiver als A)

Man erkennt daraus, daß die positive Partialladung am C-Atom von den Substituenten immer weniger kompensiert werden kann.

12.5 Aldehyde und Ketone

Die beiden primären Oxidationsprodukte der Alkohole (s. S. 186) sind die Aldehyde und Ketone. Sie haben als funktionelle Gruppe die Carbonylgruppe gemeinsam. Bei einem Aldehyd trägt das C-Atom dieser Gruppe ein H-Atom und ist mit einem zweiten C-Atom verbunden (außer HCHO). Bei einem Keton ist das C-Atom der Carbonylgruppe mit *zwei* weiteren C-Atomen verknüpft (Beachte: ein Lacton (s. S. 216) ist kein Keton!).
Entsprechend der chemischen Nomenklatur erhalten Aldehyde die Endung -al und Ketone die Endung -on. Für Aldehyde werden oft auch Namen benutzt, die von dem Oxidationsprodukt, der Carbonsäure, abgeleitet sind.

Beispiele:

H–C(H)=O	H_3C–C(H)=O	C$_6$H$_5$–C(=O)–H	H_3C–C(=O)–CH_3	C$_6$H$_5$–C(=O)–CH_3
Formaldehyd	Acetaldehyd	Benzaldehyd	Aceton	Acetophenon
Methanal	Ethanal		Propanon	Methylphenylketon

2.5.2 Gemeinsame Reaktionen
2.5.3

Beide Verbindungstypen reagieren mit **Nucleophilen** nach einem einheitlichen Schema in einer **Additionsreaktion**:

$$H\overline{B} + C=O \rightleftharpoons H-\overset{\oplus}{B}-\overset{|}{C}-\overline{\underline{O}}|^{\ominus} \rightleftharpoons \overline{B}-\overset{|}{C}-\overline{\underline{O}}-H$$

Die Reaktion wird durch Säuren beschleunigt, da Protonen als elektrophile Teilchen mit dem nucleophilen Carbonylsauerstoff reagieren können und dadurch die Polarität der C=O-Gruppe erhöhen **(Säurekatalyse)**:

$$\rangle C=O + H^\oplus \rightleftharpoons [\rangle C=\overset{\oplus}{\overline{O}}-H \longleftrightarrow \rangle \overset{\oplus}{C}-\overline{\underline{O}}-H]^\oplus$$

Ablauf der säurekatalysierten Additionsreaktion:

$$H\overline{B} + \rangle C=O + H^\oplus \rightleftharpoons H\overset{\oplus}{B}-\overset{|}{C}-OH \xrightarrow{-H^\oplus} \overline{B}-\overset{|}{C}-OH$$

Die nucleophile Addition an Ketone und Aldehyde soll an einigen Beispielen erläutert werden.

1. Reaktionen mit Wasser und Alkoholen

Wasser lagert sich unter Bildung von **Hydraten** an:

$$>\!C=O + H-O-H \rightleftharpoons -\overset{|}{\underset{|}{C}}-OH \qquad \text{Hydrat.}$$
$$OH$$

Die Reaktion mit Alkoholen verläuft analog unter Bildung von **Halbacetalen** und **Acetalen** (bzw. **Ketalen**):

(a) $>\!C=O + H-O-R \rightleftharpoons -\overset{|}{\underset{|}{C}}-OR \qquad$ Halbacetal
OH

(b) $R-\overset{R'}{\underset{OH}{\overset{|}{\underset{|}{C}}}}-OR + HOR \xrightarrow[-H_2O]{(H^\oplus)} R-\overset{R'}{\underset{OR}{\overset{|}{\underset{|}{C}}}}-OR$ (Ketal) bzw. $R-\overset{H}{\underset{OR}{\overset{|}{\underset{|}{C}}}}-OR$ (Voll-)Acetal

Die Acetalbildung erfolgt in zwei Schritten. Zunächst bildet sich unter Addition eines Alkohols ein Halbacetal (a). Dabei lagert sich ein Proton an das O-Atom (nucleophiles Zentrum) der Carbonylgruppe an und erhöht ihre Reaktionsfähigkeit. In einem zweiten Schritt (b) wird die protonierte OH-Gruppe durch ein Alkoholmolekül nucleophil substituiert. Es bildet sich ein Acetal (aus Aldehyden) bzw. Ketal (aus Ketonen), die beide auch ringförmig sein können (s. S. 242).

cyclisches Halbacetal   cyclisches (Voll-)Acetal

Man beachte, daß Acetale im Gegensatz zu Ethern durch Säuren in der Regel leicht wieder in Alkohol und Aldehyd gespalten werden können. Gegen Basen sind sie jedoch beständig.

2. Reaktionen mit Ammoniak und seinen Derivaten

a) **Primäre** Amine reagieren folgendermaßen:

$$>\!C=O + H-\overset{|}{\underset{H}{N}}-R \rightarrow -\overset{|}{\underset{HO\ H}{\overset{|}{C}}}-\overset{|}{\underset{|}{N}}-R \xrightarrow{-H_2O} >\!C=N-R \qquad \text{Schiffsche Base (Azomethin).}$$

 I II

Das gebildete Additionsprodukt I aus dem Amin und der Carbonylgruppe ist instabil und im allgemeinen nicht isolierbar. Es geht im weiteren Verlauf der Reaktion unter **Dehydratisierung** (Wasserabspaltung) in das eigentliche Endprodukt II über.

Analog reagieren:

$$-C=O + H_2N-H \rightarrow -\underset{OH}{C}-NH_2 \rightarrow -C=N-H$$
$$\text{Ammoniak} \qquad\qquad\qquad\qquad \text{Imin}$$

$$-C=O + H_2N-OH \longrightarrow -\underset{OH}{C}-NH-OH \rightarrow -C=N-OH$$
$$\text{Hydroxylamin} \qquad\qquad\qquad\qquad \text{Oxim}$$

$$-C=O + H_2N-NH_2 \rightarrow -\underset{OH}{C}-NH-NH_2 \rightarrow -C=N-NH_2$$
$$\text{Hydrazin} \qquad\qquad\qquad\qquad \text{Hydrazon}$$

$$-C=O + H_2N-NH-C_6H_5 \rightarrow -\underset{OH}{C}-NH-NH-C_6H_5 \rightarrow -C=N-NH-C_6H_5$$
$$\text{Phenylhydrazin} \qquad\qquad\qquad\qquad\qquad \text{Phenylhydrazon}$$

b) **Sekundäre** Amine reagieren unter H-Abspaltung am aciden α-C-Atom (s. u.):

$$-CH-C=O + HNR_2 \rightarrow -\underset{NR_2}{CH}-\underset{OH}{C}-OH \xrightarrow{-H_2O} -C=C-NR_2 \qquad \text{Enamin.}$$

c) **Tertiäre** Amine reagieren nicht, da sie keinen Wasserstoff am Stickstoff-Atom tragen.

2.5.4 3. Reaktionen mit C—H-aciden Verbindungen

Die elektronenziehende Wirkung des Carbonylsauerstoffatoms und die daraus resultierende positive Ladung am Carbonyl-C-Atom beeinfußt auch die C—H-Bindung am benachbarten (**α-ständigen**) C-Atom. Dadurch ist es oft möglich, dieses H-Atom mittels einer Base $B|^{\ominus}$ als $H^{\oplus}$-Ion abzuspalten: Man spricht von der **C—H-Acidität** dieser C—H-Bindung. Es entstehen dabei negativ geladene C-Atome, die als **Carbanionen** bezeichnet werden und mesomeriestabilisiert sind:

$$B|^{\ominus} + R-\underset{H}{\overset{H}{C}}-\underset{H}{C}=O \rightleftharpoons B-H + R-\underset{H}{\overset{\ominus}{C}}-\underset{H}{C}=O; \quad \left[R-\underset{H}{\overset{\ominus}{C}}-\underset{H}{C}=O \leftrightarrow R-\underset{H}{C}=\underset{H}{C}-\overset{\ominus}{O} \right]$$

Beachte: Eine Verbindung R_3C-CHO enthält kein α-ständiges H-Atom und kann deshalb nicht entsprechend der vorstehenden Gleichung reagieren.

Die Lage des Gleichgewichts der Carbanionbildung ist abhängig von den Basizitäten der Base $B|^{\ominus}$ und des Carbanions. Eine elektronenziehende Gruppe steigert die Acidität des betreffenden H-Atoms. Die aktivierende Wirkung von

$$-\underset{\underset{Y}{|}}{C}=O$$

nimmt daher in untenstehender Reihe ab wegen der zunehmenden

Elektronendonator-Wirkung von Y (vgl. S. 198, 211). Tragen beide Carbonylverbindungen die gleiche Gruppe, wird die sterisch weniger gehinderte Verbindung als Carbonylkomponente reagieren (Beispiel 3).

$$R-CH_2-\underset{\underset{H}{|}}{C}=O > R-CH_2-\underset{\underset{R'}{|}}{C}=O > R-CH_2-\underset{\underset{OR'}{|}}{C}=O > R-CH_2-\underset{\underset{NH_2}{|}}{C}=O >$$

$$> R-CH_2-\underset{\underset{|\underline{O}|^{\ominus}}{|}}{C}=O \quad (A > B \text{ bedeutet: A ist reaktiver als B})$$

Biochemisch besonders wichtig sind Verbindungen wie (I), bei denen die Acidität durch benachbarte Carbonylgruppen gesteigert wird (z. B. in Ketocarbonsäuren, s. S. 231).

$$R-CH_2-\underset{\underset{COOH}{|}}{C}=O \quad (I)$$

12.5.5 Das mittels einer Base (also im **alkalischen Milieu**) gebildete Carbanion kann selbst als Nucleophil mit einer Carbonylgruppe reagieren:

$$B-H + R-\overset{H}{\underset{\underset{CHO}{|}}{C}}{}^{\ominus} + \overset{R'}{\underset{\underset{H}{|}}{C}}=\underline{\underline{O}} \longrightarrow R-\overset{H}{\underset{\underset{OHC}{|}}{C}}-\overset{R'}{\underset{\underset{H}{|}}{C}}-|\underline{\underline{O}}|^{\ominus} + B-H \longrightarrow R-\overset{H}{\underset{\underset{OHC}{|}}{C}}-\overset{R'}{\underset{\underset{H}{|}}{C}}-OH + B|^{\ominus}$$

I

Der **nucleophile Angriff des Carbanions** am Carbonyl-C-Atom hat somit eine **Verlängerung** der Kohlenstoff-**Atomkette** zur Folge.

An diese Addition, die zu I führt, schließt sich oft die Abspaltung von Wasser **(Dehydratisierung)** an, so daß ungesättigte Carbonylverbindungen II entstehen:

$$R-\underset{\underset{OHC}{|}}{\overset{\overset{H}{|}}{C}}-\underset{\underset{H}{|}}{\overset{\overset{R'}{|}}{C}}-OH \longrightarrow R-\underset{\underset{OHC}{|}}{C}=\underset{\underset{H}{|}}{\overset{\overset{R'}{|}}{C}} + H_2O$$

II

Zusammenfassende Gleichung:

$$R-\underset{\underset{CHO}{|}}{CH_2} + \overset{\overset{O}{\|}}{\underset{\underset{H}{|}}{C}}-CH_2-R \longrightarrow \boxed{R-\underset{\underset{OHC}{|}}{\overset{\overset{H}{|}}{C}}-\underset{\underset{H}{|}}{\overset{\overset{OH}{|}}{C}}-CH_2-R} \xrightarrow{-H_2O} \boxed{R-\underset{\underset{OHC}{|}}{C}=CH-CH_2-R}$$

Bei geeigneter Schreibweise ist es ohne weiteres möglich, aus den Zwischen- oder Endprodukten die Ausgangsstoffe zu erkennen. Sie sind durch Einrahmung gekennzeichnet.

Beispiel 1: Acetaldehyd CH_3-CHO

1. Bildung des Carbanions mit Hilfe der Base $B|^\ominus$:

$$B|^\ominus + CH_3CHO \longrightarrow B-H + |\overset{\ominus}{C}H_2-CHO.$$

2. Nucleophiler Angriff des Carbanions am Carbonyl-Kohlenstoffatom eines zweiten Acetaldehydmoleküls (**Aldol-Addition**):

$$\underset{\underset{H\ H}{|\ |}}{\overset{\overset{O\ H}{\|\ |}}{C-C}}|^\ominus + \underset{\underset{H}{|}}{\overset{\overset{O}{\|}}{C}}-CH_3 \longrightarrow \underset{\underset{H\ H\ H}{|\ |\ |}}{\overset{\overset{O\ H\ \overline{O}|^\ominus}{\|\ |\ |}}{C-C-C}}-CH_3 \xrightarrow{+B-H} \boxed{OHC-CH_2-\underset{\underset{H}{|}}{\overset{\overset{OH}{|}}{C}}-CH_3} + B|^\ominus$$

Acetaldehyd   Aldol (3-Hydroxybutanal)

3. Der gebildete Hydroxyaldehyd Aldol kann dehydratisiert werden (**Aldolkondensation**):

$$O=\underset{\underset{H}{|}}{\overset{\overset{H}{|}}{C}}-\underset{\underset{H}{|}}{\overset{\overset{OH}{|}}{C}}-CH_3 \xrightarrow{-H_2O} O=\underset{\underset{H}{|}}{C}-CH=CH-CH_3 \quad \text{Crotonaldehyd (2-Butenal)}$$

Der Name Aldol-Reaktion ist für diese Art von Umsetzung (2. oder 3.) allgemein üblich, auch wenn statt Acetaldehyd andere Aldehyde oder gar Ketone eingesetzt werden.

Beispiel 2: Aceton $CH_3-\underset{\underset{O}{\|}}{C}-CH_3$

$CH_3-\underset{\underset{O}{\|}}{C}-CH_3 + \underset{\underset{CH_3}{|}}{\overset{\overset{O}{\|}}{C}}-CH_3 \xrightarrow{\text{Base}} \boxed{CH_3-\underset{\underset{O}{\|}}{C}-CH_2-\underset{\underset{CH_3}{|}}{\overset{\overset{OH}{|}}{C}}-CH_3} \xrightarrow{-H_2O}$

Dimethylketon   4-Hydroxy-4-methyl-2-pentanon

$\longrightarrow \boxed{CH_3-\underset{\underset{O}{\|}}{C}-CH=\underset{\underset{CH_3}{|}}{C}-CH_3}$

4-Methyl-3-penten-2-on

Beispiel 3: $CH_3-CHO + H-\underset{\underset{CH_3}{|}}{\overset{\overset{CH_3}{|}}{C}}-CHO \xrightarrow{\text{Base}} CH_3-\underset{\underset{H}{|}}{\overset{\overset{HO}{|}}{C}}-\underset{\underset{CH_3}{|}}{\overset{\overset{CH_3}{|}}{C}}-CHO$

            Acetaldehyd   2-Methylpropanal   3-Hydroxy-
            Carbonyl-   Methylenkomponente   2,2-dimethylbutanal
            komponente   (bildet Carbanion)

12.5.3 Unterschiede in den Reaktionsweisen

Die bisher vorgestellten Reaktionen sind mit Aldehyden *und* Ketonen möglich. Unterschiede zeigen beide im Verhalten gegen Oxidationsmittel. So werden Aldehyde zu Carbonsäuren oxidiert; Ketone hingegen lassen sich an der Carbonylgruppe nicht weiter oxidieren.

Zum Nachweis von Verbindungen mit Aldehydfunktionen dient daher deren reduzierende Wirkung z. B. auf Metallkomplexe. So wird bei der **Fehling**-Reaktion eine alkalische Kupfer(II)tartrat-Lösung ($Cu^{2\oplus}$/$OH^{\ominus}$/Weinsäure) zu rotem Cu_2O reduziert ($Cu^{2\oplus} \longrightarrow Cu^{\oplus}$) und bei der **Tollens**-Reaktion (Silberspiegelprüfung) eine ammoniakalische Silbersalzlösung ($Ag^{\oplus}$/$NH_4^{\oplus}$ $OH^{\ominus}$) zu metallischem Silber. Alkohole und Ketone geben damit keine Reaktion.

12.6 Chinone

12.6.1
Dihydroxyaromaten mit OH-Gruppen in *o*- oder *p*-Stellung (1,2- bzw. 1,4-Stellung) können zu Chinonen oxidiert werden (vgl. S. 189). Man versteht hierunter Verbindungen, die zwei Carbonylfunktionen in **cyclischer Konjugation** enthalten.

Beispiele (unter den Formeln sind die in Alkohol gemessenen Normalpotentiale E^0 angegeben. Die mit * markierten wurden in Wasser bestimmt):

o-Benzochinon   p-Benzochinon   1,4-Naphthochinon   9,10-Anthrachinon

$E° = 0{,}792$ V * $E° = 0{,}699$ V * $E° = 0{,}470$ V *

                  $E° = 0{,}715$ V $E° = 0{,}484$ V $E° = 0{,}154$ V

2-Methyl-   2-Hydroxy-   2-Methoxy-1,4-Naphthochinon

$E° = 0{,}408$ V $E° = 0{,}356$ V $E° = 0{,}353$ V

Aus den gemessenen Werten E^0 läßt sich folgende abnehmende Reihenfolge für die Redoxpotentiale angeben ($A > B$ bedeutet: A hat ein höheres (positiveres) Redoxpotential):

o-Benzochinon > *p*-Benzochinon > 1,4-Naphthochinon > 2-Methyl- > 2-Hydroxy > 2-Methoxy-1,4-Naphthochinon > Anthrachinon

2.6.2 Chinone und Hydrochinone können durch Redoxreaktionen ineinander umgewandelt werden:

Beispiele:

(Technische Darstellung von H_2O_2)

2-Ethyl-Anthrahydrochinon + O_2 → 2-Ethyl-Anthrachinon + H_2O_2 (Wasserstoffperoxid)

Chinon + 2 H$^\oplus$ + 2 e$^\ominus$ ⇌ Hydrochinon

Für diesen Vorgang ergibt sich das Redoxpotential aus der Nernstschen Gleichung (vgl. S. 115) zu:

$$E = E^0 + \frac{R \cdot T \cdot 2{,}303}{2F} \cdot \lg \frac{[\text{Chinon}] \cdot [\text{H}^\oplus]^2}{[\text{Hydrochinon}]}$$

Aus dieser Gleichung kann man z. B. folgende Schlüsse ziehen:
1. Ist das Produkt der Konzentrationen von Chinon und H$^\oplus$ gleich der Konzentration von Hydrochinon, so wird $E = E^0$, da lg 1/1 = lg 1 = 0 ist. Das Redoxpotential des Systems ist dann so groß wie sein Normalpotential E^0.
2. Mischt man Hydrochinon und Chinon im Molverhältnis 1:1, entsteht eine Additionsverbindung, das Chinhydron. In einer gesättigten Chinhydronlösung liegen beide Reaktionspartner in gleicher Konzentration vor. Damit vereinfacht sich die Nernstsche Gleichung zu:

$$E = E^0 + \frac{R \cdot T \cdot 2{,}3}{2F} \lg [\text{H}^\oplus]^2 = E^0 + \frac{R \cdot T \cdot 2{,}3}{F} \lg [\text{H}^\oplus]$$

$$= E^0 - \frac{R \cdot T \cdot 2{,}3}{F} \cdot \text{pH}$$

Das bedeutet: Das Redoxpotential ist nur noch vom pH-Wert der Lösung abhängig. Die Chinhydronelektrode kann daher zu pH-Messungen benutzt werden.

Aus den angegebenen Redoxpotentialen läßt sich entnehmen, daß mit zunehmender **Anellierung** (z. B. Übergang *p*-Benzochinon ⟶ Naphthochinon) das Potential abnimmt, d. h. die chinoide Struktur wird stabiler. Der Grund ist vor allem die Stabilisierung der chinoiden Struktur als Folge einer Ausbildung benzoider π-Systeme (vgl. z. B. Anthrachinon). Die Neigung zur Elektronenaufnahme wird dadurch verringert, d. h. die oxidierende Wirkung nimmt ab. Einen ähnlichen Effekt haben Substituenten, die in das chinoide System Elektronen abgeben, wie z. B. **HO—**, **H$_3$C—O—**, und **Alkyl-Gruppen**.

12.7 Carbonsäuren

12.7.1 Die Oxidationsprodukte der Aldehyde sind die Carbonsäuren. Sie enthalten die Carboxylgruppe $-COOH$. Die Hybridisierung am Kohlenstoff der COOH-Gruppe ist wie bei der Carbonylgruppe ($>C=O$) sp^2. Die erheblich größere Acidität der COOH-Gruppe im Vergleich zu den Alkoholen beruht darauf, daß beim Carboxylation mesomere Grenzformeln formuliert werden können. Die Delokalisierung der Elektronen führt zu einer symmetrischen Ladungsverteilung und damit zu einem energieärmeren, stabileren Zustand. Die Abspaltung des Protons von der Hydroxylgruppe wird durch einen elektronenziehenden Rest R erleichtert:

$$R-C\underset{OH}{\overset{O}{\diagup}} \underset{+H^\oplus}{\overset{-H^\oplus}{\rightleftarrows}} \left[R-C\underset{\underline{\overline{O}}|^\ominus}{\overset{O}{\diagup}} \longleftrightarrow R-C\underset{O}{\overset{\overline{\underline{O}}|^\ominus}{\diagup}}\right] \equiv \left[R-C\underset{\underline{\overline{O}}|}{\overset{\overline{\underline{O}}|}{\diagup}}{}^\ominus\right]$$

Dies zeigt sich in der Reihe der Halogencarbonsäuren, bei der das elektronegative Chloratom in das Molekül eingeführt wurde (Tabelle 19). Die Stärke dieses **elektronenziehenden** Effekts (auch als induktiver -I-Effekt bezeichnet) ist zudem von der Stellung des Halogenatoms abhängig. Die Halogenatome üben dabei einen Elektronensog aus. Dies hat eine Erniedrigung der Elektronendichte am C-2-Atom zur Folge. Der Effekt überträgt sich auf den Sauerstoff der Hydroxylgruppe, der positiviert wird und die Abgabe des H-Atoms als Proton erleichtert. Ähnlich wirken eine in Konjugation zur Carboxylgruppe stehende Doppelbindung, $-OH$ und $-NH_3^\oplus$-Gruppen.

Die Wirkung bei mehrfacher Substitution ist im allgemeinen additiv, wie man an den pK_s-Werten der verschiedenen substituierten Chloressigsäuren erkennt. Allerdings nimmt der induktive Effekt mit wachsender Entfernung von der Carboxylgruppe rasch ab (β-Chlorpropionsäure).

Es sei allerdings darauf hingewiesen, daß nach neueren Erkenntnissen die Zunahme der Stärke der Halogencarbonsäuren vor allem auf Solvationseffekten der Säureanionen beruht (z.B. Zunahme der Hydrationsenthalpien) und weniger auf den I-Effekten.

Einen *entgegengesetzten* Einfluß haben Alkylgruppen. Infolge der **elektronenspendenden** Eigenschaften dieser Gruppen (+I-Effekt) nimmt die Acidität der Säuren ab, d.h. die Dissoziationskonstante wird kleiner (größerer pK_s-Wert). Die Elektronendichte am Carboxyl-C-Atom und am Sauerstoff wird erhöht, so daß das H-Atom weniger leicht als Proton abgegeben werden kann.

Die Einführung von Alkylgruppen hat allerdings keinen so starken Einfluß auf die Säurestärke wie die von elektronenziehenden Gruppen.

Tabelle 19. pK_s-Werte von Carbonsäuren

pK_s	Formel	Name			
↑ 4,76	CH_3COOH	Essigsäure	↑ 5,05	$(CH_3)_3COOH$	Trimethyl-essigsäure
4,26	$CH_2=CHCOOH$	Acrylsäure	4.85	$(CH_3)_2CHCOOH$	Iso-Buttersäure
3,17	ICH_2COOH	Monoiod-essigsäure	4,88	CH_3CH_2COOH	Propionsäure
2,81	$ClCH_2COOH$	Monochlor-essigsäure	4,76	CH_3COOH	Essigsäure
1,30	$Cl_2CHCOOH$	Dichlor-essigsäure	3,77	$HCOOH$	Ameisensäure
0,65	Cl_3CCOOH	Trichlor-essigsäure	9,8	$H_3N^{\oplus}-CH_2-COO^{\ominus}$	Glycin (s. S. 236)
↑ 4,88	CH_3CH_2COOH	Propionsäure	3,87	$CH_3CHOHCOOH$	Milchsäure
4,1	CH_2ClCH_2COOH	β-Chlor-propionsäure	3,83	$HOCH_2COOH$	Glykolsäure
2,8	$CH_3CHClCOOH$	α-Chlor-propionsäure			

(steigender pK_s-Wert)

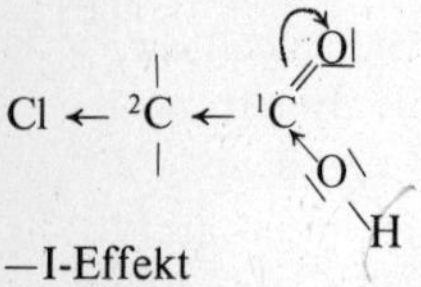

$$Cl \leftarrow {}^2C \leftarrow {}^1C \overset{O}{\underset{O-H}{\diagdown}} \qquad CH_3 \rightarrow C \rightarrow C \overset{O}{\underset{O-H}{\diagdown}}$$

−I-Effekt   +I-Effekt

(Zunahme der Acidität)   (Abnahme der Acidität)

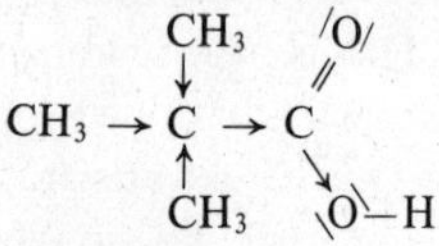

Ebenso wie bei den Aminen kann man auch bei den Carbonsäuren mit Hilfe des pK_s-Wertes den pH-Wert der Lösungen berechnen, sofern man die Konzentration der Säure kennt (s. S. 87):

Beispiel: 0,1 molare Propionsäure; $pK_s = 4,88$, $c = 10^{-1}$;
pH = $1/2\, pK_s - 1/2 \lg c$; pH = $2,44 - 1/2\,(-1) = 2,94$.

Wichtige Carbonsäuren

Viele Carbonsäuren sind lange bekannt und werden durch Trivialnamen gekennzeichnet. Nomenklaturgerecht ist es, an den Stammnamen die Endung -säure anzuhängen oder das Wort -carbonsäure an den Namen des um ein C-Atom verminderten Kohlenwasserstoffrestes anzufügen. Die Stammsubstanz kann aliphatisch, aromatisch oder ungesättigt sein. Ebenso können auch mehrere Carboxylgruppen im gleichen Molekül vorhanden sein. Entsprechend unterscheidet man **Mono-, Di-, Tri-** und **Polycarbonsäuren.** Selbstverständlich ist auch hier die Bildung homologer Reihen möglich.

Beispiele (die Namen der Salze sind zusätzlich angegeben):

$CH_3-CH_2-CH_2-COOH$
n-Buttersäure
Butansäure
Propan-1-carbonsäure
(Butyrate)

$CH_3-(CH_2)_{16}-COOH$
Stearinsäure
Octadecansäure
Heptadecan-1-carbonsäure
(Stearate)

$CH_3-(CH_2)_7-CH=CH-(CH_2)_7-COOH$
Ölsäure
cis-9-Octadecensäure
cis-8-Heptadecen-1-carbonsäure
(Oleate)
isomer mit: Elaidinsäure
trans-9-Octadecensäure
trans-8-Heptadecen-1-carbonsäure (Elaidate)

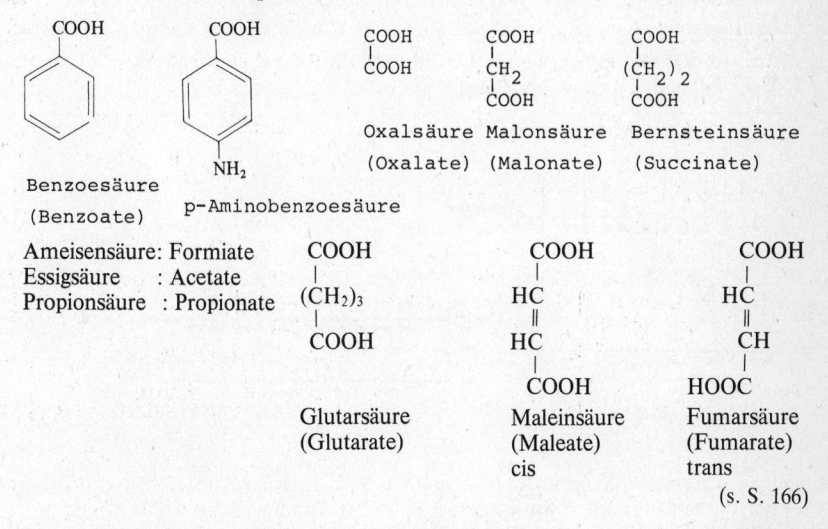

$CH_3-(CH_2)_{14}-COOH$
Palmitinsäure
Hexadecansäure
Pentadecan-1-carbonsäure
(Palmitate)

Benzoesäure
(Benzoate)

p-Aminobenzoesäure

Oxalsäure (Oxalate)
Malonsäure (Malonate)
Bernsteinsäure (Succinate)

Ameisensäure: Formiate
Essigsäure : Acetate
Propionsäure : Propionate

Glutarsäure (Glutarate)

Maleinsäure (Maleate) cis

Fumarsäure (Fumarate) trans

(s. S. 166)

2.7.3 Die Alkalisalze der höheren Carbonsäuren ($C_{12}-C_{20}$) werden als **Seifen** bezeichnet. Es handelt sich dabei um oberflächenaktive Stoffe (Tenside), die aus einem großen **hydrophoben** Kohlenwasserstoff-Rest und einer **kleineren hydrophilen** Gruppe bestehen. Die anionenaktiven (s.u.) Natriumsalze der Carbonsäuren haben allerdings den Nachteil, daß sie in Wasser stark alkalisch reagieren (Hautreizung möglich) und in stärker saurem und hartem Wasser kaum brauchbar sind. Grund: Bildung schwerlöslicher Erdalkalisalze bzw. der freien, schlecht löslichen Carbonsäuren. Daher werden in hartem Wasser Enthärter (Poly- und Metaphosphate) eingesetzt. Außerdem hat man bei den synthetischen Waschmitteln, den Detergentien, die Carboxylgruppe durch eine

Sulfonsäuregruppe ersetzt (R ist wegen der biologischen Abbaubarkeit eine n-Paraffinkette):

Beispiele: $R-O-SO_3^{\ominus} Na^{\oplus}$, $R-SO_3^{\ominus} Na^{\oplus}$, $R-C_6H_4-SO_3^{\ominus} Na^{\oplus}$.

Für Desinfektionszwecke in der Medizin verwendet man kationenaktive Seifen, die **Invertseifen**. Es handelt sich um quartäre Ammoniumsalze, die einen langkettigen Kohlenwasserstoff-Rest enthalten: $R-\overset{\oplus}{N}R'_3 \; Cl^{\ominus}$. Davon leitet sich auch der Name ab: Der waschaktive Teil ist nicht wie sonst ein Anion, sondern ein Kation.

Die Wirkungsweise der Waschmittel beruht auf ihrem Bau. Die hydrophilen Gruppen ($-COO^{\ominus}Na^{\oplus}$, $-SO_3^{\ominus}Na^{\oplus}$) werden in das Wasser hineingezogen, während die hydrophoben Fettsäureketten herausgedrängt werden. Durch die regelmäßige **Anordnung der Moleküle** in der **Phasengrenzfläche** wird die **Oberflächenspannung** des Wassers herabgesetzt, d.h. die Flüssigkeit wird beweglicher und benetzt die Schmutzteilchen. Durch Wasser nicht benetzbare Stoffe wie Öle werden durch die Seifen umhüllt, damit emulgiert und können dann weggespült werden (Abb. 84).

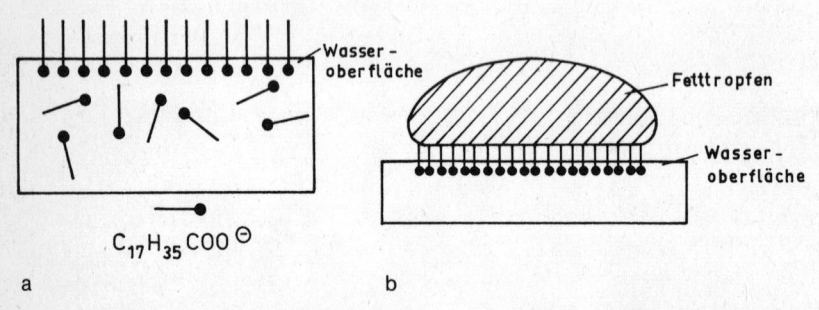

Abb. 84 a u. b. Wirkungen der Waschmittel. **a** Oberflächenaktivität: Anreicherung der polar gebauten Ionen in der Wasseroberfläche. **b** Wirkung als Netzmittel

Derivate der Carbonsäuren und ihre Reaktionen

Zu den wichtigsten Reaktionen der Carbonsäuren zählen die verschiedenen Möglichkeiten, die Carboxylgruppe in charakteristischer Weise abzuwandeln. Dabei wird die OH-Gruppe durch eine andere funktionelle Gruppe Y ersetzt. Die entstehenden Produkte werden als Carbonsäure-Derivate bezeichnet und können allgemein als R—C(=O)—Y formuliert werden (Y kann ebenfalls substituiert sein wie in R—CO—NR′$_2$).

2.8.1 Die Derivate lassen sich meist leicht ineinander überführen und haben daher große präparative Bedeutung. Im einzelnen handelt es sich um folgende Verbindungstypen, die in der Reihenfolge zunehmender **Reaktivität gegenüber Nucleophilen** angeordnet sind (s. S. 198):

($A < B$ bedeutet: B ist reaktiver als A)

$$R-C(=O)-OH < R-C(=O)-NH_2 < R-C(=O)-OR < R-C(=O)-SR < R-C(=O)-O-C(=O)-R < R-C(=O)-Cl$$

| Carbon-säure | -amid | -ester | -thioester | -anhydrid | -chlorid (-halogenid) |

Beispiele: $CH_3-C(=O)-OH$

$CH_3-C(=O)-NH_2$ $CH_3-C(=O)-OCH_2CH_3$ $CH_3-C(=O)-O-C(=O)-CH_3$ $CH_3-C(=O)-Cl$

Essigsäure-amid   -ethylester   -anhydrid   -chlorid
Acetamid   Ethylacetat   Acetanhydrid   Acetylchlorid

$HO-C(=O)-NH_2$ $H_2N-C(=O)-NH_2$ $Cl-C(=O)-Cl$ $C_2H_5O-C(=O)-NH_2$

Kohlensäure-monoamid   -diamid   -dichlorid   Carbaminsäure-ethylester
Carbaminsäure   Harnstoff   Phosgen   Ethylurethan

$C_6H_5-C(=O)-Cl$ 2-($CH_3-C(=O)-O$)-C_6H_4-COOH $CH_3-C(=O)-CH_2-C(=O)-OC_2H_5$

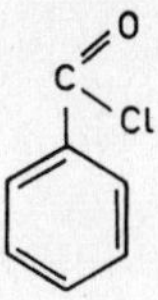

Benzoylchlorid   Acetylsalicylsäure 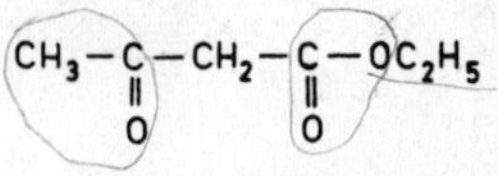   Acetessigsäureethylester
    Acetessigester

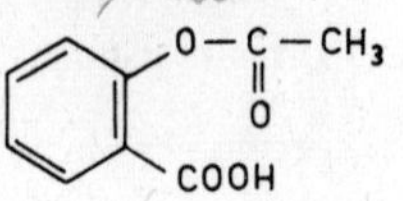

Benzoylrest: $C_6H_5-C(=O)-$
Acetylrest: $CH_3-C(=O)-$
(allgemein: Acyl-Rest)

$H_2N-CH_2-CH_2-S-C(=O)-CH_3$

S-Acetylcysteamin

12.8.2 Die Umsetzung von Carbonsäurederivaten mit Nucleophilen verläuft analog der Reaktion der Aldehyde und Ketone gemäß folgendem Schema mit dem Nucleophil HB|:

$$HB| + \underset{Y}{\overset{R}{C}}=O \rightleftharpoons H-\overset{\oplus}{B}-\underset{Y}{\overset{R}{C}}-\bar{O}|^{\ominus} \xrightarrow{-H^{\oplus}} B-\underset{Y}{\overset{R}{C}}-\bar{O}|^{\ominus} \xrightarrow{-Y^{\ominus}} R-\underset{B|}{\overset{R}{C}}=O$$

Auch diese Reaktion läßt sich durch **Säuren katalytisch** beschleunigen:

$$HB| + \underset{Y}{\overset{R}{C}}=O + H^{\oplus} \rightleftharpoons H-\overset{\oplus}{B}-\underset{Y}{\overset{R}{C}}-O-H \xrightarrow{-H^{\oplus}} |B-\underset{Y}{\overset{R}{C}}-\bar{O}-H \xrightarrow{-H^{\oplus}, -Y^{\ominus}} R-\underset{B|}{\overset{R}{C}}=O$$

Im Unterschied zu den Reaktionen von Carbonsäuren ist auch eine **Basen-Katalyse** möglich. Letztere beruht auf dem Gleichgewicht:

$$HB + |OH^{\ominus} \rightleftharpoons H_2O + B|^{\ominus},$$

wobei das viel reaktionsfähigere Anion B|$^{\ominus}$ gebildet wird. Die Carbonsäuren selbst werden dagegen durch Basenzusatz in das mesomeriestabilisierte Carboxylation übergeführt und zeigen keine Reaktivität mehr:

$$R-C\overset{\displaystyle\nearrow O}{\underset{\displaystyle\searrow OH}{}} + OH^{\ominus} \longrightarrow R-C\overset{\displaystyle\nearrow \bar{O}|}{\underset{\displaystyle\searrow \bar{O}|}{}}{}^{\ominus} + H_2O$$

Beispiele für Umsetzungen von Carbonsäurederivaten mit Nucleophilen; einige sind typische Gleichgewichtsreaktionen:

1. Hydrolyse von Carbonsäurederivaten zu Carbonsäuren (z. B. mit verdünnten Säuren oder Laugen wie HCl bzw. NaOH):

$$R-\underset{NH_2}{\overset{R}{C}}=O + H_2O \underset{\Delta}{\rightleftharpoons} R-\underset{OH}{\overset{}{C}}=O + NH_3; \quad (\Delta = \text{Pyrolyse von R-COO}^{\ominus} NH_4^{\oplus})$$

$$R-\underset{OR}{C}=O + H_2O \xrightarrow[H^{\oplus}]{H^{\oplus},OH^{\ominus}} R-\underset{OH}{C}=O + ROH \quad (\text{Mechanismus s. S. 214}).$$

$$R-\underset{Cl}{C}=O + H_2O \longrightarrow R-\underset{OH}{C}=O + HCl; (R-COOH \xrightarrow[PCl_5]{SOCl_2 \text{ od.}} R-COCl)$$

$$\begin{array}{c} R-C=O \\ | \\ O \\ | \\ R-C=O \end{array} + H_2O \longrightarrow 2\, RCOOH; \quad (2\,RCOOH \xrightarrow{P_4O_{10}} R-\underset{O}{\overset{\|}{C}}-O-\underset{O}{\overset{\|}{C}}-R)$$

2. **Umsetzung von Carbonsäurederivaten mit H_2NR' bzw. NH_3 (für $R' = H$).** Dabei entstehen (*N*-substituierte) Carbonsäureamide. Die wäßrigen Lösungen der Amide reagieren im Gegensatz zu den Aminen neutral. (Die Carbonsäuren selbst geben mit NH_3 leicht Ammoniumsalze:
$CH_3-CH_2-COOH + NH_3 \longrightarrow CH_3-CH_2-COO^{\ominus} NH_4^{\oplus}$.)

$$R-\underset{\underset{NH_2}{|}}{C}=O + H_2NR' \rightleftharpoons R-\underset{\underset{NHR'}{|}}{C}=O + NH_3 \quad \text{(Transaminierung)}$$

$$R-\underset{\underset{OR}{|}}{C}=O + H_2NR' \rightleftharpoons R-\underset{\underset{NHR'}{|}}{C}=O + ROH$$

$$R-\underset{\underset{Cl}{|}}{C}=O + H_2NR' \rightarrow R-\underset{\underset{NHR'}{|}}{C}=O + HCl$$

$$\begin{matrix} R-C=O \\ | \\ O \\ | \\ R-C=O \end{matrix} + H_2NR' \rightarrow R-\underset{\underset{NHR'}{|}}{C}=O + R-COOH$$

3. **Umsetzung mit $R'OH$ zu Carbonsäureestern.** Die niederen Glieder der Carbonsäureester haben einen fruchtartigen Geruch und werden u.a. als künstliche Aromastoffe verwendet, z.B. Buttersäureethylester („Ananas").

$$R-\underset{\underset{NH_2}{|}}{C}=O + HOR' \rightleftharpoons R-\underset{\underset{OR'}{|}}{C}=O + NH_3$$

$$R-\underset{\underset{OR'}{|}}{C}=O + HOR'' \rightleftharpoons R-\underset{\underset{OR''}{|}}{C}=O + HOR' \quad \text{(Umesterung)}$$

$$R-\underset{\underset{Cl}{|}}{C}=O + HOR' \rightarrow R-\underset{\underset{OR'}{|}}{C}=O + HCl$$

$$\begin{matrix} R-C=O \\ | \\ O \\ | \\ R-C=O \end{matrix} + HOR' \rightarrow R-COOH + R-COOR'$$

Einige der angeführten Reaktionen lassen sich auch gut zur Darstellung von Carbonsäurederivaten verwenden.

Die Carbonsäurederivate können natürlich auch miteinander reagieren.

Beispiel: Darstellung von Barbitursäure:

$$\underset{\text{Harnstoff}}{O=C{\overset{NH_2}{\underset{NH_2}{}}}} + \underset{\text{Malonsäureethylester}}{\overset{C_2H_5-O-\overset{O}{\overset{\|}{C}}}{\underset{C_2H_5-O-\underset{O}{\underset{\|}{C}}}{}}CH_2} \rightarrow \underset{\text{Barbitursäure}}{O=C{\overset{\overset{H}{\overset{|}{N}}-\overset{O}{\overset{\|}{C}}}{\underset{\underset{H}{\underset{|}{N}}-\underset{O}{\underset{\|}{C}}}{}}}CH_2} + \underset{\text{Ethanol}}{2\ C_2H_5OH}$$

12.8.3 Von den vorstehend aufgeführten Umsetzungen sollen die **Veresterung** und ihre Umkehrung, die Verseifung oder Esterhydrolyse, eingehender besprochen werden.

Beispiel:

$$CH_3COOH + C_2H_5OH \underset{(H^{\oplus},\ OH^{\ominus})}{\overset{(H^{\oplus})}{\rightleftarrows}} CH_3COOC_2H_5 + H_2O\ ,$$

$$K = \frac{[CH_3COOC_2H_5] \cdot [H_2O]}{[CH_3COOH] \cdot [C_2H_5OH]} \approx 4 \quad \text{(für Raumtemperatur)}.$$

Die Einstellung des Gleichgewichts dieser Umsetzung läßt sich wie bei jeder Veresterung (s. S. 184) durch Zusatz starker Säuren als Katalysator beschleunigen. Im gleichen Sinne wirkt auch eine Erhöhung der Reaktionstemperatur. Da es sich um eine Gleichgewichtsreaktion handelt, wird auch die Rückreaktion, d. h. die Hydrolyse des gebildeten Esters beschleunigt. Will man das Gleichgewicht auf die Seite des Esters verschieben, muß man die Konzentrationen der Reaktionspartner verändern. Dies ist auf folgende Weise möglich:

1. Eine der Ausgangskomponenten (meist der billigere Alkohol) wird im 5- bis 10-fachen Überschuß eingesetzt.
2. Das gebildete Wasser wird aus dem Gleichgewicht entfernt, z. B. durch die zugesetzte Katalysatorsäure wie H_2SO_4.

Wir haben früher gesehen, daß die Veresterung wegen der Reaktionsträgheit des Carboxylatanions nicht durch Basen katalysiert werden kann. Dieser Nachteil wirkt sich bei der Umkehrung der Esterbildung, der Verseifung, zum

.8.4 Vorteil aus. Die **alkalische Esterhydrolyse** liefert das Carboxylation. Dieses ist gegenüber der Einwirkung von Nucleophilen fast völlig inert (man kann damit z. B. auch kein Carbonsäurederivat herstellen). Daraus folgt, daß die alkalische Esterverseifung praktisch irreversibel abläuft: das Hydroxidion wird verbraucht und bildet einen undissoziierten Alkohol:

$$HO|^\ominus + R-C\underset{OR'}{\overset{O}{\diagup}} \rightleftharpoons R-C\underset{O-H}{\overset{|\overline{O}|^\ominus}{-}}OR' \rightarrow R-C\underset{O}{\overset{O}{\diagup}}{}^\ominus + R'OH$$

Die **säurekatalysierte** Esterspaltung ist dagegen eine reversible Reaktion, bei der das Proton als Katalysator wirkt:

$$\underset{OR'}{R-C=O} + H^\oplus \rightleftharpoons \underset{OR'}{\overset{\oplus}{R-C}-OH} + H_2O \rightleftharpoons \underset{OR'}{R-\overset{\overset{H\diagdown\overset{\oplus}{O}\diagup H}{|}}{C}-OH} -H^\oplus \rightleftharpoons \underset{OH}{R-C=O} + HOR'$$

Spezielle Ester

12.8.5 Lactone

Lactone sind intramolekulare Ester vor allem von γ- oder δ-Hydroxycarbonsäuren. Im Falle der γ-Hydroxysäuren erhält man Fünfringe, bei den δ-Hydroxysäuren Sechsringe (vgl. S. 232).

Beispiel:

```
γ  CH₂OH                H₂C—OH                          H₂C——C=O
β  CH₂                 H₂C                              |      \
                =      |         —H₂O→          H₂C     |       O
α  CH₂                 H₂C                              |      /
   |                   |                                 C————
   COOH                C—OH                             H₂
                       ‖
                       O
   γ-Hydroxybuttersäure                         γ-Butyrolacton
```

Die Esterbindung ist eingerahmt.

```
  ⏞O
R |
  C=O
  ⏟
```
bedeutet die allgemeine Darstellung eines Lactonringes. Man beachte, daß die Sauerstoffbrücke —O— direkt mit der Carbonylgruppe verbunden ist.

Phosphorsäureester und -anhydride

12.9.1 Bei der Energieübertragung und Speicherung in der Zelle spielen **Phosphorsäureester** (z.B. als Nucleotide) eine wichtige Rolle.

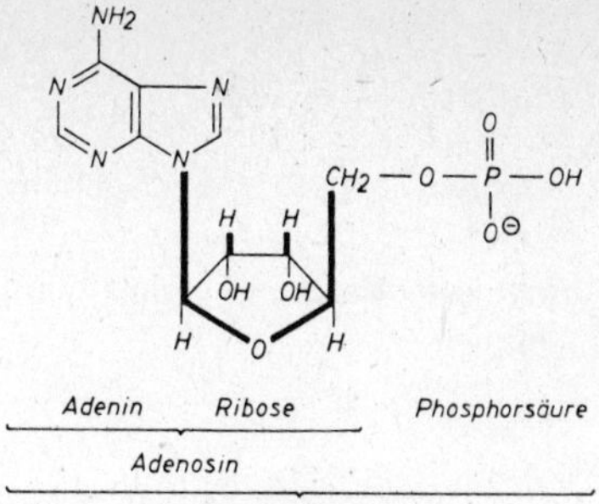

Adenin   Ribose   **Phosphorsäure**
Adenosin

**Adenosinmonophosphat
AMP**

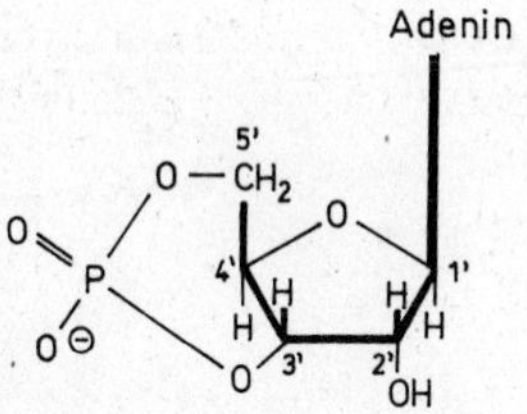

**Adenosin-3',5'-monophosphat
cyclo-AMP**

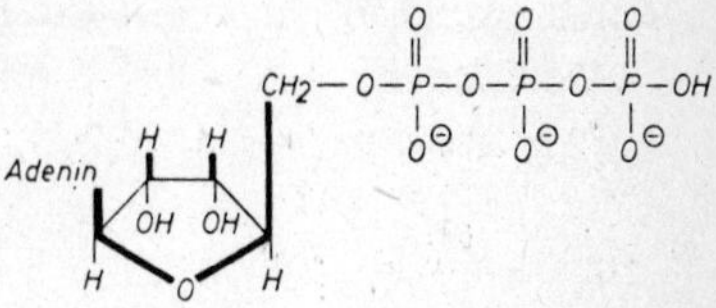

**Adenosintriphosphat
ATP**

(entsteht aus ATP unter Pyrophosphatabspaltung)

Adenin, eine heterocyclische Base mit einem Purin-Gerüst, ist mit *D*-Ribose, einem Kohlenhydrat, zu dem Nucleosid Adenosin verknüpft (s. S. 259). Dieses kann mit Mono-, Di- oder Triphosphorsäure verestert sein. Letzere sind Kondensationsprodukte (Anhydride) der Monophosphorsäure.

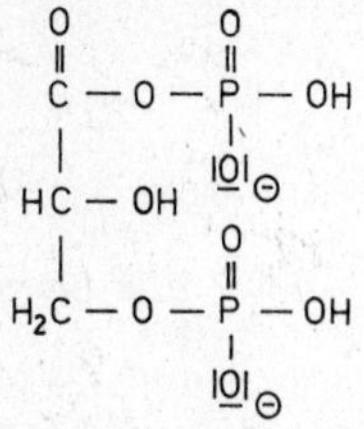

1,3-Diphosphoglycerinsäure

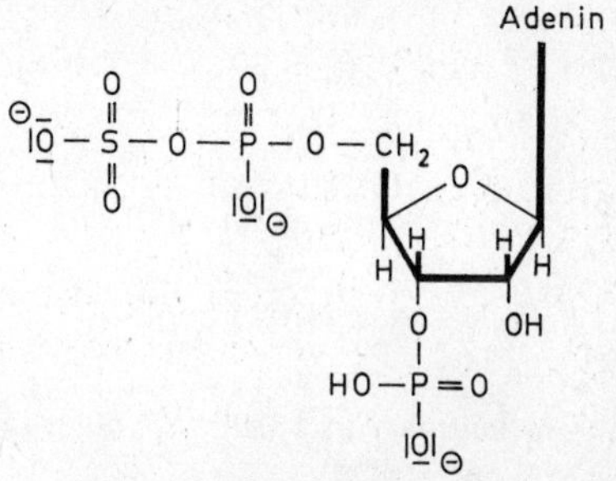

**3'-Phosphoadenosin-5'-phosphosulfat
PAPS "aktives Sulfat"**

12.9.2 Bei der Hydrolyse der genannten Phosphorsäureester und anderer ähnlicher Verbindungen wird im Vergleich zu normalen Estern mehr Energie freigesetzt. Dies gilt in noch höherem Maß für die Spaltung der $-\overset{|}{P}-O-\overset{|}{P}-$-Bindung. Tabelle 20 bringt zum Vergleich einige Werte für die Freie Enthalpie unter Standardbedingungen.

Tabelle 20. ΔG^0-Werte der Hydrolyse von Verbindungen der Phosphorsäure

Verbindung	Reaktion	ΔG^0 (kJ/mol)
Glucose-6-phosphat	Glc-6-P $\longrightarrow$ Glc + P	$-13,4$
Glucose-1-phosphat	Glc-1-P $\longrightarrow$ Glc + P	$-20,9$
Pyrophosphat	P−P $\rightarrow$ P + P	-28
ATP	ATP $\longrightarrow$ ADP + P	$-31,8$
ATP	ATP $\longrightarrow$ AMP + P−P	-36
1,3-Diphospho-glycerinsäure	$\longrightarrow$ 3-Phosphoglycerin-säure + P	$-56,9$

($P \triangleq HPO_4^{2\ominus}$, $P-P \triangleq P_2O_7^{4\ominus}$)

Die unter physiologischen Bedingungen zur Verfügung stehende Energie hängt von der Konzentration der Reaktionspartner, dem pH-Wert und anderen Einflüssen ab. Sie läßt sich mit der vereinfachten Gleichung

$$\Delta G = \Delta G^0 + R \cdot T \cdot \ln \frac{[ADP^{2\ominus}][HPO_4^{2\ominus}]}{[ATP^{4\ominus}]}$$

abschätzen (vgl. S. 142):

$R = 8,3 \text{ J} \cdot \text{K}^{-1} \cdot \text{mol}^{-1}$, $T = 37°C = 310 \text{ K}$, $[HPO_4^{2\ominus}] \approx 10^{-2} \text{ M}$,
$\Delta G^0 = -31,8 \text{ kJ} \cdot \text{mol}^{-1}$, pH = 7.

Bei gleichen Konzentrationen an ADP und ATP (etwa 10^{-3} M) beträgt

$$\Delta G = -31\,800 + 8,3 \cdot 310 \cdot \ln 10^{-2} = -43,65 \text{ kJ} \cdot \text{mol}^{-1}.$$

Bei einem Verhältnis von 1:1000 (ADP:ATP), wie es z.B. im Muskel vorliegt, steigt ΔG an:

$$\Delta G = -31\,800 + 8,3 \cdot 310 \cdot \ln \frac{10^{-2}}{10^3} = -61,42 \text{ kJ} \cdot \text{mol}^{-1}.$$

13.5 Triglyceride und Phospholipide

Fette sind Mischungen aus Glycerinestern verschiedener Carbonsäuren mit 12–20 C-Atomen, z. B. Stearinsäure, Palmitinsäure oder Ölsäure. Wie alle Ester können auch Fette mit nucleophilen Reagenzien wie NaOH umgesetzt werden („Verseifung"). Bei dieser Hydrolyse entstehen Glycerin und die Natriumsalze der entsprechenden Säuren (Fettsäuren), die auch als Seifen bezeichnet werden. Sie werden auch heute noch auf diesem Wege großtechnisch hergestellt und als Reinigungsmittel verwendet (vgl. S. 210).

Beispiel:

a)
$$\begin{array}{l} CH_2O-\underset{\underset{O}{\|}}{C}-C_{17}H_{35} \\ CHO-\underset{\underset{O}{\|}}{C}-C_{15}H_{31} \\ CH_2O-\underset{\underset{O}{\|}}{C}-C_{17}H_{33} \end{array} \xrightarrow{+3NaOH} \begin{array}{l} CH_2OH \\ CHOH \\ CH_2OH \end{array} + \begin{array}{l} C_{17}H_{35}COO^{\ominus}Na^{\oplus} \\ \text{Na-Stearat} \\ C_{15}H_{31}COO^{\ominus}Na^{\oplus} \\ \text{Na-Palmitat} \\ C_{17}H_{33}COO^{\ominus}Na^{\oplus} \\ \text{Na-Oleat} \end{array} \quad b) \begin{array}{l} CH_2OC-C_{17}H_{35} \\ \underset{O}{\|} \\ CHOC-C_{17}H_{35} \\ \underset{O}{\|} \\ CH_2OC-C_{17}H_{35} \\ \underset{O}{\|} \end{array}$$

ein Glycerinester (Triglycerid)   Glycerin   Tristearin

Zu den Glyceriden zählen auch die Phosphatide oder **Phospholipide.** In diesen Substanzen ist der Alkohol mit zwei Molekülen Fettsäure und mit einem Molekül Phosphorsäure verestert. Die Phosphorsäure ist ein zweites Mal mit einem anderen Alkohol verestert, z. B. mit Colamin oder Cholin. Cholin ist die Vorstufe zu Acetylcholin, dem im Körper eine wichtige Funktion zukommt:

$$CH_3-\underset{\underset{O}{\|}}{C}-O-CH_2-CH_2-\underset{\underset{CH_3}{|}}{\overset{\overset{CH_3}{|}}{N^{\oplus}}}-CH_3 \quad OH^{\ominus}$$

Acetylcholin

Die wichtigsten Phosphatide sind Lecithin und Kephalin. Sie liegen als Zwitterionen vor (vgl. S. 235). Die Kohlenwasserstoffreste R und R' können hydrophobe Bindungen eingehen (vgl. S. 50).

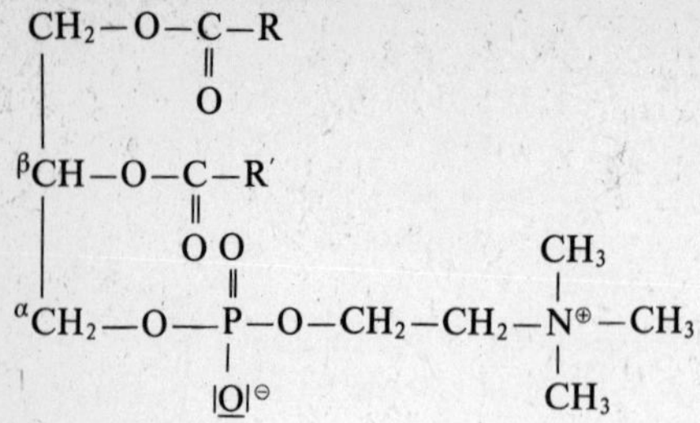

$$\begin{array}{l} CH_2-O-C-R \\ \| \\ O \\ ^\beta CH-O-C-R' \\ \| \\ OO \\ ^\alpha CH_2-O-\underset{\underset{|\underline{O}|^\ominus}{\|}}{P}-O-CH_2-CH_2-\underset{\underset{CH_3}{|}}{\overset{\overset{CH_3}{|}}{N^\oplus}}-CH_3 \end{array}$$

α-Lecithin

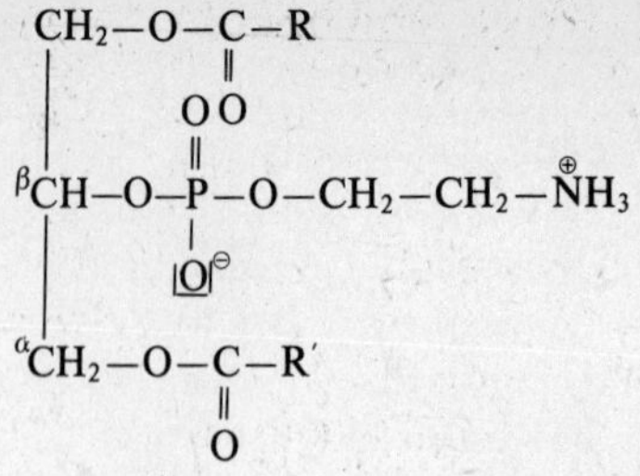

$$\begin{array}{l} CH_2-O-C-R \\ \| \\ OO \\ ^\beta CH-O-\underset{\underset{|\underline{O}|^\ominus}{|}}{\overset{\overset{\|}{}}{P}}-O-CH_2-CH_2-\overset{\oplus}{N}H_3 \\ ^\alpha CH_2-O-C-R' \\ \| \\ O \end{array}$$

β-Kephalin

Nitrile und Imine

Zu den Stickstoffverbindungen mit einer ungesättigten funktionellen Gruppe gehören u. a. Imine und Nitrile. *Imine* enthalten die Gruppierung $>C=N-H$. Ein Beispiel hierfür sind die Schiffschen Basen (Azomethine), die z. B. durch Reaktion von Aminen mit Aldehyden gebildet werden (s. S. 200). Ersetzt man im Harnstoff $H_2N-CO-NH_2$ die Carbonylgruppe durch eine Imingruppierung, so erhält man Guanidin $H_2N-C-NH_2$ (Iminoharnstoff).
$$\overset{\|}{NH}$$

Dies ist eine Base von der Stärke des Natriumhydroxids. Bei der Anlagerung eines Protons entsteht nämlich ein vollsymmetrisches, mesomeriestabilisiertes Kation:

$$\begin{array}{c} H_2N \\ \diagdown \\ C=NH \\ \diagup \\ H_2N \end{array} \xrightarrow{+H^\oplus} \left[\begin{array}{c} H_2N \\ \diagdown \\ C \cdots NH_2 \\ \diagup \\ H_2N \end{array} \right]^\oplus$$

Verbindungen mit einer Dreifachbindung finden wir außer in den Alkinen auch in den *Nitrilen* oder *Cyaniden*, die sich von der Blausäure HCN ableiten. Sie können aus Carbonsäureamiden durch Wasserabspaltung (z. B. mit P_4O_{10}) gebildet werden und tragen die Gruppierung $-C \equiv N$.

Beispiele:

$$H-\underset{\underset{NH_2}{|}}{C}=O \xrightarrow{-H_2O} HCN$$

Ameisensäureamid   Cyanwasserstoff
(Formamid)   (Blausäure)

$$CH_3-\underset{\underset{NH_2}{|}}{C}=O \xrightarrow{-H_2O} CH_3C \equiv N$$

Essigsäureamid   Acetonitril
(Acetamid)   (Methylcyanid)

Die oft zur Wasserabspaltung benutzte hochkonzentrierte H_2SO_4 wird in der Regel nicht verwendet, da Nitrile beim Erhitzen mit starken Mineralsäuren oder Basen in Carbonsäuren übergeführt werden können:

$$R-C\equiv N \xrightarrow{+H_2O} R-CONH_2 \xrightarrow[-NH_3]{+H_2O} R-COOH.$$

Stereoisomerie

Bereits bei den Alkanen haben wir gesehen, daß die Summenformel zur Charakterisierung einer Verbindung nicht ausreicht (s. S. 155). Als Strukturisomere (Konstitutionsisomere) wurden solche Moleküle bezeichnet, die sich durch eine unterschiedliche Verknüpfung der Atome unterschieden.

Eine zweite große Gruppe von Isomeren, die **Stereoisomere,** unterscheiden sich nur durch die räumliche Anordnung der Atome in der Konfiguration oder Konformation. Sie werden auf Grund ihrer Symmetrieeigenschaften eingeteilt: Verhalten sich zwei Stereoisomere wie ein Gegenstand und sein Spiegelbild, so nennt man sie **Enantiomere** oder (optische) Antipoden. Ist eine solche Beziehung nicht vorhanden, heißen sie **Diastereomere.** Daraus folgt: 1. Zwei Stereoisomere können nicht gleichzeitig enantiomer und diastereomer zueinander sein und 2. von einem bestimmten Molekül existiert nur ein einziges Enantiomer; es kann aber mehrere Diastereomere geben.

Demnach sind die cis-trans-Isomere wie Fumarsäure/Maleinsäure (s. S. 167) Diastereomere und die beiden gauche-Konformationen des n-Butans (s. S. 157) Enantiomere.

9.7.6 Diastereomere unterscheiden sich, ähnlich wie die Strukturisomere, im Gegensatz zu den Enantiomeren in ihren chemischen und physikalischen Eigenschaften wie Siedepunkt, Schmelzpunkt, Löslichkeit und Drehwert α der Drehung der Polarisationsebene des Lichtes. Sie können durch die üblichen Trennmethoden (z.B. fraktionierte Destillation) getrennt werden.

9.7.4 Enantiomere sind nur spiegelbildlich verschieden und werden auch als **chirale** Moleküle bezeichnet. Man versteht hierunter Moleküle, die wie linke und rechte Hand nicht mit ihrem Spiegelbild zur Deckung gebracht werden können. Sie verhalten sich chemisch und physikalisch (z.B. spektroskopische Eigenschaften) genau gleich mit Ausnahme der Wechselwirkung gegenüber polarisiertem Licht und optisch aktiven (chiralen) Reagenzien. Bei der Synthese im Labor entstehen daher normalerweise beide Enantiomere in gleicher Menge (racemisches Gemisch, im festen Zustand: Racemat).

Enantiomere lassen sich dadurch unterscheiden, daß das eine die Polarisationsebene von linear polarisiertem Licht — unter sonst gleichen Bedingungen — nach links und das andere diese um den *gleichen* Betrag nach rechts dreht (gleicher Drehwert, anderer Drehsinn). Daher ist ein racemisches Gemisch optisch inaktiv.

Die Polarisationsebene wird im chiralen Medium zum verdrehten Band (Abb. 85). Das Ausmaß der Drehung ist proportional der Konzentration c der Lösung und der Schichtdicke l. Ausmaß und Vorzeichen hängen ferner ab von der Art des Lösungsmittels, der Temperatur T und der Wellenlänge λ des verwendeten Lichts. Eine Substanz wird durch einen spezifischen Drehwert α charakterisiert:

$$[\alpha]_\lambda^T = \frac{\alpha_\lambda^T \text{ gemessen}}{l\,[\text{dm}] \cdot c\,[\text{g/ml}]}.$$

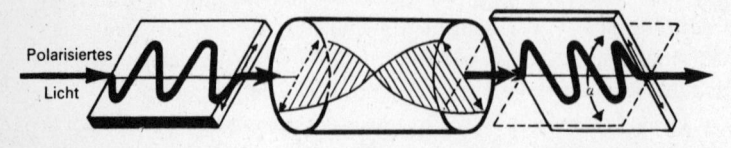

Polarisiertes Licht

Polarisationsebene des eingestrahlten Lichts

gelöste Substanzprobe (chirales Medium)

Polarisationsebene nach dem Durchgang

Abb. 85

Molekülchiralität und Nomenklatur

9.7.2 Die Ursache für die Chiralität von Molekülen ist oft ein C-Atom, das mit vier
9.7.3 *verschiedenen* Liganden verbunden ist und als asymmetrisches C-Atom (*C) oder Asymmetriezentrum bezeichnet wird. Beachte: Es genügt bereits die Substitution eines Liganden durch sein Isotop wie in $CH_3-{}^*CHD-OH$.

Bei einem Asymmetriezentrum handelt es sich um einen Spezialfall des allgemeineren Begriffs **Chiralitätszentrum.** Es gibt nämlich auch optisch aktive Verbindungen ohne asymmetrisches C-Atom und Substanzen, die trotz asymmetrischer C-Atome optisch nicht aktiv sind (z. B. meso-Weinsäure, s. S. 230). Asymmetrie ist daher im Unterschied zur Chiralität eine hinreichende, aber keine notwendige Bedingung für das Auftreten optischer Aktivität. Eine genauere Unterscheidung ist mit Hilfe der Symmetrieeigenschaften der Moleküle möglich.

Zur Wiedergabe der räumlichen Lage der Atome eines Moleküls auf dem Papier bedient man sich häufig der **Projektionsformeln nach Fischer (d).**

Beispiel: 2-Chlorbutan (Enantiomerenpaar), $CH_3-CH_2-\overset{Cl}{\underset{H}{\overset{|}{{}^*C}}}-CH_3$

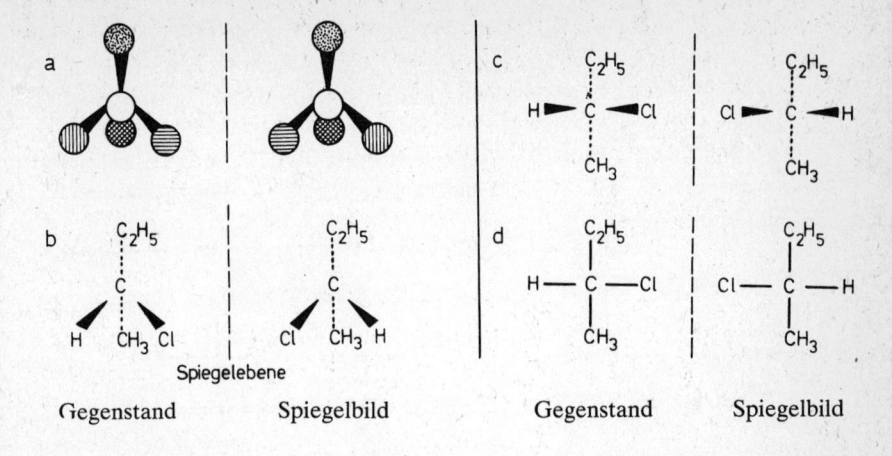

Gegenstand   Spiegelbild   Gegenstand   Spiegelbild

Das Asymmetriezentrum *C wird in der Papierebene (Projektionsebene) liegend gedacht. Die beiden Bindungen (◄), die vor die Papierebene gerichtet sind, werden durch horizontale Striche, die beiden nach hinten gerichteten Bindungen durch vertikale Striche angedeutet. Die Kohlenstoffkette wird vertikal geschrieben.

Falls die Kette Kohlenstoffatome verschiedener Oxidationszahl enthält, bildet das C-Atom mit der höchsten Oxidationszahl (vgl. S. 33) den Kopf der Kette (Beispiele s. Zucker S. 241). Im vorliegenden Beispiel haben die C-Atome die gleiche Oxidationszahl.

Bei Fischer-Projektionsformeln ist folgendes zu beachten:
1. Sie geben nur die Konfiguration wieder. Potentielle Konformationen werden nicht berücksichtigt. Ausgangspunkt bei den Kohlenhydraten ist die ekliptische Konformation (s. S. 156).
2. Die Formel darf als ganzes in der Projektionsebene um 180° gedreht werden. Das Molekül bleibt dadurch unverändert.
3. Eine Drehung um 90° oder ein ungeradzahliges Vielfaches ist verboten, da sie die Konfiguration des anderen Enantiomeren ergibt.
4. Ein einfacher Austausch der Substituenten ist nicht erlaubt, weil dies die Konfiguration ändern würde (Gegenstand → Spiegelbild). Führt man dagegen **zwei** Vertauschungen unmittelbar hintereinander aus, erhält man das ursprüngliche Molekül („Spiegelbild des Spiegelbildes", Regel des doppelten Austausches, s. S. 227).

9.7.5 R−S-Nomenklatur

Die exakte perspektivische (zeichnerische) Darstellung der Konfiguration am Asymmetriezentrum ist zwar korrekt, aber zu umständlich. Daher hat man eine

Symbolschreibweise eingeführt, die es erlaubt, die Konfiguration eindeutig wiederzugeben. Man geht dabei folgendermaßen vor: Die direkt an das asymmetrische *C-Atom gebundenen Atom **a** werden nach fallender Ordnungszahl angeordnet. Sind zwei oder mehr Atome gleichwertig, wird ihre Prioritätsfolge ermittelt, indem man die weiter entfernt stehenden Atome **b** (im gleichen Substituenten) betrachtet. Notfalls muß man die nächstfolgenden Atome **c** (evtl. auch **d**) heranziehen:

$$c-b-a-\overset{*}{C}-a-b-c$$

Falls kein Substituent vorhanden ist, setzt man für die entsprechende Position die Ordnungszahl Null ein. Mehrfachbindungen zählen als mehrere Einfachbindungen, d.h. aus $>C=O$ wird formal $-O-\overset{|}{\underset{|}{C}}-O-$. Aus diesen Regeln ergibt sich für wichtige Substituenten folgende Reihe, die nach abnehmender Priorität geordnet ist:

$Cl > SH > OH > NH_2 > COOH > CHO > CH_2OH > CH_3 > H$.

Man betrachtet nun ein Molekül in der Weise, daß der Substituent niedrigster Priorität (meist H) nach hinten schaut (den Tetraeder im Raum drehen!). Entspricht die Reihenfolge der restlichen drei Liganden (nach abnehmender Priorität geordnet) einer Drehung im Uhrzeigersinn, erhält das Chiralitätszentrum das Symbol R (rectus). Entspricht die Reihenfolge einer Drehung im Gegenuhrzeigersinn, erhält es die Bezeichnung S (sinister).

Beispiele:

(−)−R− Milchsäure, $CH_3-\overset{*}{C}H-COOH$
$|$
OH

"Lenkrad-Methode"

(+)-S-Alanin, $CH_3-*CH-COOH$ aber: Isobuttersäure, $CH_3-CH-COOH$
                  | |
                 NH_2 CH_3

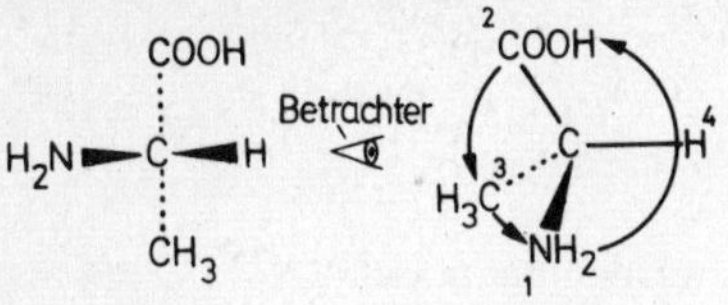

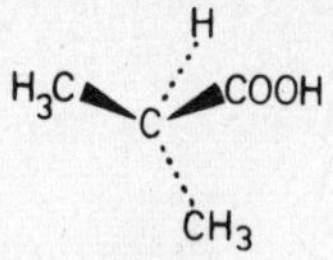

nicht optisch aktiv (achiral)
(2 gleiche Substituenten!)

Hat man die Verbindung bereits in der Fischer-Projektionsformel hingeschrieben, läßt sich die R-S-Konfiguration leichter bestimmen: Der Substituent niedrigster Priorität muß nach **unten** zeigen, da er dann hinter der Papierebene liegt (s. S. 225). Die Reihenfolge wird dann wie angegeben bestimmt und die Konfiguration ermittelt. Weist der Substituent niedrigster Priorität nach oben, wird die Projektionsformel um 180° gedreht (S. 225, Punkt 2). Liegt er dagegen in der Horizontalen, muß er durch **doppelten** Austausch (S. 225, Punkt 4) in die untere Position gebracht werden.

Beispiel:

(−)-S-Serin, $HOH_2C-\overset{*}{C}H-COOH$
                           |
                          NH_2

doppelter Austausch

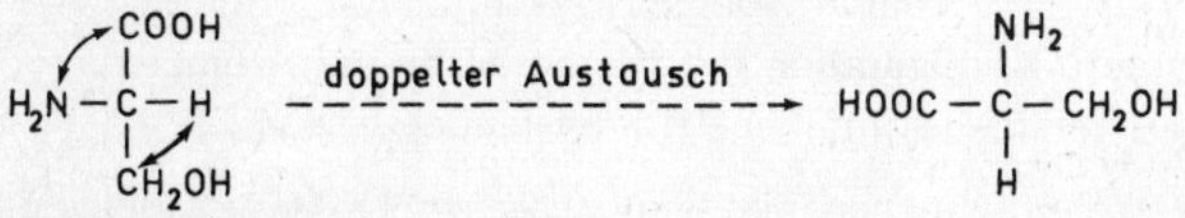

Reihenfolge: 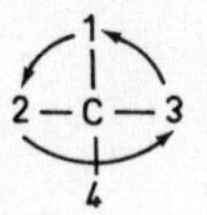 S-Konfiguration

Enthält ein Molekül mehrere asymmetrische Atome, wird jedes einzelne mit R oder S bezeichnet und die Buchstaben werden in den Namen aufgenommen.

Es sei hier ausdrücklich betont, daß die Bezeichnungen R und S lediglich die Konfiguration am Asymmetriezentrum angeben und keine Aussage darüber machen, in welche Richtung die Polarisationsebene gedreht wird. Die Drehung dieser Ebene nach rechts wird mit (+), die Drehung nach links mit (−) bezeichnet und die Drehrichtung dem Molekülnamen vorangestellt: (−)−R-2-

Butanol ist der Alkohol mit der Formel $CH_3-CH_2-{}^*CHOH-CH_3$, der das polarisierte Licht nach links dreht und dessen Substituenten im Uhrzeigersinn aufeinanderfolgen.

D-L-Nomenklatur

Die älteren Konfigurationsangaben D und L werden hauptsächlich bei Zuckern und Aminosäuren verwendet. Sie sind wie folgt definiert: Dem R-Glycerinaldehyd $CH_2OH-{}^*CHOH-CHO$ I entspricht die Fischer-Projektions-Formel III. Dieser wird als D-Glycerinaldehyd bezeichnet:

[Strukturformeln I, II und III des D-Glycerinaldehyds]

Entsprechend erhalten alle Substanzen, bei denen der Substituent (hier die OH-Gruppe) am maßgeblichen *C-Atom in der Fischer-Projektion auf der rechten Seite steht, die Bezeichnung D vorangestellt (relative Konfiguration bezüglich D-Glycerinaldehyd). Das andere Enantiomer erhält die Konfiguration L, z. B. L-Glycerinaldehyd.

Die hier dargestellte willkürliche Zuordnung der Projektionsformel II zum R-Glycerinaldehyd wurde 1951 durch Röntgenstrukturanalyse bestätigt. Um die so ermittelte **absolute Konfiguration** durch eine bestimmte Nomenklatur festzulegen, wurde das bereits beschriebene R-S-System entwickelt.

Eine weitere Reihe von Verbindungen mit asymmetrischem C-Atom bilden die Aminosäuren. Für sie gilt folgende Fischer-Schreibweise und Konfiguration:

```
      COOH                    COOH
       |                       |
H₂N—C—H                  H—C—NH₂
       |                       |
       R                       R
```

L-Form   D-Form
Aminogruppe nach links   Aminogruppe nach rechts
am α-C-Atom   am α-C-Atom

9.7.3 Beispiele zur Stereochemie

9.7.7 1) 2,3-Dichlorpentan, $CH_3-CH_2-*CHCl-*CHCl-CH_3$.

Es sind folgende Stereoisomere möglich:

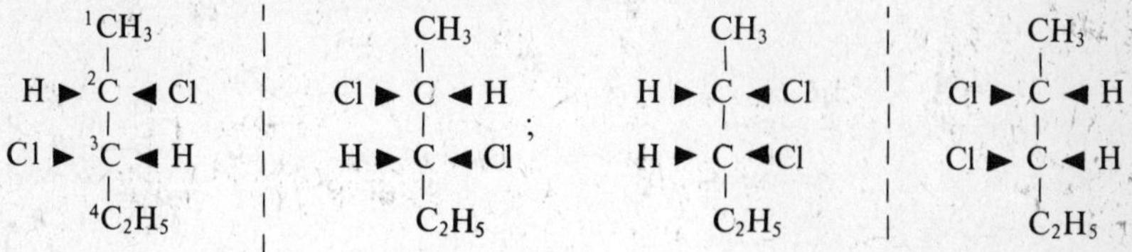

```
    ¹CH₃                CH₃                CH₃                CH₃
     |                   |                  |                  |
H ► ²C ◄ Cl       Cl ► C ◄ H        H ► C ◄ Cl       Cl ► C ◄ H
     |                   |                  |                  |
Cl ► ³C ◄ H        H ► C ◄ Cl  ;    H ► C ◄ Cl       Cl ► C ◄ H
     |                   |                  |                  |
    ⁴C₂H₅               C₂H₅               C₂H₅               C₂H₅

    (1)                 (2)                (3)                (4)

   2S, 3S              2R, 3R             2S, 3R             2R, 3S
```

Enantiomerenpaar: 1 und 2 bzw. 3 und 4.

Diastereomere sind: 1 und 3 bzw. 2 und 4,
1 und 4 bzw. 2 und 3.

Zur Verdeutlichung der Beziehungen ist die Konfiguration angegeben. Man sieht, daß die Spiegelbildisomeren 1 und 2 bzw. 3 und 4 an den beiden Asymmetriezentren die entgegengesetzte Konfiguration haben. Auch in den perspektivischen Formeln bzw. in der Newman-Projektion lassen sich die Enantiomere unterscheiden:

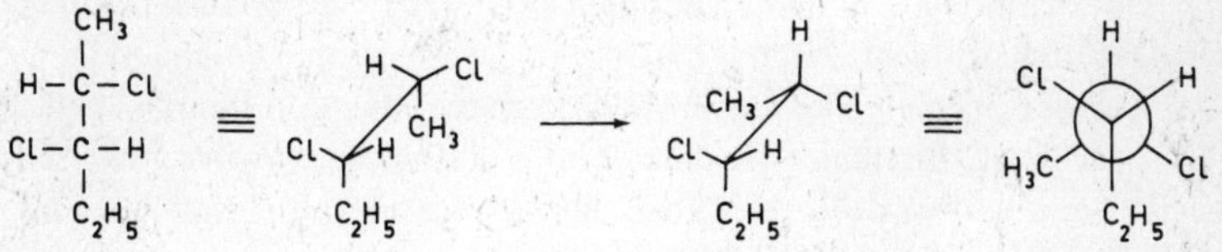

ekliptisch — gestaffelt — Newman-
perspektivische Formeln — Projektion

(1)

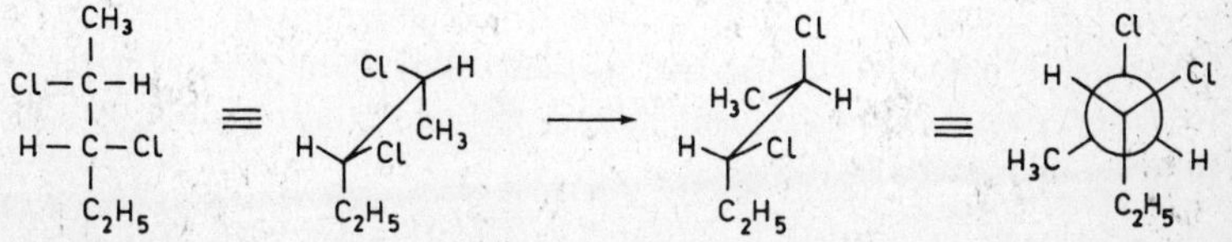

(2)

Eine Verbindung mit n Chiralitätszentren kann maximal 2^n Stereoisomere haben. Ihre Zahl wird verringert, wenn die Verbindung zwei gleichartig substituierte Chiralitätszentren enthält.

2) Weinsäure, HOOC—*CH—*CH—COOH:
    　　　　　　　　　　|　　|
    　　　　　　　　　OH　OH

```
   COOH           COOH           COOH           COOH
   |              |              |              |
 H-C-OH         HO-C-H          H-C-OH         HO-C-H
   |              |           ---|---        ---|---
 HO-C-H          H-C-OH         H-C-OH         HO-C-H
   |              |              |              |
   COOH           COOH           COOH           COOH
    1              2              3              4
```

1 und 2 sind Enantiomere. 3 und 4 verhalten sich zwar spiegelbildlich, können aber zur Deckung gebracht werden: bei der Fischer-Projektion durch Drehung um 180°, bei der perspektivischen Projektion durch Rotation um die Achse senkrecht zur C—C-Bindung. Sie besitzen in der Fischer-Projektion eine Symmetrieebene und in der perspektivischen Projektion ein Symmetriezentrum. Die Verbindungen sind somit identisch.

Substanzen dieser Art sind achiral, da beide Asymmetriezentren entgegengesetzte Konfiguration R bzw. S zeigen. Die beiden verschiedenen Konformationen 3 und 4 werden als **meso**-Formen bezeichnet und können nicht optisch aktiv erhalten werden. Sie verhalten sich zu dem Enantiomerenpaar 1 und 2 wie Diastereomere. Damit unterscheidet sich die meso-Weinsäure 3 bzw. 4 in ihren chemischen und physikalischen Eigenschaften von 1 und 2 und kann abgetrennt werden (z. B. durch Kristallisation).

Einige polyfunktionelle, natürliche Verbindungen

Hydroxy- und Ketocarbonsäuren

3.1.1 Neben den bisher besprochenen Carbonsäuren mit einer oder mehreren Carboxylgruppen gibt es auch solche, die daneben andere funktionelle Gruppen tragen. Diese haben z. T. eine große Bedeutung in der Chemie der Naturstoffe. Dazu zählen u. a. die Aminosäuren mit einer NH_2-Gruppe (s. S. 234), die **Hydroxycarbonsäuren** mit einer oder mehreren OH-Gruppen und die **Ketocarbonsäuren (= Oxocarbonsäuren)**, die Ketogruppen $>C=O$ enthalten.

Beispiele:

COOH	COOH	COOH	COOH	CH_3
CHOH	CHOH	CHOH	CHOH	$^\beta$CHOH
CH_3	CH_2OH	CH_2	CHOH	$^\alpha CH_2$
		COOH	COOH	COOH

Milchsäure (Lactate) — Glycerinsäure — Äpfelsäure (Malate) — Weinsäure (Tartrate) — 3-Hydroxybuttersäure = β-Hydroxybuttersäure

H_2C-COOH
HO-C-COOH
H_2C-COOH

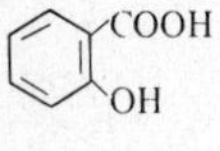

Citronensäure (Citrate)

Salicylsäure (mit Benzolring, COOH und OH)

COOH
C=O
CH_3

Brenztraubensäure (Pyruvate)

CH_3-C-CH_2-COOH
‖
O

Acetessigsäure

O=C-COOH
H_2C-COOH

Oxalessigsäure

O=C-COOH
CH_2
H_2C-COOH

α-Ketoglutarsäure

Die Oxalessigsäure weist **Keto-Enol-Tautomerie** und cis-trans-Isomerie auf:

$$\begin{array}{c} O=C-COOH \\ | \\ H_2C-COOH \end{array} \rightleftharpoons \begin{array}{c} HO-C-COOH \\ \| \\ H-C-COOH \end{array} : \begin{array}{c} HO-C-COOH \\ \| \\ HOOC-C-H \end{array}$$

Oxalessigsäure   Hydroxymaleinsäure Hydroxyfumarsäure
 Keto-Enol-Tautomerie   cis-trans-Isomerie

13.1.3 Unter **Tautomerie** versteht man den raschen, **reversiblen** Übergang einer konstitutionsisomeren Form in eine andere. Häufig unterscheiden sich die Formen voneinander durch die Stellung eines Protons (Prototropie, Protonenisomerie). Bei der **Keto-Enol-Tautomerie** wird aus einem Keton unter Ausbildung einer zusätzlichen C=C-Doppelbindung ein Enol gebildet. Die Lage des Gleichgewichts hängt von der Temperatur, dem Reaktionsmedium und dem Energieinhalt der beiden Formen ab.

Beispiele:

Aceton

$$CH_3-\underset{\underset{O}{\|}}{C}-CH_3 \rightleftharpoons CH_3-\underset{\underset{OH}{|}}{C}=CH_2 \quad (0{,}0003\% \text{ Enol})$$

Keto-Form   Enol-Form

Acetylaceton (Pentan-2,4-dion)

$$CH_3-\underset{\underset{O}{\|}}{C}-CH_2-\underset{\underset{O}{\|}}{C}-CH_3 \rightleftharpoons \begin{array}{c} O\!\!\cdots\!H\cdots O \\ \diagdown \quad \diagup \\ CC-CH_3 \\ \| \\ CH \\ | \\ CH_3 \end{array} \quad (85\% \text{ Enol})$$

Uracil (Bestandteil der Ribonucleinsäure):

[Strukturformeln der drei tautomeren Formen von Uracil]

Das Verhalten der Hydroxysäuren wird durch die beiden funktionellen Gruppen bestimmt. Im Falle der γ- und δ-Hydroxycarbonsäuren, bei denen beide Gruppen genügend weit entfernt sind, bilden sich durch Ansäuern intramolekulare Ester, die Lactone (s. S. 216).

Ketosäuren lassen sich durch Dehydrieren von Hydroxysäuren erhalten:

13.1.2 Beispiele:

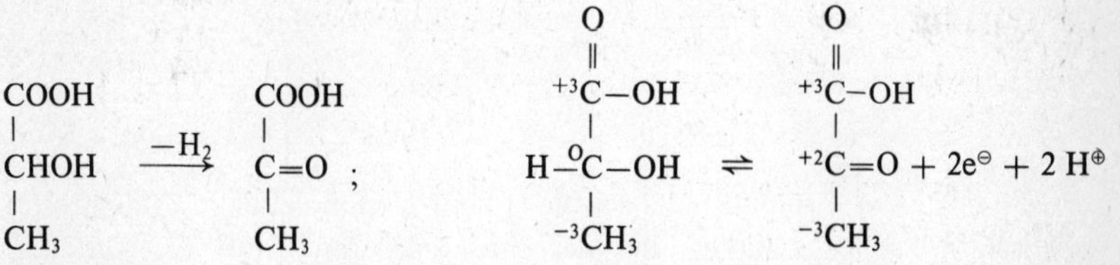

$$\begin{array}{c} \text{COOH} \\ | \\ \text{CHOH} \\ | \\ \text{CH}_3 \end{array} \xrightarrow{-H_2} \begin{array}{c} \text{COOH} \\ | \\ \text{C=O} \\ | \\ \text{CH}_3 \end{array} ; \quad \begin{array}{c} \overset{O}{\underset{\|}{^{+3}C-OH}} \\ | \\ \text{H}-\overset{0}{C}-\text{OH} \\ | \\ ^{-3}\text{CH}_3 \end{array} \rightleftharpoons \begin{array}{c} \overset{O}{\underset{\|}{^{+3}C-OH}} \\ | \\ ^{+2}C=O + 2e^{\ominus} + 2\,H^{\oplus} \\ | \\ ^{-3}\text{CH}_3 \end{array}$$

Milchsäure Brenztraubensäure Redoxgleichung
(mit Angabe der Oxidationszahlen)

Glyoxylsäure entsteht durch Oxidation von Weinsäure mit Bleitetraacetat:

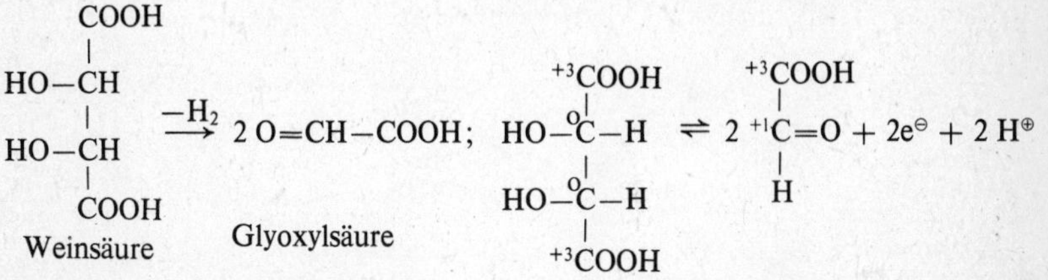

$$\begin{array}{c} \text{COOH} \\ | \\ \text{HO-CH} \\ | \\ \text{HO-CH} \\ | \\ \text{COOH} \end{array} \xrightarrow{-H_2} 2\,\text{O=CH-COOH}; \quad \begin{array}{c} ^{+3}\text{COOH} \\ | \\ \text{HO}-\overset{0}{C}-\text{H} \\ | \\ \text{HO}-\overset{0}{C}-\text{H} \\ | \\ ^{+3}\text{COOH} \end{array} \rightleftharpoons 2 \begin{array}{c} ^{+3}\text{COOH} \\ | \\ ^{+1}C=O + 2e^{\ominus} + 2\,H^{\oplus} \\ | \\ \text{H} \end{array}$$

Weinsäure Glyoxylsäure

13.1.4 Ketosäuren werden im Organismus durch **Decarboxylierungsreaktionen** abgebaut (z. B. im Citratzyklus). Auch Aminosäuren können so in andere Verbindungen umgewandelt werden:

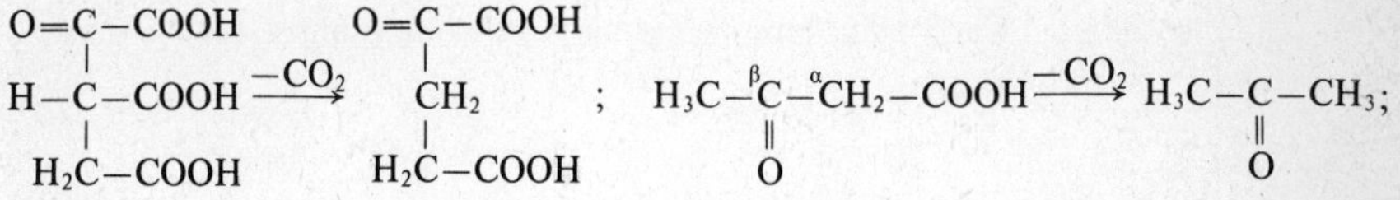

$$\begin{array}{c} \text{O=C-COOH} \\ | \\ \text{H-C-COOH} \\ | \\ \text{H}_2\text{C-COOH} \end{array} \xrightarrow{-CO_2} \begin{array}{c} \text{O=C-COOH} \\ | \\ \text{CH}_2 \\ | \\ \text{H}_2\text{C-COOH} \end{array} ; \quad \text{H}_3\text{C}-\overset{\beta}{\underset{\|}{C}}-\overset{\alpha}{\text{CH}_2}-\text{COOH} \xrightarrow{-CO_2} \text{H}_3\text{C}-\underset{\|}{C}-\text{CH}_3;$$

Oxalbernsteinsäure α-Ketoglutarsäure Acetessigsäure Aceton

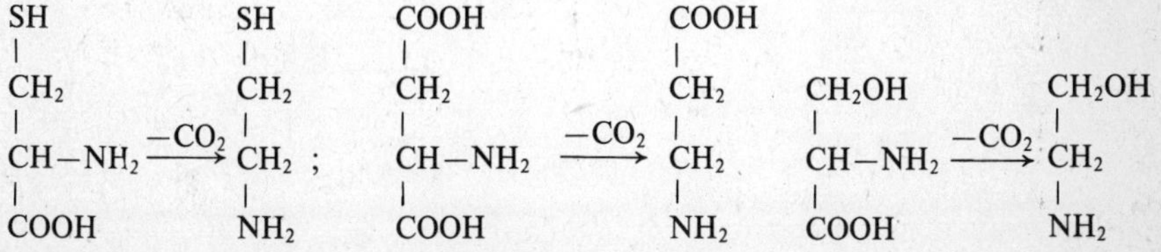

$$\begin{array}{c} \text{SH} \\ | \\ \text{CH}_2 \\ | \\ \text{CH-NH}_2 \\ | \\ \text{COOH} \end{array} \xrightarrow{-CO_2} \begin{array}{c} \text{SH} \\ | \\ \text{CH}_2 \\ | \\ \text{CH}_2 \\ | \\ \text{NH}_2 \end{array} ; \quad \begin{array}{c} \text{COOH} \\ | \\ \text{CH}_2 \\ | \\ \text{CH-NH}_2 \\ | \\ \text{COOH} \end{array} \xrightarrow{-CO_2} \begin{array}{c} \text{COOH} \\ | \\ \text{CH}_2 \\ | \\ \text{CH}_2 \\ | \\ \text{NH}_2 \end{array} \quad \begin{array}{c} \text{COOH} \\ | \\ \text{CH}_2\text{OH} \\ | \\ \text{CH-NH}_2 \\ | \\ \text{COOH} \end{array} \xrightarrow{-CO_2} \begin{array}{c} \text{CH}_2\text{OH} \\ | \\ \text{CH}_2 \\ | \\ \text{NH}_2 \end{array}$$

Cystein Cysteamin Asparaginsäure β-Alanin Serin Colamin

13.2 Aminosäuren

13.2.1 Die Eiweiße oder Proteine (Polypeptide) sind hochmolekulare Naturstoffe (Molekularmasse > 10000), die aus einer größeren Zahl verschiedener Aminocarbonsäuren aufgebaut sind. Die meisten natürlichen Aminosäuren haben L-Konfiguration und tragen die Aminogruppe in α-Stellung, d. h. an dem zur Carboxylgruppe benachbarten Kohlenstoffatom. Damit ergibt sich eine allgemeine Strukturformel, die zum besseren Verständnis nachfolgend zusammen mit dem Glycerinaldehyd wiedergegeben ist:

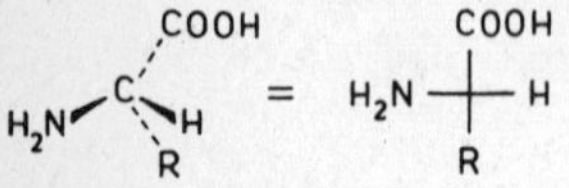

L-α-Aminosäure 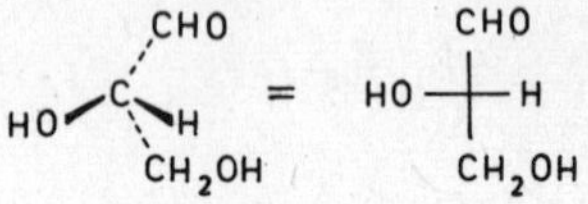   (−)-L-Glycerinaldehyd

Alle natürlich vorkommenden α-Aminosäuren (ausgenommen Glycin) sind optisch aktiv, weil das α-C-Atom ein Asymmetriezentrum ist.

Die biologisch wichtigen Aminosäuren werden eingeteilt in: neutrale Aminosäuren (eine Amino- und eine Carboxylgruppe), saure Aminosäuren (eine Amino- und zwei Carboxylgruppen) und basische Aminosäuren (zwei Amino- und eine Carboxylgruppe).

Beispiele:
1. Neutrale Aminosäuren

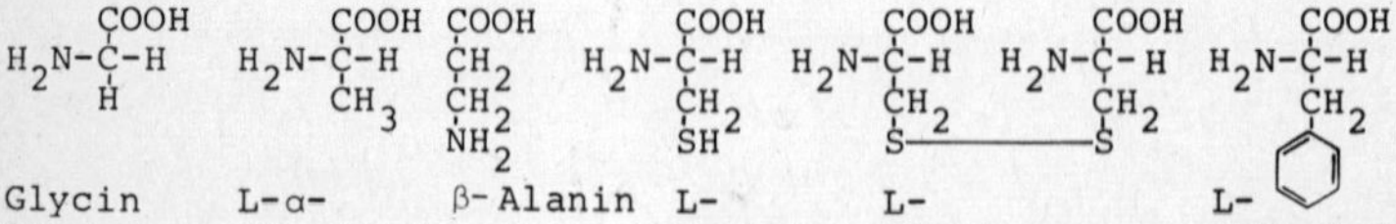

Glycin (Gly)
L-α-Alanin (Ala)
β-Alanin
L-Cystein (CySH)
L-Cystin (CyS-SCy)
L-Phenylalanin (Phe)

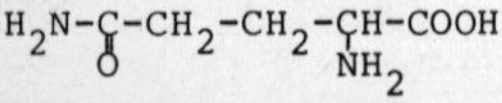

Glutamin (Glu-NH$_2$)

2. Basische Aminosäuren

H₂N—CH₂—CH₂—CH₂—CH₂—CH—COOH
                               |
Lysin (Lys)   NH₂

HC=C—CH₂—CH—COOH
| | |
HN N   NH₂
 \ ⫽
  C
  H
Histidin (Imidazolylalanin) (His)

3. Saure Aminosäuren

HOOC—CH₂—CH₂—CH—COOH   Glutaminsäure (Glu)
              |
             NH₂

HOOC—CH₂—CH—COOH   Asparaginsäure (Asp)
         |
        NH₂

Auf Grund ihrer Struktur besitzen Aminosäuren sowohl basische als auch saure Eigenschaften (Ampholyte, vgl. S. 83). Es ist daher eine intramolekulare Neutralisation möglich, die zu einem sog. **Zwitterion** führt:

$$R-CH-COO^{\ominus}$$
$$\quad\; |$$
$$\;\;^{\oplus}NH_3$$

In wäßriger Lösung ist die $-NH_3^{\oplus}$-Gruppe die Säuregruppe einer Aminosäure. Der pK_s-Wert ist ein Maß für die Säurestärke dieser Gruppe.
Der pK_b-Wert einer Aminosäure bezieht sich auf die basische Wirkung der $-COO^{\ominus}$-Gruppe.

3.2.2 Für eine bestimmte Verbindung sind die Säure- und Basenstärken nicht genau gleich, da diese von der Struktur abhängen. Es gibt jedoch in Abhängigkeit vom pH-Wert einen Punkt, bei dem die intramolekulare Neutralisation vollständig ist. Dieser wird als **isoelektrischer Punkt** I.P. bezeichnet. Er ist dadurch gekennzeichnet, daß im elektrischen Feld bei der Elektrolyse keine Ionenwanderung mehr stattfindet und die Löslichkeit der Aminosäuren ein Minimum erreicht. Daher ist es wichtig, bei gegebenen pK_s-Werten den isoelektrischen Punkt I.P. berechnen zu können. Die Formel hierfür lautet:

$$I.P. = {}^1/_2 \, (pK_{s1} + pK_{s2})$$

$pK_{s1} = pK_s$-Wert der Carboxylgruppe, $pK_{s2} = pK_s$-Wert der Aminogruppe. Manchmal findet man anstatt K_s auch K_a (von acid).

Beispiel: Glycin H$_2$NCH$_2$COOH

(A) $\quad K_a = 1{,}6 \cdot 10^{-10} \, (pK_a = 9{,}8) \qquad K_{s2} = 1{,}6 \cdot 10^{-10} (pK_{s2} = 9{,}8)$
$\qquad\qquad\qquad\qquad\qquad\qquad$ oder (B)
$\quad K_b = 2{,}5 \cdot 10^{-12} \, (pK_b = 11{,}6) \qquad K_{sl} = 4 \cdot 10^{-3} \, (pK_{sl} = 2{,}4)$

Beide Angaben (A) und (B) sind in der Literatur üblich.
Der I.P. berechnet sich daraus zu:

I.P. = $^1/_2 \, (2{,}4 + 9{,}8) = 6{,}1$.

Der I.P. ist also etwas zur sauren Seite hin verschoben. Dies ist verständlich, da Glycin stärker sauer als basisch ist ($K_a > K_b$), und für den Vorgang H$_2$NCH$_2$COO$^\ominus$ + H$^\oplus \longrightarrow$ H$_3\overset{\oplus}{\text{N}}CH_2COO^\ominus$ Protonen benötigt werden. Die entsprechende Titrationskurve zeigt Abb. 86.

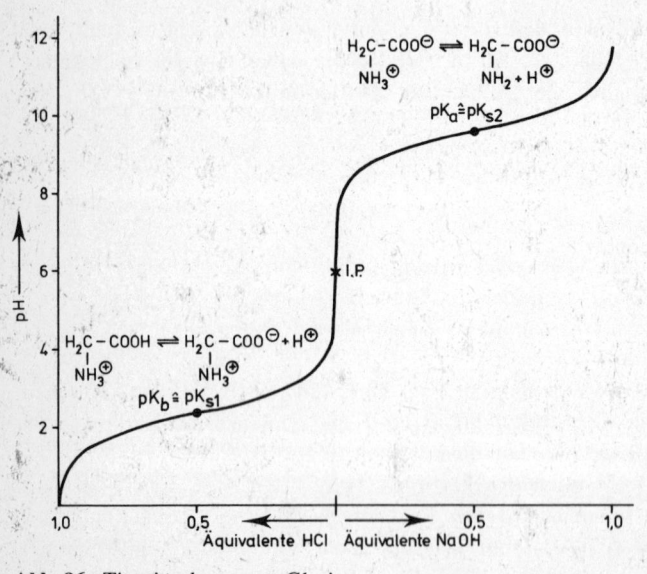

Abb. 86. Titrationskurve von Glycin

Wir sehen daraus, daß der gemessene K_a-Wert die Säurestärke der NH$_3^\oplus$-Gruppe wiedergibt, hingegen K_b sich auf die Basizität der COO$^\ominus$-Gruppe bezieht. Mit der Beziehung $pK_a + pK_b = 14$ (s. S. 85) können wir im obigen Beispiel (Angabe A) leicht den pK_s-Wert der konjugierten Säure −COOH berechnen: Aus $K_b = 2{,}5 \cdot 10^{-12}$ folgt $pK_b = 11{,}6$ und damit $pK_{sl} = 2{,}4$. Der

pK_a-Wert (Angabe A) braucht nicht umgerechnet zu werden, denn er ist bereits der pK_{s2}-Wert der Aminogruppe.

3.2.3 Verändert man den pH-Wert einer Lösung, so wandert die Aminosäure je nach Ladung an die Kathode oder Anode, wenn man eine Gleichspannung an zwei in ihre Lösung eintauchende Elektroden anlegt (Elektrophorese). Dies läßt sich an Hand folgender Gleichungen leicht einsehen:

$$H_2N-\underset{R}{CH}-COO^{\ominus} \xrightleftharpoons[-H_2O]{+OH^{\ominus}} H_3\overset{\oplus}{N}-\underset{R}{CH}-COO^{\ominus} \xrightarrow{+H^{\oplus}} H_3\overset{\oplus}{N}-\underset{R}{CH}-COOH$$

(basisch)	I. P.	(sauer)
Anion (wandert zur Anode)	keine Wanderung	Kation (wandert zur Kathode)

Damit wird auch die jeweils vorliegende Struktur der Aminosäuren vom pH-Wert bestimmt.

Beispiel: Lysin hat einen I.P. von 9.74. Bei einem pH von 10 liegt Lysin als Anion vor (basischer!), bei pH = 9,5 als Kation. Die jeweils vorliegende Struktur ergibt sich aus den obigen Gleichungen.

Will man Lysin an einen Anionenaustauscher (s. S. 125) adsorbieren, muß man daher den pH-Wert der wäßrigen Lösung größer als den I.P. wählen (z.B. pH = 10). In einer derartigen Lösung wird Lysin bei Anlegen einer elektrischen Gleichspannung zur Anode wandern.

Peptide

13.3.1 Zwei, drei oder mehrere Aminosäuren können, zumindest formal, unter Wasserabspaltung zu einem größeren Molekül kondensieren.
Die Verknüpfung erfolgt jeweils über die Peptidbindung $-CO-NH-$ (Säureamidbindung). Je nach Anzahl der Aminosäuren nennt man die entstandenen Verbindungen **Di-**, **Tri-** oder **Polypeptid**.

Beispiel:

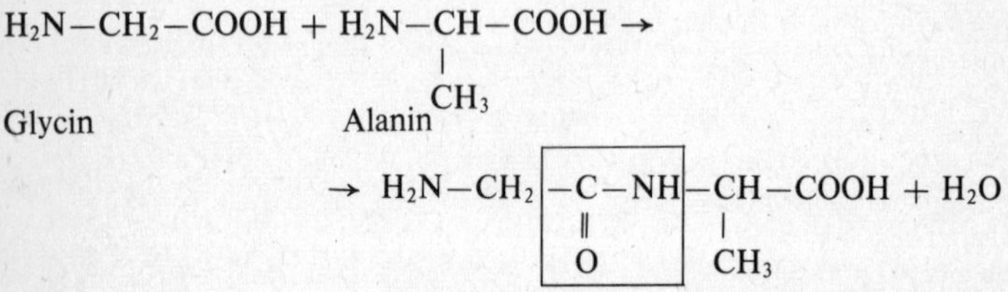

$$H_2N-CH_2-COOH + H_2N-CH(CH_3)-COOH \rightarrow$$

Glycin   Alanin

$$\rightarrow H_2N-CH_2-\boxed{C(=O)-NH}-CH(CH_3)-COOH + H_2O$$

Dipeptid: Gly-Ala

allgemeine Strukturformel: Mesomerie der Peptidbindung:

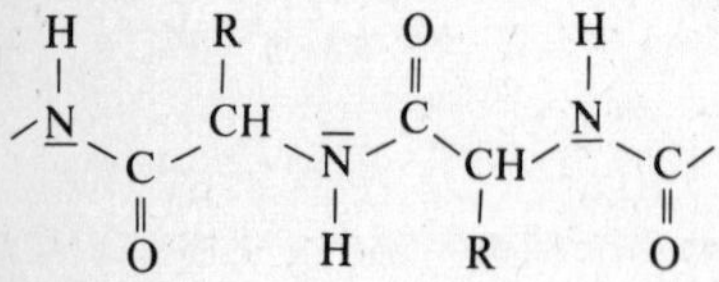

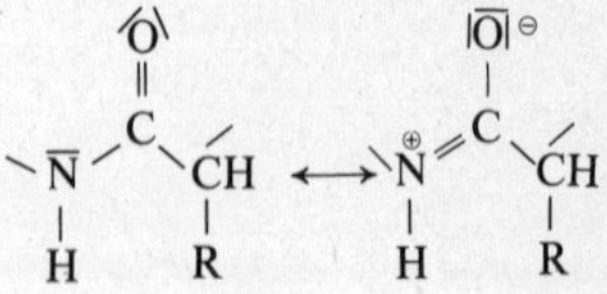

13.3.3 Kristallstrukturbestimmungen von einfachen Peptiden führten zu den in Abb. 87 gemachten Angaben über die räumliche Anordnung der Atome: Da alle Proteine aus L-Aminosäuren aufgebaut sind, ist die sterische Anordnung am α-C-Atom festgelegt. Die Röntgenstrukturanalyse ergab zusätzlich, daß die Amidgruppe eben angeordnet ist, d. h. die Atome der Peptidbindung liegen in einer Ebene. Dadurch ist die gezeigte Mesomerie der Peptidbindung möglich, die eine verringerte Basizität am Amid-N-Atom zur Folge hat. Der partielle Doppelbindungscharakter wird durch den gemessenen C-N-Abstand von 0,132 nm im Vergleich zu einer normalen C-N-Bindung von 0,147 nm bestätigt.

Die Atomfolge $-\overset{|}{\underset{|}{^\alpha C}}-\overset{|}{N}-\underset{\overset{||}{O}}{C}-\overset{|}{\underset{|}{^\alpha C}}-$ bezeichnet man auch als das Rückgrat der Peptidkette (vgl. S. 247).

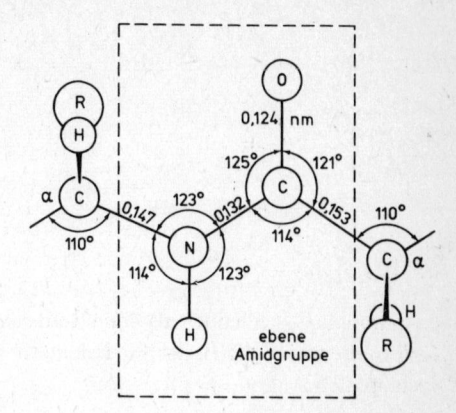

Abb. 87. Die wichtigsten Abmessungen (Längen und Winkel) in einer Polypeptidkette (Längenangaben in nm)

3.2 Natürlich vorkommende Aminosäuren werden durch die ersten drei Buchstaben abgekürzt. Die Reihenfolge der Aminosäuren in einem Peptid wird als die **Sequenz** bezeichnet. Bei der Verwendung der Abkürzungen wird die Aminosäure mit der freien Aminogruppe (N-terminale AS) am linken Ende, diejenige mit der freien Carboxylgruppe (C-terminale AS) am rechten Ende hingeschrieben: Gly-Ala (oft auch H-Gly-Ala-OH) im obigen Beispiel ist also nicht dasselbe wie Ala-Gly (= H-Ala-Gly-OH). Bei drei verschiedenen Aminosäuren gibt es daher 6 verschiedene Tripeptide.

Beispiel: Ala-Gly-Val, Ala-Val-Gly, Gly-Ala-Val, Gly-Val-Ala, Val-Ala-Gly, Val-Gly-Ala.

3.4 Die Säureamidbindung der Peptide läßt sich durch **Hydrolyse** mit Säuren oder Basen spalten und man erhält die einzelnen Aminosäuren zurück:

$$R-\underset{\overset{||}{O}}{C}-NHR' + H_2O \underset{(H^\oplus)}{\overset{(H^\oplus, OH^\ominus)}{\rightleftarrows}} RCOOH + H_2NR'.$$

Im Organismus wird der Eiweißabbau durch proteolytische Enzyme eingeleitet, die eine gewisse Spezifität zeigen und bei bestimmten pH-Werten ihr Wirkungsoptimum haben. Bei der Hydrolyse im Labor wird zur Beschleunigung der Reaktion meist in saurer Lösung gearbeitet, da der Einsatz von Basen zu einem racemischen Gemisch der entstandenen Aminosäuren führt.

Die **saure Hydrolyse** verläuft wie auf S. 215 beschrieben: Nach der Anlagerung eines Protons erfolgt der nucleophile Angriff durch ein H$_2$O-Molekül:

$$R-\underset{O}{\overset{\|}{C}}-NHR' \xrightleftharpoons{+H^\oplus} R-\underset{OH}{\overset{\oplus}{C}}-NHR' \xrightleftharpoons{+H_2O} R-\underset{OH}{\overset{H-\overset{\oplus}{O}-H}{C}}-NHR' \rightleftharpoons$$

$$\rightleftharpoons R-\underset{OH}{\overset{HO\ \ H}{C}}-\overset{|}{\underset{\oplus}{N}}HR' \xrightleftharpoons{-H^\oplus} RCOOH + H_2NR'$$

Das Amin liegt schließlich als Ammoniumsalz H$_3$NR'$^\oplus$ X$^\ominus$ vor. Im Gegensatz dazu ist die **alkalische Hydrolyse** bekanntlich irreversibel und beginnt mit dem nucleophilen Angriff des OH$^\ominus$-Ions:

$$R-\underset{O}{\overset{\|}{C}}-\overline{N}HR' + OH^\ominus \rightleftharpoons R-\underset{|\underline{O}|^\ominus}{\overset{OH}{C}}-\overline{N}HR' \rightleftharpoons R-COOH + |\underline{\overset{\ominus}{N}}HR' \rightarrow RCOO^- + H_2NR'$$

Beispiel:

$$CH_3-\underset{H_2N}{\overset{}{CH}}-\underset{O}{\overset{\|}{C}}-NH-CH_2-\underset{O}{\overset{\|}{C}}-NH-\underset{CH_2-C_6H_5}{\overset{}{CH}}-COOH \xrightarrow{+ 2 H_2O}$$

Ala ——————— Gly ——————— Phe

$$\rightarrow CH_3-\underset{NH_2}{\overset{}{CH}}-COOH + H_2N-CH_2-COOH + H_2N-\underset{CH_2-C_6H_5}{\overset{}{CH}}-COOH$$

Alanin   Glycin   Phenylalanin

Mit geeigneten Abbaureaktionen läßt sich auch die Sequenz der Peptidkette **(Primärstruktur)** ermitteln. Dies ist besonders wichtig für die Analyse der natürlich vorkommenden Polypeptide, der Proteine (s. S. 254).

Kohlenhydrate

3.4.1 Zu dieser Gruppe von Naturstoffen zählen Verbindungen, die oft der Summenformel $C_n(H_2O)_n$ entsprechen. Dazu gehören z. B. die Zucker, Stärke und Cellulose. Diese Verbindungen sind Polyalkohole und enthalten außer den Hydroxylgruppen, die das lipophobe (hydrophile) Verhalten verursachen, oft noch andere funktionelle Gruppen. Da die einzelnen Verbindungen auch miteinander verknüpft sein können, unterteilt man die Kohlenhydrate in **Monosaccharide** (einfache Zucker wie Glucose), **Oligosaccharide** (z. B. Rohrzucker) und **Polysaccharide** (z. B. Cellulose). Die (unverzweigten) Monosaccharide werden weiter eingeteilt nach der Zahl der enthaltenen C-Atome in **Triosen** (3 C), **Tetrosen** (4 C), **Pentosen** (5 C), **Hexosen** (6 C) usw. Zucker, die eine Aldehydgruppe im Molekül enthalten, nennt man **Aldosen,** diejenigen mit einer Ketogruppe **Ketosen.** Als **Desoxy**hexosen bzw. -pentosen werden Zucker bezeichnet, bei denen an einem oder mehreren C-Atomen die OH-Gruppe durch H-Atome ersetzt worden ist.

3.4.2 Für die formelmäßige Darstellung der Zucker wird u. a. oft die Fischer-Projektion verwendet (s. S. 225, 228). Die Asymmetriezentren (Chiralitätszentren) sind mit * markiert. Außer der D- bzw. L-Konfiguration (in der Formel durch Einrahmung gekennzeichnet) ist auch die Drehrichtung für polarisiertes Licht mit (+) bzw. (−) angegeben:

```
H—C=O              CH₂OH              H—C=O              CHO
  |                  |                    |                 |
|H—*C—OH|          C=O                 H—*C—OH           H—*C—OH
  |                  |                    |                 |
 CH₂OH             CH₂OH              |HO—*C—H|          H—*C—OH
                                         |                 |
(+)-D-Gly-         1,3-Dihydroxy-        CH₂OH          |H—*C—OH|
cerinaldehyd       aceton                                 |
                                      (+)-L-             CH₂OH
Aldotriose         Ketotriose         Threose
                                                        (+)-D-Ribose
                                      Aldotetrose
                                                        Aldopentose
```

```
    ¹CH₂OH              CHO              CH₂OH
     |                   |                |
    ²C=O                 CH₂             C=O
     |                   |                |
  H—³C*—OH           H—*C—OH          HO—*C—H
     |                   |                |
  HO—⁴C*—H          |H—*C—OH|         H—*C—OH
     |                   |                |
 |HO—⁵C*—H|              CH₂OH         H—*C—OH
     |                                    |
    ⁶CH₂OH        (−)-D-2-Desoxyribose |H—*C—OH|
                      Desoxy-             |
  (+)-L-Fructose      aldopentose        CH₂OH       D-Sedoheptulose
    Ketohexose                                       eine Heptose
```

Das für die Zuordnung zur D- oder L-Reihe maßgebende C-Atom (s. S. 225) ist bei den einfachen Zuckern das asymmetrische C-Atom mit der höchsten Nummer. **Zeigt die OH-Gruppe nach rechts, gehört der Zucker zur D-Reihe, weist sie nach links zur L-Reihe.** D- und L-Form desselben Zuckers verhalten sich an **allen** Asymmetriezentren wie Bild und Spiegelbild (s. Fructose, S. 246 und vorstehend).

In der vorstehend dargestellten offenen Form liegen Zucker nur zu einem geringen Teil vor. Überwiegend existieren sie in Form eines Fünf- bzw. Sechsringes mit einem Sauerstoffatom als Ringglied (Tetrahydrofuran- bzw. Tetrahydropyranring, s. S. 187).

Im folgenden sollen am Beispiel der D-Glucose die einzelnen Schreibweisen demonstriert werden.

13.4.3 Der Ringschluß verläuft unter Ausbildung eines **Halbacetals** (s. S. 200). Dabei addiert sich die OH-Gruppe am C-5-Atom intramolekular an die Carbonylgruppe am C-1-Atom. Bei dieser Cyclisierung erhalten wir am C-1-Atom ein weiteres Asymmetriezentrum. Die beiden möglichen Diastereomeren werden als α- und β-Form unterschieden, die man an der Stellung der OH-Gruppe am C-1-Atom erkennt (markiert durch Einrahmung): D-Reihe: OH-Gruppe zeigt nach rechts: α; OH-Gruppe weist nach links: β. Bei der L-Reihe ist es umgekehrt. Die beiden Diastereomerenpaare werden oft als α- bzw. β-*Anomere* bezeichnet.

1. Fischer-Projektion der D-Glucose

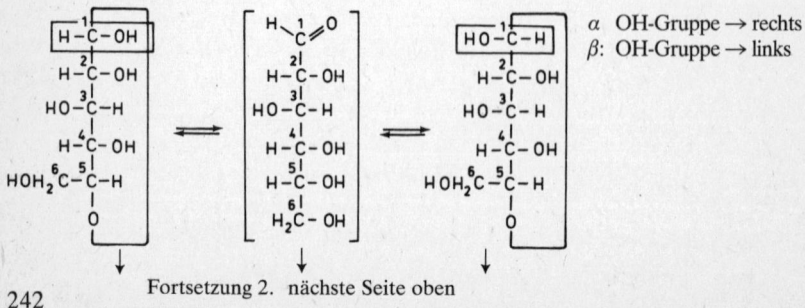

```
                                                        α  OH-Gruppe → rechts
                                                        β: OH-Gruppe → links
```

Fortsetzung 2. nächste Seite oben

2. Haworth-Schreibweise
Ringformeln:

α OH → unten
β: OH → oben

3. Sesselform (analog Cyclohexan), Konformationsformeln

α: OH → unten
β: OH → oben

pyranoide Halbacetal-	offene	pyranoide Halbacetalform
form mit α-ständiger	Aldehydform	mit β-ständiger OH-Gruppe
OH-Gruppe an C-1	(+)-D-Glucose	β-D-(+)-Glucose, Fp.150°C
α-D-(+)-Glucose, Fp.146°C	0,26 %	β-D-Glucopyranose 62 %
α-D-Glucopyranose 38 %		

Der Übergang von der Fischer-Projektion in die Sesselform läßt sich leichter verstehen, wenn man bedenkt, daß ein Glucose-Molekül in Wirklichkeit nicht als gerade Kette vorliegt, sondern wegen der Tetraederwinkel an den C-Atomen ringförmig vorliegen kann.

α-Form (vgl. 2.)
(β-Form analog)

Durch Drehung um die Bindungsachse C-4—C-5 bringt man die OH-Gruppe am C-5-Atom in die passende Lage, wodurch ein Ringschluß mit der Carbonylgruppe möglich ist. Man sieht: Die in der Fischer-Projektion nach rechts weisenden Gruppen zeigen am Haworth-Ring nach unten, —CH$_2$OH zeigt nach oben (D-Reihe). Der erhaltene ebene Pyranosering läßt sich nun leicht in die entsprechende Sesselkonformation zurechtknicken. Regel: Atome, die am Haworth-Ring nach oben zeigen, weisen auch bei der Sesselkonformation nach oben.

Zur Angabe der genauen Konformation bei Zuckern hat man eine Symbolschreibweise gewählt, die aus einem Kennbuchstaben und Ziffern besteht. Mit dem Kennbuchstaben wird die Gestalt des Rings bezeichnet, in dem der Zucker vorliegt: C für Sessel (chair), B für Wanne (boat), T für Twist usw. (vgl. S. 161). Die Indexziffern sind die Positionsnummern derjenigen Ringatome, die außerhalb der Bezugsebene (aus den restlichen Ringatomen) liegen.

Beispiel:

$^1C_4$-Konformation α-D-Glucopyranose $^4C_1$-Konformation $^4C_1$-Konformation α-L-Glucopyranose

Der Ring wird so betrachtet, daß das C-1-Atom rechts liegt und die Numerierung bei der D-Reihe im Uhrzeigersinn läuft (im Gegenuhrzeigersinn bei der L-Reihe). Dann gibt die tiefgestellte Indexzahl das C-Atom an, welches unterhalb der Ringebene liegt und die hochgestellte Ziffer dasjenige über der Ringebene. Die β-Bindung liegt dabei über der α-Bindung.

Die $^4C_1$-Konformation der D-Glucopyranose und der L-Glucopyranose werden durch das gleiche Symbol gekennzeichnet: Es sind Spiegelbilder zueinander. Die $^4C_1$-Konformation ist energetisch stabiler als die $^1C_4$-Konformation (vgl. S. 159).

13.4.3 Die **Glucose** kann wie folgt beschrieben werden: Sie ist ein **Monosaccharid,** d. h. sie ist nicht mit einem anderen Zucker verknüpft. Glucose enthält sechs C-Atome **(Hexose)** und eine Aldehydgruppe **(Aldose)**. Diese Aldohexose liegt in wäßriger Lösung überwiegend als Sechsring vor, dessen Grundgerüst dem Tetrahydropyran entspricht **(Pyranose)**. Wegen der zahlreichen Hydroxylgruppen ist sie **wasserlöslich** (hydrophil). Sie **reduziert** wie alle α-Hydroxy-aldehyde und α-Hydroxy-ketone Fehlingsche Lösung. Durch andere Oxidations-Reaktionen kann sich aus Glucose die Gluconsäure bilden, wobei die Aldehyd-Gruppe zur Carboxy-Gruppe oxidiert wird. Eine biochemisch wichtige Verbindung ist auch die Glucuronsäure. Bei ihr ist die CH_2OH-Gruppe oxidiert und die Aldehyd-Gruppe noch erhalten.

Glucose ; Gluconsäure = Gluconsäure ; Glucuronsäure

4.4 Die Vollacetale (s. S. 200) der Zucker werden allgemein als **Glykoside**
4.5 bezeichnet (speziell: Glucoside, Fructoside, usw.). Je nach Stellung der OH-Gruppe können sie **α- oder β-verknüpft** sein. Diese Verknüpfung wird als glykosidische Bindung bezeichnet:

α-Glucosid   β-Glucosid   substituiertes
                                        Methyl-β-D-glucosid

Ein Übergang in die Aldehydform ist damit nicht mehr möglich: Die reduzierende Wirkung entfällt, eine gegenseitige Umwandlung der α- in die β-Form *(Mutarotation)* findet nicht mehr statt. Eine Glykosidbildung (unter H_2O-Abspaltung) kann erfolgen mit OH-Gruppen (z.B. mit Alkoholen, Phenolen, Carbonsäuren, Zuckern) und NH-Gruppen (z.B. in Nucleosiden, Polynucleotiden). Wichtig sind u. a. die Phosphorsäureester und die Glucuronide, bei denen die Glucuronsäure als Kohlenhydrat eine glykosidische Bindung mit anderen Stoffen eingeht, die dadurch im Harn ausgeschieden werden können.

Glykoside sind wie alle Acetale gegen Alkalien beständig, werden jedoch durch Säuren hydrolysiert. Poly- und Disaccharide werden in die einzelnen Zucker aufgespalten, andere Glykoside in den Zucker und den Rest R, der oft als *Aglykon* bezeichnet wird.

Dabei wird von verdünnter Säure allerdings nur der acetalische Rest abgespalten, bei dem vorstehenden substituierten Methylglucosid also die OCH_3-Gruppe. Die anderen vier Reste R^1–R^4 enthalten gewöhnliche Etherbindungen und können nur durch drastischere Bedingungen entfernt werden. Umgekehrt werden bei der Umsetzung von Glucose mit Methanol und Chlorwasserstoff nur das α- und β-Methylglucosid gebildet. Die anderen OH-Gruppen bleiben unverändert erhalten.

Die Glucose kann zusammen mit der Fructose durch Hydrolyse von Rohrzucker erhalten werden. **Fructose** ist eine Ketohexose und bildet einen Fünfring (Furanose) oder Sechsring (Pyranose). Formelmäßige Darstellung der β-D-Fructose:

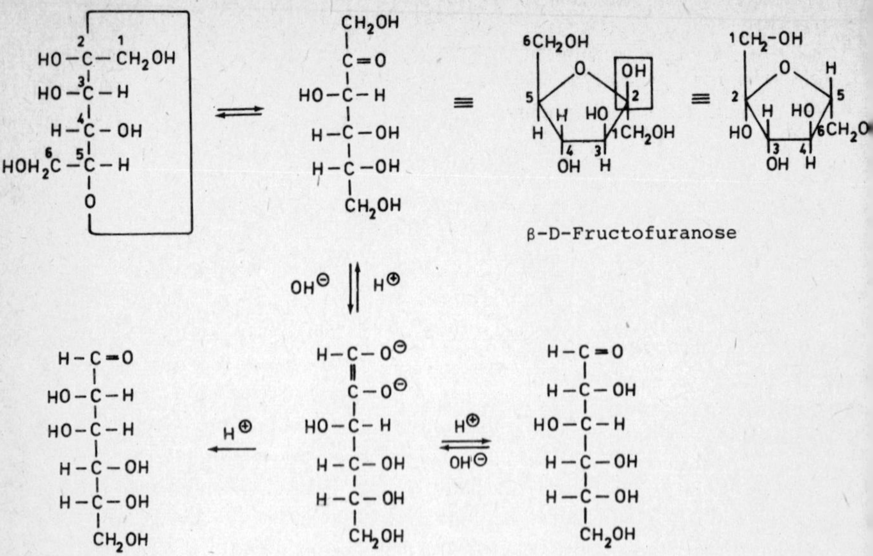

[Strukturformeln: offenkettige Form ⇌ Ketoform ≡ β-D-Fructofuranose (Haworth-Projektionen)]

β-D-Fructofuranose

$OH^\ominus \updownarrow H^\oplus$

[Strukturformeln: D-Mannose ⇌ Endiolat ⇌ D-Glucose]

D-Mannose Endiolat D-Glucose

Die vorstehende Reaktionsfolge zeigt, weshalb Fructose ebenso wie Glucose Fehlingsche Lösung reduziert. Aus der Ketose und der Aldose bildet sich mit $OH^\ominus$-Ionen das „Endiolat". Durch Ansäuern erhält man die Zucker zurück.

Im **Rohrzucker** (Saccharose) ist die α-D-Glucose mit β-D-Fructose α-β-glykosidisch 1,2-verknüpft. Dieses Disaccharid ist ein Vollacetal und daher als α-D-Glucopyranosyl-β-D-fructofuranosid zu bezeichnen. Die Hydrolyse mit verdünnten Säuren ergibt die beiden Hexosen.

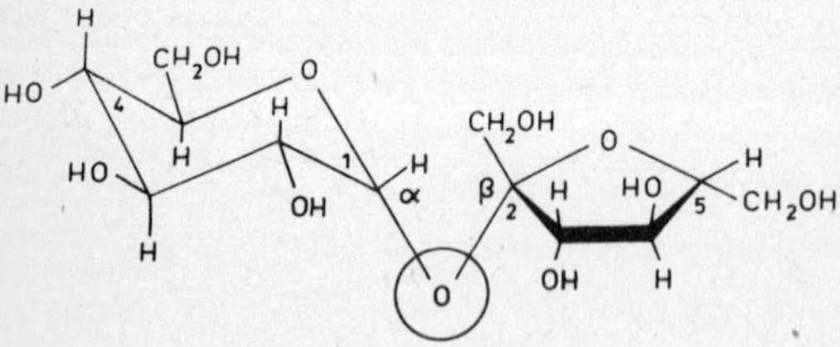

[Strukturformel Saccharose]

α-D-Glucopyranose   β-D-Fructofuranose
Rohrzucker (Saccharose)

Kurzformel:

Glc α (1 → 2) β Fru

Wie man an der gekennzeichneten glykosidischen Bindung sehen kann, erfolgt die Verknüpfung (unter Wasseraustritt) zwischen den beiden OH-Gruppen, die beim Ringschluß aus den Carbonylgruppen entstanden. Da das Molekül somit keine (latenten) Carbonylgruppen mehr enthält, folgt daraus, daß Rohrzucker die Fehlingsche Lösung nicht reduziert.

Gleiches gilt für die Trehalose, α-D-Glycopyranosyl-α-D-glucopyranosid. Besonders bemerkenswert ist hier die 1,1-Verknüpfung der beiden Glucosemoleküle (vgl. Maltose).

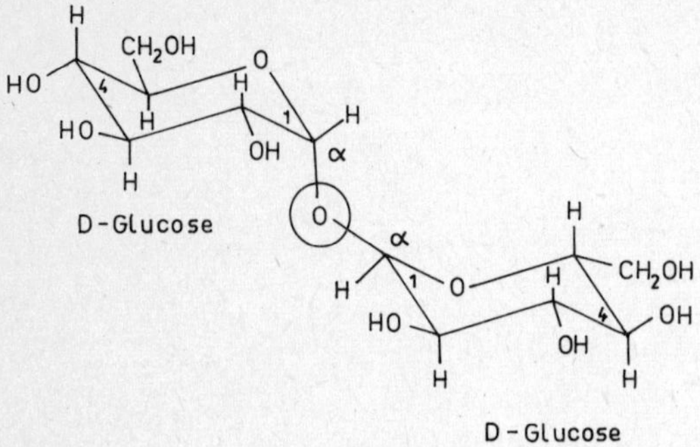

Kurzformel:

Glc α (1→1) α Glc

α,α -Trehalose

Wird die glykosidische Bindung jedoch mit einer alkoholischen OH-Gruppe gebildet, steht die *Halbacetal*-Form des zweiten Zuckers mit der offenen Form im Gleichgewicht, d.h. die Reduktion von Fehling-Lösung ist möglich (latente Carbonylgruppe).

Beispiele: Malzzucker (Maltose), 4-O-(α-D-Glucopyranosyl)-D-glucopyranose. Maltose ist ein Disaccharid, welches ohne hydrolytische Spaltung Fehlingsche Lösung reduzieren kann. Sie ist im Unterschied zur Trehalose 1,4-verknüpft.

Kurzformel:

Glc α (1→4) Glc

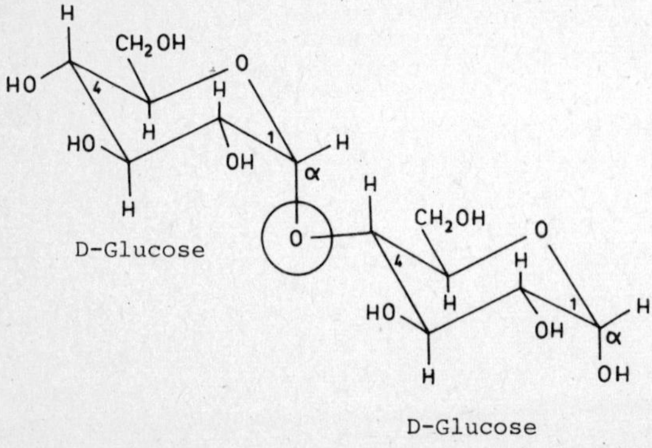

wirksame Gruppe für die Reduktion, da sie in die offene Aldehydform übergehen kann (vgl. S. 243)

Maltose (α-Form)

Das gleiche gilt für Milchzucker (Lactose), 4-O-(β-D-Galactopyranosyl)-D-glucopyranose:

Kurzformel:

Gal β (1→4) Glc

D-Galactose   D-Glucose

Milchzucker (β-Form)

Allgemeines Schema für die Benennung der Disaccharide:

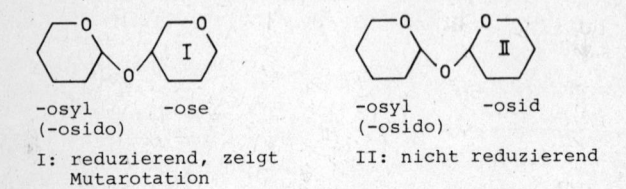

-osyl   -ose
(-osido)

I: reduzierend, zeigt Mutarotation

-osyl   -osid
(-osido)

II: nicht reduzierend

Bei reduzierenden Disacchariden wird im Namen angegeben, welche OH-Gruppe im Ring I eine Bindung eingeht: 4-O- ist z.B. die OH-Gruppe am C-Atom 4.

Biopolymere

Biopolymere sind natürliche Makromoleküle, die ebenso wie synthetische Makromoleküle (Kunststoffe, s. S. 170) aus kleineren Bausteinen (Monomeren) aufgebaut sind. Die Polymere unterscheiden sich u. a. in der Art des Monomeren bzw. der Monomeren, aus denen sie aufgebaut sind, der Art der Bindung zwischen den Bausteinen und der Möglichkeit verschiedener Verzweigungsarten bei mehreren funktionellen Gruppen.
Eine Übersicht über die hier besprochenen Verbindungen gibt Tabelle 21.

4.6.2 Tabelle 21. Kunststoffe und Biopolymere

Art der Bindungen zwischen den Monomeren		Beispiele für natürliche und synthetische Polymere	
Kohlenstoffbindung	$-\overset{\mid}{\underset{\mid}{C}}-\overset{\mid}{\underset{\mid}{C}}-$	Polyethylen (S. 170)	Kautschuk (S. 168)
Esterbindung	$-\overset{\mid}{C}-O-\overset{\mid}{\underset{\mid}{C}}-$ $\overset{\|}{O}$	Polyester (S. 171) (Diolen)	Nucleinsäuren (S. 259) (DNA, RNA)
Amidbindung	$\overset{O}{\overset{\|}{}}\overset{\mid}{}$ $-C-N-\overset{\mid}{\underset{\mid}{C}}-$ $\underset{H}{\mid}$	Polyamid (S. 171) (Nylon, Perlon)	Polypeptide (S. 254) (Eiweiß, Wolle, Seide)
Etherbindung bzw. Acetalbindung	$-\overset{\mid}{\underset{\mid}{C}}-O-\overset{\mid}{\underset{\mid}{C}}-$	Polyformaldehyd (S. 171) (Delrin)	Polysaccharide (S. 250) (Cellulose, Stärke, Glykogen)

13.6.4 Polysaccharide

Die Bedeutung der makromolekularen Struktur wird am Beispiel der Polysaccharide Cellulose, Stärke und Glykogen besonders deutlich. Sie sind aus dem gleichen Monomeren, der D-Glucose, aufgebaut, unterscheiden sich jedoch in ihrem verschieden verzweigten Aufbau (Tabelle 22). Auch die für die Gelchromatographie (s. S. 124) verwendeten Dextrane sind aus Glucose aufgebaut (1,4 und 1,6 verknüpft).

Tabelle 22. Eigenschaften verschiedener Polysahharide

	Cellulose	Stärke	Glykogen
Monomer	D-Glucose	D-Glucose	D-Glucose
glykosidische Verknüpfung	$\beta(1,4)$	$\alpha(1,4)$ u. $\alpha(1,6)$	$\alpha(1,4)$ u. $\alpha(1,6)$
Aufbau	linear	verzweigt	stark verzweigt
Gestalt	linear	länglich gestreckt	kugelig
Löslichkeit (in Wasser)	keine	nach Kochen	gut
Faserbildung	sehr gut	keine	keine
Kristallisation	gut	schwach	keine
biologische Bedeutung	Gerüstsubstanz (pflanzliche Zellwand)	Depotsubstanz (Pflanzen)	Depotsubstanz (Vertebraten)

Cellulose ist aus D-Glucose-Molekülen aufgebaut, die an den C-Atomen 1 und 4 β-glykosidisch miteinander verknüpft sind. Das Ergebnis ist ein gerader, einfacher Molekülfaden ohne Verzweigungen (Abb. 88):

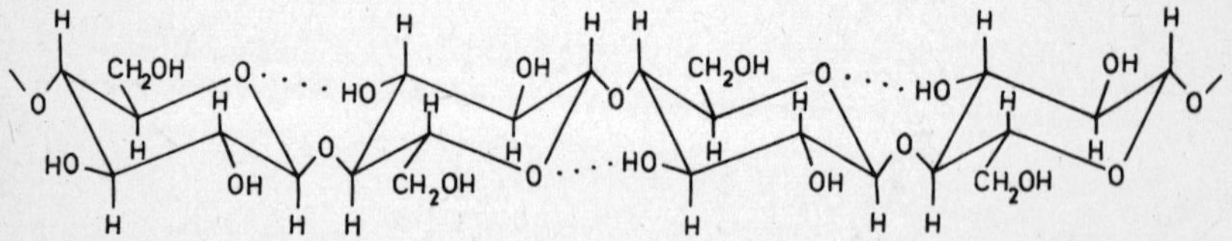

Abb. 88. Cellulose

In der Strukturformel erkennt man, daß die Pyranose-Einheiten H-Brückenbindungen von den Hydroxylgruppen am C-3-Atom zum Ring-Sauerstoffatom bilden können. Auch zwischen den Molekülsträngen sind H-Brückenbindungen wirksam, so daß man die Struktur einer Faser erhält, die sich als Gerüstsubstanz eignet, weil sie unter normalen Bedingungen unlöslich ist.

Die beiden anderen aus Glucose aufgebauten Polysaccharide haben einen anderen Bau. Ihre Verwendung als Reserve-Kohlenhydrate verlangt eine möglichst schnelle und direkte Verwertbarkeit im Organismus. Sie müssen daher wasserlöslich und stark verzweigt sein, um den Enzymen ungehinderten Zutritt zu den Verknüpfungspunkten zu ermöglichen. Diese Forderungen werden von Glykogen und Stärke gut erfüllt.

Stärke besteht zu 10–30% aus *Amylose* und zu 70–90% aus *Amylopectin*. Beide sind aus D-Glucoseeinheiten zusammengesetzt, die α-glykosidisch verknüpft sind.

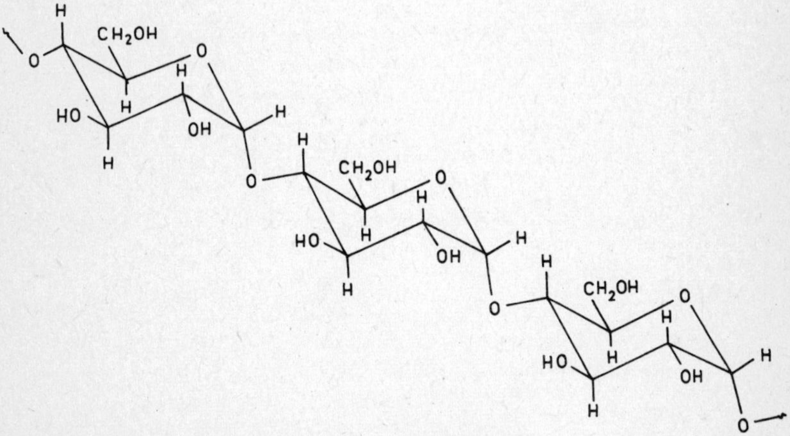

Abb. 89. Amylose. (Sessel-Konformationen angenommen)

Amylose ist α(1,4) verknüpft, wobei die Glucoseketten kaum verzweigt sind (Abb. 89). Sie ist der Stärke-Bestandteil, der mit Iod die blaue Iod-Stärke-Einschlußverbindung gibt. Die Röntgenstrukturanalyse zeigt, daß die Ketten in Form einer Helix (s. S. 255) spiralförmig gewunden sind und die Iodatome in den Hohlräumen liegen.

3.4.5 Der Hauptbestandteil der Stärke, das wasserlösliche *Amylopectin,* ist im Gegensatz zur Amylose stark verzweigt: α(1,4)-glykosidisch gebaute Amyloseketten sind α(1,6)-glykosidisch miteinander verbunden (Abb. 90). Der Formelausschnitt ist anschließend schematisch wiedergegeben (Abb. 91), um die Verzweigungen und Endgruppen deutlich zu zeigen.

Abb. 90. Amylopectin. (Sessel-Konformationen angenommen)

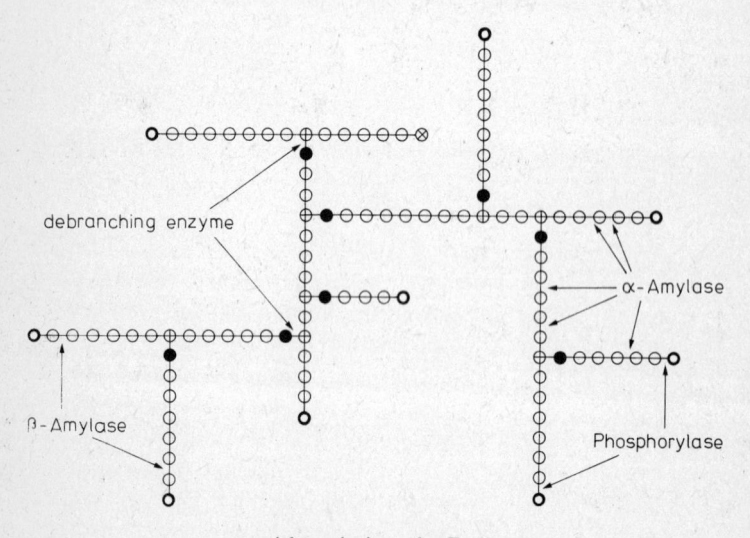

○ nicht-reduzierendes Ende
⊗ reduzierendes Ende
●–○ Glycopyranose-Reste (verzweigt, 1,6-glykosidisch)
○–○ Glycopyranose-Reste (1,4-glykosidisch)

Abb. 91. Schematische Darstellung des Amylopectins bzw. des Glykogens. Die Angriffspunkte der verschiedenen abbauenden Enzyme sind durch Pfeile gekennzeichnet

Auch **Glykogen** ist ein aus Glucose aufgebautes Reserve-Polysaccharid und ähnlich wie Amylopectin α(1,4)- und α(1,6)-verknüpft. Die Verzweigung ist jedoch noch beträchtlich stärker. Analog zur Amylose entsteht mit Iod eine braune Einschlußverbindung, die auf eine helicale Struktur hindeutet (Abb. 92):

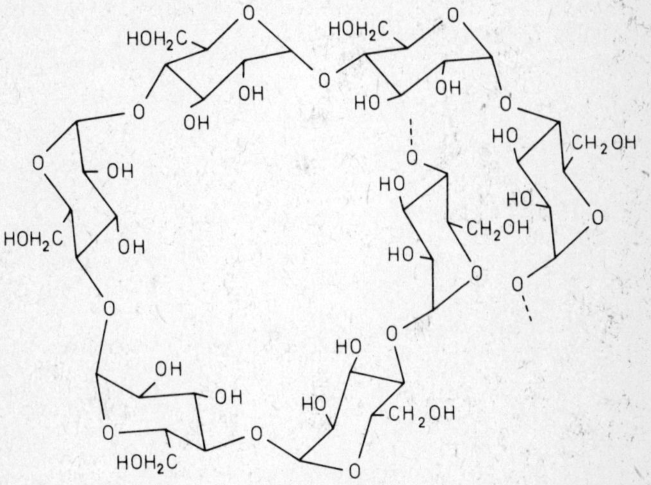

Abb. 92. Bildung einer Helix-Struktur im Glykogen-Molekül durch α-1,4-glykosidische Verknüpfung von Glucose-Molekülen in der $^4C_1$-Konformation

Eine zweite wichtige Gerüstsubstanz neben Cellulose ist **Chitin,** der Gerüststoff der Arthropoden. Die Monosaccharid-Einheit ist hier ein sog. Aminozucker, das N-Acetyl-glucosamin. Glucosamin entspricht strukturmäßig der Glucose, wobei die Hydroxy-Gruppe am C-2-Atom durch eine Aminogruppe ersetzt wurde: 2-Amino-2-desoxy-glucose:

2-Amino-2-desoxy-D-glucose
Glucosamin

N-Acetyl-2-amino-2-desoxy-D-glucose
Acetylglucosamin
β-Anomer

Chitin

Durch Acetylierung der Aminogruppe erhält man Acetylglucosamin, wie es z. B. im Chitin als Baustein vorliegt. Im Kettenaufbau entspricht Chitin der Cellulose: beide sind $\beta(1,4)$-verknüpft. Die erhöhte Festigkeit des Chitins ist u. a. auf die zusätzlichen H-Brückenbindungen der Amidgruppen zurückzuführen. Hinzu kommt, daß je nach Bedarf das Polysaccharid mit Proteinen (in den Gelenken) oder Calciumcarbonat (im Krebspanzer) assoziiert ist. Analoges gilt auch für die Cellulose: Sie ist z. B. im Holz in Lignin, ein anderes Biopolymeres, eingebettet.

13.6.3 Proteine (Polypeptide)

Proteine können aus einer oder mehreren Polypeptidketten bestehen. Diese Ketten besitzen eine sog. **Sekundärstruktur**, die auf den Bindungskräften zwischen den verschiedenen funktionellen Gruppen der Peptide beruht. Am wichtigsten sind die im folgendem Schema dargestellten intramolekularen Bindungen, die schon an anderer Stelle besprochen wurden:

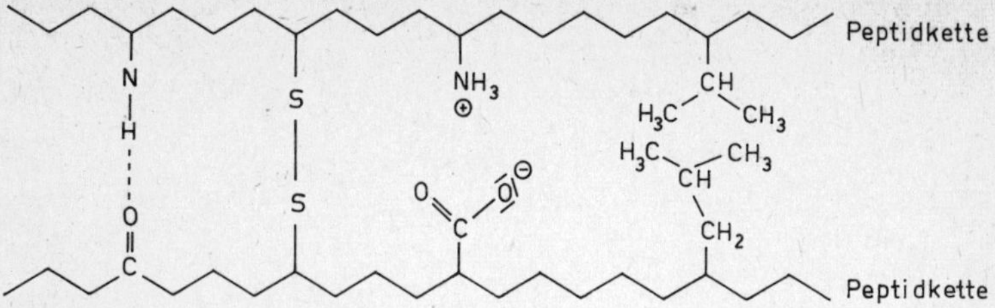

H-Brückenbindung	kovalente	Ionenbeziehung	hydrophobe
(s. S. 72)	Disulfidbindung	(s. S. 35)	Wechselwirkung
	(s. S. 38)		(s. S. 49)

Die Wasserstoffbrückenbindungen zwischen NH- und CO-Gruppen wirken stabilisierend auf den Zusammenhalt der Sekundärstruktur und führen zur Ausbildung von zwei verschiedenen Polypeptidstrukturen, der α-Helix- und der Faltblatt-Struktur.

In der α-**Helix** liegen hauptsächlich **intra**molekulare H-Brückenbindungen vor. Hierbei ist die Peptidkette spiralförmig in Form einer Wendeltreppe verdreht, und die H-Brückenbindungen bilden sich zwischen den Molekülen *derselben* Kette aus. Alle Aminosäuren müssen dabei die gleiche Konfiguration besitzen, um in die Helix zu passen. Man kann dieses Modell als rechts- oder linksgängige Schraube konstruieren (Abb. 93), die zueinander diastereomer sind. Spiegelbildliche Helices erhält man dann, wenn man die eine Helix aus L-Aminosäuren und die anderen aus D-Aminosäuren aufbaut. Die ebene Anordnung der Peptidbindung führt dazu, daß der Querschnitt der Helix nicht rund ist. Die Seitenketten R der Aminosäuren stehen von der Spirale nach außen weg. Abb. 94 gibt eine Aufsicht auf die α-Helix wieder.

Eine besonders eindrucksvolle Struktur besitzen Kollagen und das α-Keratin der Haare. Abb. 95 zeigt die Kollagen-Superhelix. Drei lange Polypeptidketten aus linksgängigen Helices sind zu einer dreifachen, rechtsgängigen Superhelix verdrillt, wobei sich zwei helicale Strukturen überlagert haben.

Beim Dehnen der Haare geht die α-Keratin-Struktur in die β-Keratin-Struktur über. Dabei handelt es sich um eine sogenannte **Faltblatt-**Struktur, bei der zwei oder mehrere Polypeptidketten durch **inter**molekulare H-Brückenbindungen verbunden sind. So entsteht ein „Peptidrost", der leicht aufgefaltet ist, weil die Reste R als Seitenketten einen gewissen Platzbedarf haben (Abb. 96).

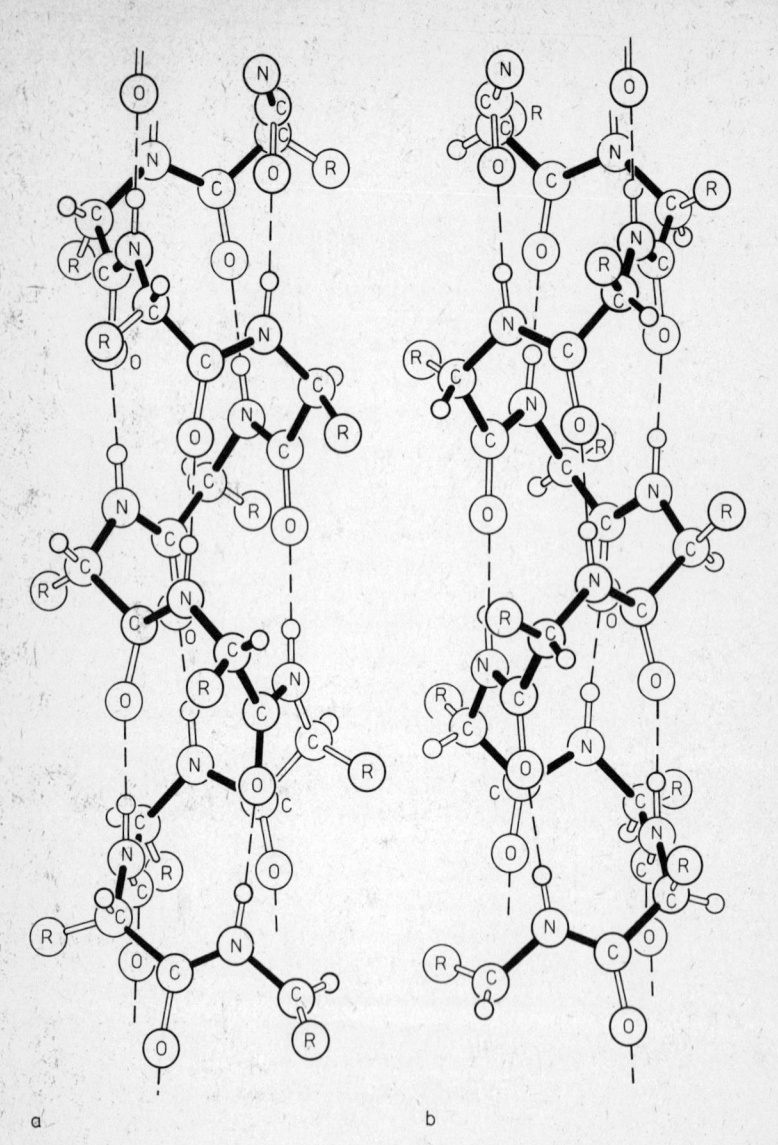

Abb. 93 a u. b. Schematische Darstellung der beiden möglichen Formen der α-Helix: Linksgängige **a** und rechtsgängige **b** Schraube, dargestellt in beiden Fällen L-Aminosäureresten. Das Rückgrat der Polypeptidkette ist schwarz eingezeichnet, die Wasserstoffatome sind durch die kleinen Kreise wiedergegeben. Die Wasserstoffbrückenbindungen (intramolekular) sind durch gestrichelte Linien dargestellt

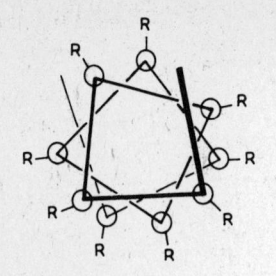

Abb. 94. Aufsicht auf die α-Helix.

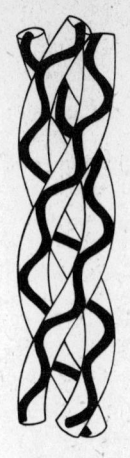

R—◯—◯—R bedeutet die Folge

$\begin{matrix} R & & & R \\ \diagdown & & & \diagup \\ CH-CO-NH-CH \end{matrix}$

Abb. 95. Kollagen-Superhelix

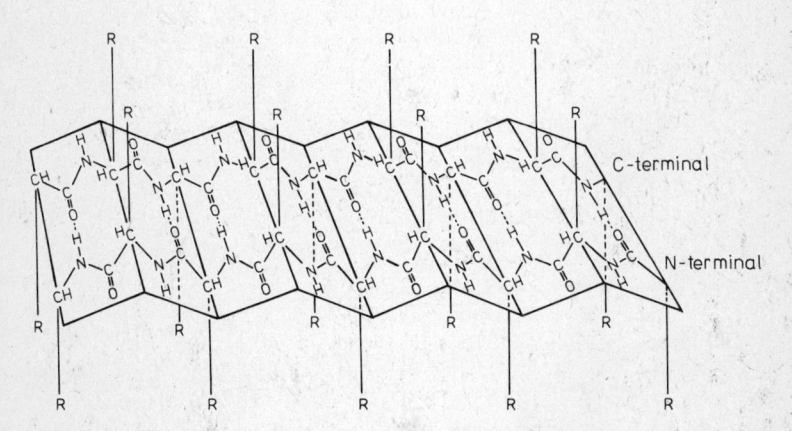

Abb. 96. Faltblattstruktur von β-Keratin mit antiparallelen Peptidketten („Peptidrost")

Faltblattstrukturen können mit antiparalleler und paralleler Anordnung der Peptidkette vorliegen (Abb. 97):

Abb. 97a. Faltblattstruktur mit antiparallelen Ketten aufgebaut mit L-Aminosäuren. a) Seitenansicht; b) Aufsicht

Das Rückgrat der Polypeptidkette ist schwarz eingezeichnet. Die intermolekularen H-Brückenbindungen sind durch gestrichelte Linien dargestellt

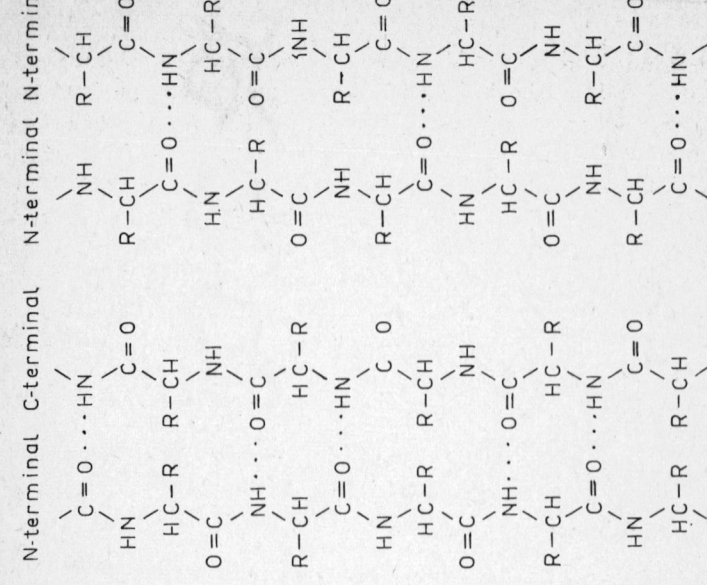

Abb. 97b. Schematische Darstellung der Faltblattstrukturen mit anti-parallelen (a) und parallelen (b) Peptidketten. Beachte die Zahl der H-Brückenbindungen

3.6.2 Nucleinsäuren (DNA, RNA)

Nucleinsäuren wie DNA und RNA sind Polynucleotide, deren Nucleoside (= Zucker + Base) durch Phosphorsäureesterbindungen am C-3- und C-5-Atom (s. S. 216) zusammengehalten werden. An Zuckern sind Ribose und Desoxyribose, an Basen Adenin (A), Guanin (G), Cytosin (C) und Thymin (T) in der DNA (Desoxyribonucleinsäure) bzw. A, G, C und Uracil (U) in der RNA (Ribonucleinsäure) beteiligt. Abb. 98 zeigt einen Ausschnitt aus einem DNA-Molekül und das entsprechende Aufbauschema. Auf Grund von Röntgenstrukturanalysen wird für die Sekundärstruktur eine Doppelhelix vorgeschlagen (Abb. 101), wobei die Verbindung der beiden rechtsgängigen Polynucleotidstränge durch H-Brückenbindungen der Basenpaare A-T bzw. A-U und C-G erfolgt (Abb. 99).

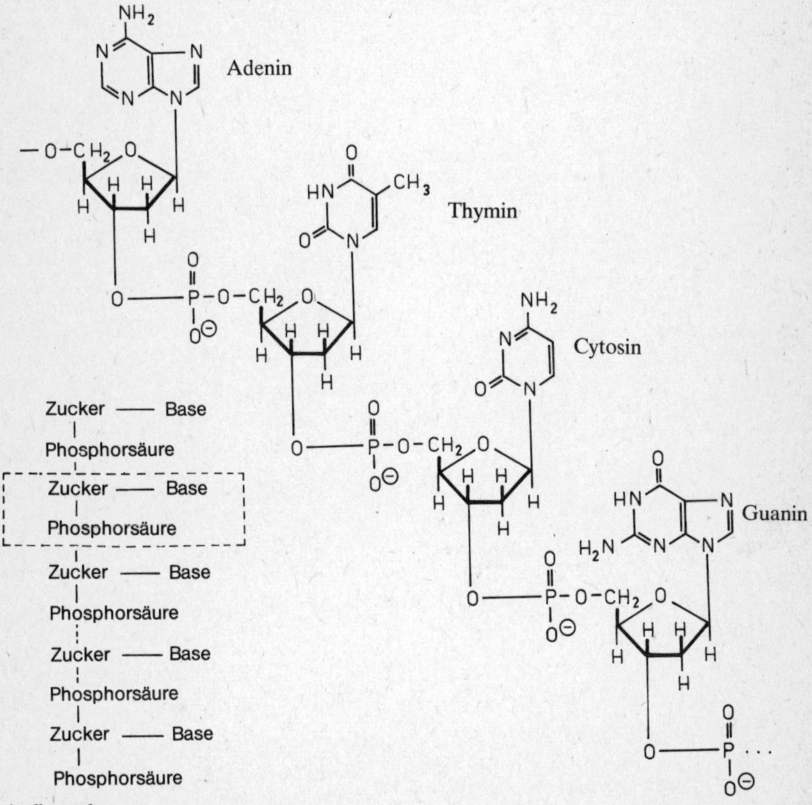

Abb. 98. Ausschnitt aus einem DNA-Molekül

Die Folge davon ist, daß die an sich aperiodische Basensequenz einer Kette die Sequenz der anderen Kette festlegt. Die Basenpaare liegen im Innern des Doppelstranges, die Zucker-Phosphat-Ketten bilden die äußeren Spiralen. Daher verlaufen die Phosphorsäurediesterbindungen einmal in Richtung 5' $\longrightarrow$ 3' und bei der zweiten Kette in Richtung 3' $\longrightarrow$ 5' (Abb. 100).

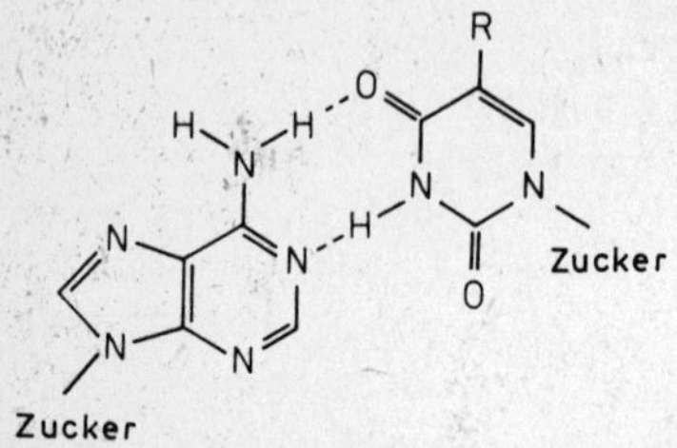

A – T (für R = H)
A – U (für R = CH$_3$)

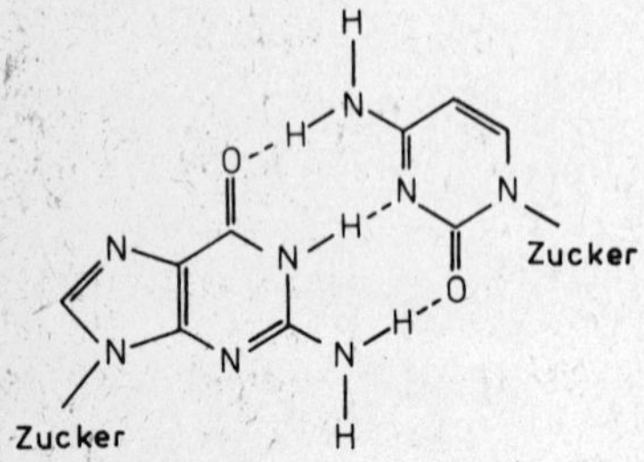

G – C

Abb. 99. Basenpaare

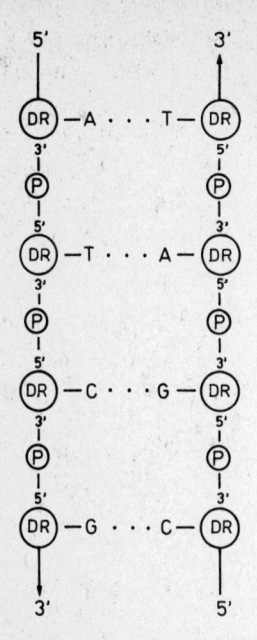

Abb. 100. Anordnung komplementärer DNA-Stränge in Gegenrichtung.
DR = Desoxyribose

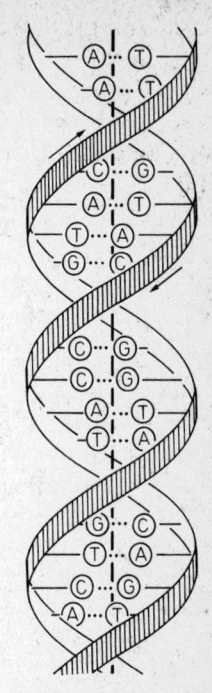

Abb. 101. Helixstruktur doppelsträngiger DNA (Doppelhelix)

14 Funktionelle Gruppen in Naturstoffen (Beispiele)

An den folgenden Beispielen für Naturstoffe soll das Erkennen der heterocyclischen Bausteine und anderer Strukturmerkmale wie der funktionellen Gruppen erläutert werden.

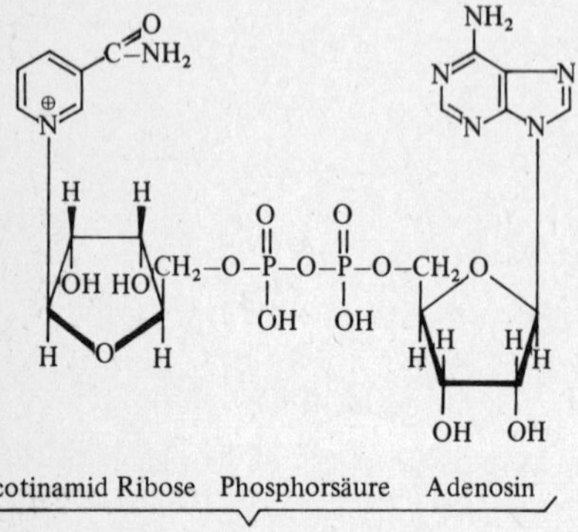

Nicotinamid Ribose Phosphorsäure Adenosin

Nicotinamid–adenin–dinucleotid NAD$^\oplus$

NAD$^\oplus$ enthält als Heterocyclen Adenin (Puringerüst) und Nicotinamid (ein Carbonsäureamid) sowie als Polyhydroxyverbindung Ribose (einen Zucker), die als Phosphorsäureester vorliegt (s. S. 216).

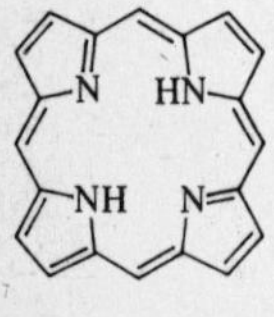

Porphinring

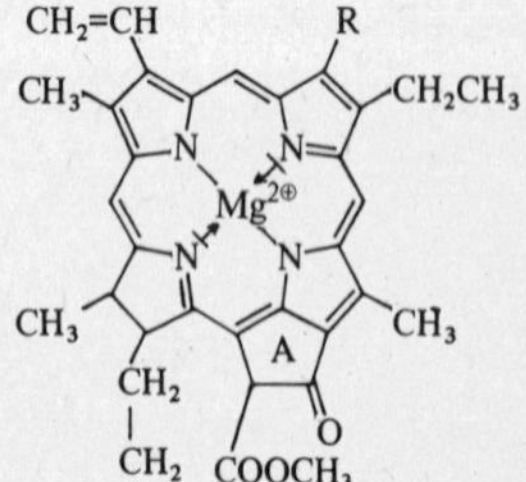

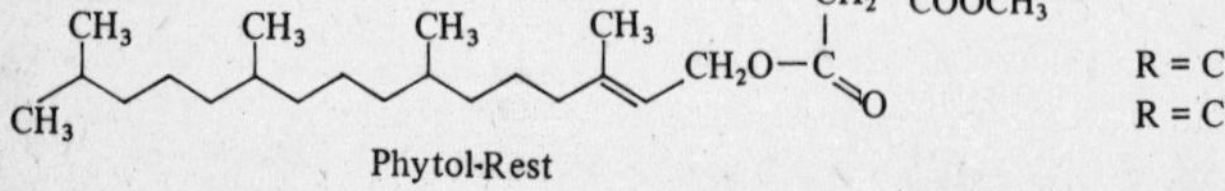

Phytol-Rest

Chlorophyll
R = CH$_3$: Chlorophyll a
R = CHO: Chlorophyll b

262

Der **Blattfarbstoff Chlorophyll** enthält ebenso wie das *Häm* (Wirkgruppe des Hämoglobins) als Grundgerüst das Porphin, d. h. vier über Methinbrücken (−CH=) miteinander verbundene Pyrrolringe. Angegliedert ist ein Cyclopentenonring (A) mit einer Methylestergruppierung. Zusätzlich ist eine weitere Carboxylgruppe vorhanden, die mit Phytol, einem ungesättigten Alkohol verestert ist. Weiterhin trägt der Porphinring noch folgende Gruppen: drei Methylgruppen, eine Ethylgruppe, eine Vinylgruppe ($CH_2=CH-$) und eine Aldehydgruppe (−CHO) bzw. eine weitere Methylgruppe für R.

$$H_3C-\underset{\underset{CH_2}{\|}}{C}-CH_2-CH_2-O-\underset{\underset{OH}{|}}{\overset{\overset{O}{\|}}{P}}-O-\underset{\underset{OH}{|}}{\overset{\overset{O}{\|}}{P}}-OH$$

Isopentenylpyrophosphat

Vitamin A (all-trans-Konfiguration)

Vitamin A gehört ebenso wie der bereits erwähnte Alkohol Phytol zu den Terpenen. Diese Stoffe lassen sich in Isopreneinheiten (s. S. 168) zerlegen (Isoprenregel, in der Formel des Vitamin A gekennzeichnet), da sie bei der Biosynthese aus einer Isopreneinheit, dem Isopentenylpyrophosphat, aufgebaut werden. Vitamin A enthält einen Cyclohexenring, eine Alkoholgruppe und eine ungesättigte Kohlenwasserstoffkette.

Benzylpenicillin enthält zwei Heterocyclen, darunter einen gesättigten Thiazolring (mit einem tertiären N-Atom), zwei acylierte Aminogruppen, zwei Methylgruppen, eine Carbonsäuregruppe (Carboxylgruppe) und zwei Säureamidgruppen.

Benzylpenicillin

Coenzym A ist ein Mercaptan, dessen SH-Gruppe oft mit Essigsäure einen Thioester, das Acetyl-Coenzym ($\overline{CoA}-S-CO-CH_3$) bildet. Es enthält: zwei Säureamidgruppen, drei Säureestergruppen, zwei sekundäre Alkoholgruppen, eine primäre Aminogruppe, Adenin und Ribose als Heterocyclen.

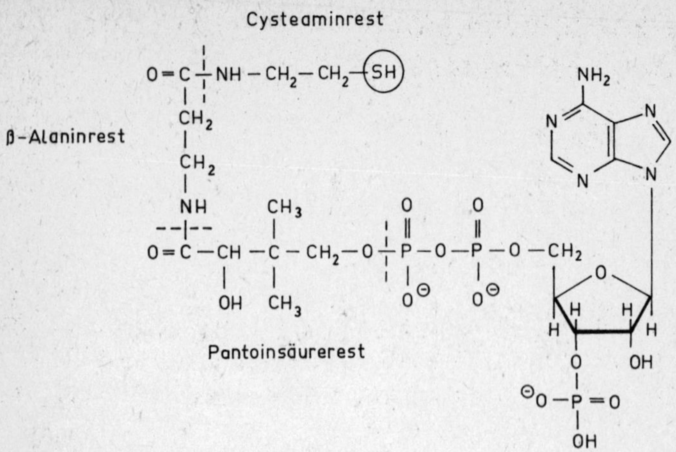

Cysteaminrest

β-Alaninrest

Pantoinsäurerest

Coenzym A

Hinweise zur Nomenklatur organischer Verbindungen

Nachstehend folgt ein kurzer Überblick über die Nomenklatur der in diesem Buch besprochenen Verbindungsklassen. Genauere Hinweise und weitere Beispiele finden sich bei den einzelnen Kapiteln, auf die in den Tabellen 22 und 23 verwiesen wird.

Es ist das Ziel der Nomenklatur, einer Verbindung, die durch eine Strukturformel gekennzeichnet ist, einen Namen eindeutig zuzuordnen und umgekehrt. Bei der Suche nach einem Namen für eine Substanz hat man bestimmte Regeln zu beachten.

Einteilungsprinzip der allgemein verbindlichen IUPAC- oder Genfer Nomenklatur:

Jede Verbindung ist (in Gedanken) aus einem Stamm-Molekül (Stamm-System) aufgebaut, dessen Wasserstoffatome durch ein oder mehrere Substituenten ersetzt sind. Das Stamm-Molekül liefert den Hauptbestandteil des systematischen Namens und ist vom Namen des zugrundeliegenden einfachen Kohlenwasserstoffes abgeleitet. Die Namen der Substituenten werden unter Berücksichtigung einer vorgegebenen Rangfolge (Priorität) als Vor-, Nach- oder Zwischensilben zu dem Namen des Stammsystems hinzugefügt.

Die Verwendung von Trivialnamen ist auch heute noch verbreitet (vor allem bei Naturstoffen), weil die systematischen Namen oft zu lang und daher meist zu unhandlich sind.

Stammsysteme

Stammsysteme sind u. a. die *acyclischen* Kohlenwasserstoffe, die gesättigt (Alkane, S. 153) oder ungesättigt (Alkene, S. 166, Alkine, S. 168) sein können. Zur Nomenklatur bei Verzweigungen der Kohlenwasserstoffkette s. S. 154.

Weitere Beispiele sind die *cyclischen* Kohlenwasserstoffe. Auch hier gibt es gesättigte (Cycloalkane, S. 158) und ungesättigte Systeme (Cycloalkene, S. 166, Aromaten, S. 172).

Das Ringgerüst ist entweder nur aus C-Atomen aufgebaut (*isocyclische* oder *carbocyclische* Kohlenwasserstoffe, S. 158) oder es enthält auch andere Atome (*Heterocyclen*, S. 179).

Ringsysteme, deren Stammsystem oft mit Trivialnamen benannt ist, sind die *polycyclischen* Kohlenwasserstoffe (siehe z.B. einfache kondensierte Polycyclen S. 174 und Heterocyclen S. 179).

Cyclische Kohlenwasserstoffe mit Seitenketten werden entweder als kettensubstituierte Ringsysteme oder als ringsubstituierte Ketten betrachtet.

Substituierte Systeme

Substitutive Nomenklatur

In substituierten Systemen werden die funktionellen Gruppen (s. S. 182, 198) dazu benutzt, die Moleküle in verschiedene Verbindungsklassen einzuteilen. Sind mehrere Gruppen in einem Molekül vorhanden (s. z.B. Hydroxycarbonsäuren S. 231), dann wird *eine* funktionelle Gruppe als Hauptfunktion ausgewählt, und die restlichen werden in alphabetischer Reihenfolge in geeigneter Weise als Vorsilben hinzugefügt (s. Anwendungsbeispiel). Die Rangfolge der Substituenten ist verbindlich festgelegt.

Die Tabellen 23 und 24 enthalten hierfür Beispiele. Beachte: Bei den Carbonsäuren und ihren Derivaten sind zwei Bezeichnungsweisen möglich (s. S. 208). Falls C-Atome in den Stammnamen einzubeziehen sind, wurden diese unterstrichen.

Tabelle 23. Funktionelle Gruppen, die nur als Vorsilben auftreten

Gruppe	Vorsilbe	Gruppe	Vorsilbe
$-F$	Fluor-	$-NO_2$	Nitro-
$-Cl$	Chlor-	$-NO$	Nitroso-
$-Br$	Brom-	$-OCN$	Cyanato-
$-I$	Iod-	$-OR$	Alkyloxy- bzw. Aryloxy-
$=N_2$	Diazo-	$-SR$	Alkylthio- bzw. Arylthio-
$-CN$	Cyano-		

Beachte die Verwendung der Zwischensilbe -azo-:

Diazomethan: CH_2N_2 oder $CH_2 = \overset{\oplus}{N} = \underset{|}{\overset{\ominus}{N}}$ ⟷ $|\overset{\ominus}{C}H_2 - \overset{\oplus}{N} \equiv N|$

Azomethan: $H_3C - N = N - CH_3$ (besser: Methyl-azo-methan)

Tabelle 24. Funktionelle Gruppen, die als Vor- oder Nachsilben auftreten können (z. T. entnommen aus HTB 135, S. 62 ff. (Hellwinkel))

Verbindungsklasse	Formel	Vorsilbe	Nachsilbe	Beispiel	Seite
Kationen	$-\overset{\oplus}{O}R_2,\ -\overset{\oplus}{N}R_3$	-onio-	-onium	Ammoniumchlorid,	193
	$R-\overset{\oplus}{N}\equiv N$		-diazonium	Diazoniumhydroxid	195
Carbonsäure	$R-\underset{\underset{O}{\parallel}}{C}-OH$	Carboxy-	-carbonsäure	Propancarbonsäure	207
	$R-\underset{\underset{O}{\parallel}}{C}-OH$		-säure	Butansäure	207
Sulfonsäure	$R-SO_3H$	Sulfo-	-sulfonsäure	Benzolsulfonsäure	190
Carbonsäure-Salze	$R-COO^{\ominus}\ M^{\oplus}$	Metall-carb-oxylato	Metall-...carboxylat	Natriummethancarboxylat =	
	$R-\underset{\underset{O}{\parallel}}{C}OO^{\ominus}\ M^{\oplus}$	—	Metall-...oat	Natriummethanoat (= Na-Acetat = Na-Salz der Essigsäure)	103
Carbonsäure-Ester	$R-\underset{\underset{O}{\parallel}}{C}-OR$	-yloxycarbonyl	-yl...carboxylat	Ethylmethancarboxylat =	211
	$R-\underset{\underset{O}{\parallel}}{C}-OR$	—	-yl...oat	Ethylethanoat (= Ethylacetat = Ethylester der Essigsäure)	211
Carbonsäure-Halogenid	$R-\underset{\underset{O}{\parallel}}{C}-X$	Halogenformyl-	-carbonsäure-halogenid	Benzoesäurechlorid	211

Priorität →

Tabelle 24 (Fortsetzung)

Verbindungsklasse	Formel	Vorsilbe	Nachsilbe	Beispiel	Seite
	$R-\underset{\underset{O}{\|\|}}{C}-X$	—	-oylhalogenid	Ethanoylchlorid (= Acetylchlorid)	211
Amide	$R-\underset{\underset{O}{\|\|}}{C}-NH_2$	Carbamoyl-	-carboxamid	Methancarboxamid = Essigsäureamid	211
	$R-\underset{\underset{O}{\|\|}}{C}-NH_2$	—	-amid		211
Nitrile	$R-C\equiv N$	Cyano-	-carbonitril	Cyanwasserstoff	221
	$R-\underline{C}\equiv N$	—	-nitril	Acetonitril	221
Aldehyd	$R-CHO$	Formyl-	-carbaldehyd	Methancarbaldehyd = Ethanal	199
	$R-\underline{C}HO$	Oxo-	-al		199
Keton	$\underset{R'}{\overset{R}{\diagdown}}C=O$	Oxo-	-on	Propanon	199
Alkohol, Phenol und Salze	$R-OH$	Hydroxy-	-ol	Ethanol	183
	$R-O^{\ominus}M^{\oplus}$	—	-olat	Natriummethanolat	184
Thiol	$R-SH$	Mercapto-	-thiol	Ethanthiol	189
Amin	$R-NH_2$	Amino-	-amin	Methylamin	193
Imin	$\diagdown C=NH$	Imino-	-imin	Iminoharnstoff	221

→ Priorität

Gruppennomenklatur

Neben der vorstehend beschriebenen substitutiven Nomenklatur wird bei einigen Verbindungsklassen auch eine andere Bezeichnungsweise verwendet. Dabei hängt man an den abgewandelten Namen des Stammoleküls die Bezeichnung der Verbindungsklasse an (Tabelle (25).

Tabelle 25. Gruppennomenklatur

funktionelle Gruppe	Verbindungsname	Beispiel	Seite
$R-\underline{C}(=O)-X$	-halogenid, -cyanid	Acetylchlorid,	211
$R-C\equiv N$	-cyanid	Methylcyanid,	221
$R,R'\!>\!C=O$	-keton	Methylphenylketon,	199
$R-OH$	-alkohol	Isopropylalkohol,	183
$R-O-R'$	-ether oder -oxid	Diethylether,	186
$R-S-R'$	-sulfid	Diethylsulfid,	189
$R-Hal$	-halogenid	Methylendichlorid,	165
RNH_2, $RR'NH$, $RR'R''N$	-amin	Methylethylamin ($CH_3-NH-C_2H_5$)	193

Anwendungsbeispiel

Gesucht: Der Name des nachfolgenden Moleküls

[Strukturformel: 3,5-Dinitrophenyl-Ring an C-8, Kette $^{10}CH_3-^9CH(Cl)-^8CH-^7CH_2-^6CH_2-^5CH-^4C\equiv^3C-^2CH_2-^1C(=O)NH_2$, mit Substituent an C-5: $H_3C-^1C(CH_3)-^2CH=^3CH_2$]

Lösung: Bei der Betrachtung des Moleküls lassen sich für seinen Namen folgende Feststellungen treffen:

1. Die wichtigste funktionelle Gruppe ist: $-CONH_2$, -amid
2. Das Molekül enthält eine Kohlenstoffkette von 10 C-Atomen: Dekanamid
3. Es besitzt eine Dreifachbindung in 3-Stellung: 3-Dekinamid
4. Die Substituenten sind in alphabetischer Reihenfolge
    a) Chlor-Atom an C-9
    b) 1,1-Dimethyl-2-propenyl-Gruppe an C-5
    c) 3,5-Dinitrophenyl-Gruppe an C-8

Ergebnis: Aus der Zusammenfassung der Punkte 1–4 ergibt sich als nomenklaturgerechter Name:

9-Chlor-5-(1,1-dimethyl-2-propenyl)-8-(3,5-dinitrophenyl)-3-dekinamid

Literaturauswahl an weiterführenden Werken und Literaturnachweis

1. Allgemeine und anorganische Chemie

Becker, R. S., Wentworth, W. E.: Allgemeine Chemie. Stuttgart: G. Thieme 1976
Blaschette, A.: Allgemeine Chemie. Frankfurt: Akademische Verlagsgesellschaft 1974
Brdička, R.: Grundlagen der Physikalischen Chemie. Berlin: VEB Deutscher Verlag der Wissenschaften
Christen, H. R.: Grundlagen der allgemeinen und anorganischen Chemie. Aarau und Frankfurt: Sauerländer-Salle
Cotton, F. A., Wilkinson, G.: Advanced Inorganic Chemistry. New York: Interscience Publishers
Dickerson, Gray, Haight: Prinzipien der Chemie. Berlin: Walter de Gruyter & Co 1978
Fachstudium Chemie, Lehrbuch 1–7. Weinheim: Verlag Chemie
Fluck, E., Brasted, R.: Allgemeine und anorganische Chemie. Heidelberg: Quelle & Meyer 1973
Gray, H. B.: Elektronen und chemische Bindung. Berlin: Walter de Gruyter & Co 1973
Gutmann/Hengge: Allgemeine und anorganische Chemie. Weinheim: Verlag Chemie
Hamann/Vielstich: Elektrochemie I. Weinheim: Verlag Chemie 1975
Hardt, H.-D.: Die periodischen Eigenschaften der chemischen Elemente. Stuttgart: G. Thieme 1974
Heslop, R. B., Jones, K.: Inorganic Chemistry. Elsevier Scientific Publ. Company Amsterdam–Oxford–New York 1976
Hollemann, A. F., Wiberg, E.: Lehrbuch der anorganischen Chemie. Berlin: Walter de Gruyter & Co
Jander, G., Spandau, H.: Kurzes Lehrbuch der allgemeinen und anorganischen Chemie. Berlin–Heidelberg–New York: Springer
Kaufmann, H., Jecklin, L.: Grundlagen der anorganischen Chemie. Basel: Birkhäuser Verlag
Latscha, H. P., Klein, H. A.: Anorganische Chemie. Berlin–Heidelberg–New York: Springer 1978
Latscha, H. P., Klein, H. A., Kessel, J.: Pharmazeutische Analytik. Berlin–Heidelberg–New York: Springer 1979
Mortimer, Ch. E.: Chemie. Stuttgart: G. Thieme
Näser, K.-H.: Physikalische Chemie. Leipzig: VEB Deutscher Verlag für Grundstoffindustrie
Steudel, R.: Chemie der Nichtmetalle. Berlin: Walter de Gruyter & Co 1974
Wiberg, E.: Die chemische Affinität. Berlin: Walter de Gruyter & Co 1972

2. Organische Chemie

Auterhoff, H.: Lehrbuch der Pharmazeutischen Chemie. Stuttgart: Wissenschaftl. Verlagsgesellschaft 1974
Beyer, H.: Lehrbuch der organischen Chemie. Stuttgart: S. Hirzel
Buddecke, E.: Grundriß der Biochemie. Berlin: Walter de Gruyter & Co 1974
Christen, H. R.: Grundlagen der organischen Chemie. Aarau und Frankfurt: Sauerländer-Diesterweg-Salle
Eberson, L.: Organische Chemie I und II. Weinheim: Verlag Chemie 1974
Hellwinkel, D.: Nomenklatur der organischen Chemie. Berlin–Heidelberg–New York: Springer
Heyns, K.: Allgemeine organische Chemie. Frankfurt: Akademische Verlagsgesellschaft 1970
Karlson, P.: Kurzes Lehrbuch der Biochemie. Stuttgart: G. Thieme
Kaufmann, H.: Grundlagen der organischen Chemie. Basel: Birkhäuser Verlag
Latscha, H. P., Klein, H. A.: Organische Chemie. Berlin–Heidelberg–New York: Springer 1982
Morrison, R. T., Boyd, R. N.: Lehrbuch der organischen Chemie. Weinheim: Verlag Chemie 1974
Roberts, J. D., Caserio, M. C.: Basic Principles of Organic Chemistry. New York: W. A. Benjamin Inc. 1965
Ruske, W.: Einführung in die organische Chemie. Weinheim: Verlag Chemie 1968
Wilk, M.: Organische Chemie. Mannheim: Bibliographisches Institut 1967
Sund, H. (Hrsg.): Große Moleküle, Frankfurt am Main: Suhrkamp Verlag 1970

Außer diesen Lehrbüchern wurden für spezielle Probleme weitere Monographien benutzt, die hier nicht aufgeführt sind. Sie können bei Bedarf im Literaturverzeichnis aller größeren Chemiebücher gefunden werden.

Sachverzeichnis

absolute Atommasse 9
absolute Konfiguration 228
absolute Temperatur 57
absoluter Nullpunkt 56
Absorption 62
Absorptionsspektrum 11, 63
Acetal 200
Acetaldehyd 199, 203
Acetamid 211
Acetanhydrid 211
Acetessigester 211
Acetessigsäure 230
Acton 199
Acetonitril 221
Acetophenon 199
Acetylchlorid 211
Acetylcholin 219
Acetylcysteamin 211
Acetylen (Ethin) 46
Acetylglucosamin 253
Acetylsalicylsäure 211
Acyl-Rest 194, 211
Addition 176, 199
Adenin 180
Adenosinphosphate
  (AMP, ATP, cyclo-AMP) 217
Adsorption 120
Äpfelsäure 230
Äquivalentkonzentration 91
Äquivalentmenge 91
Äquivalenzpunkt 98
Aerosol 79
Aglykon 245
Aktivität 67
Aktivierungsenergie 132
Alanin 234
β-Alanin 227, 234, 264
Aldehyd 199
Aldol 203
– addition 203
– kondensation 203
– reaktion 203
Aldose 241
Alkali
– carbonate 89
– cyanide 53
– halogenide 28
Alkalimetalle 22
alkalisch 84
Alkane 152
Alkene 166
Alkine 46, 168
Alkohole 182
Alkylgruppe 153
Alkylhalogenide 165
Alkyloxoniumionen 184
Aluminiumhydroxid Al(OH)$_3$ 38
– oxid Al$_2$O$_3$ 38
Ameisensäure 209
Ameisensäureamid 221
Amine 192
p-Aminobenzoesäure 209
p-Aminobenzolsulfonsäure 191
– amid 191
Aminosäure 234
Ammoniak 43, 44
Ammoniumchlorid 82, 148, 194
Ammoniumionen 87, 194
Ampholyt 83, 235
Amylose 251
Amylopectin 251
Analyse 28
angeregter Zustand 10
Anilin 195, 196
Anion 23, 80, 175
Anellierung 173, 206
Anode 110
Anomere 242

Anthrachinon 205
Anthracen 173
anti-Konformation 157
Apatit 101
Aromaten 172
Arrhenius-Gleichung 132
Arsenoxide 29
Arylrest 173
Asparaginsäure 235
Assoziation 182
Asymmetriezentrum 224
Atom 4, 5
– aufbau 5
– bindung 38
– gitter 62
– hülle 5, 9
– kern 5
– masse (gewicht) 8
– modell 9, 12
– orbital 13, 14
– radien 24
– spektren 11
Aufenthaltswahrscheinlichkeit 12
Ausbeute 32
Austauschverteilungskoeffizient 126
Autoxidation 178
Avogadrosche Zahl 30
Azobenzol 197
Azomethin 200
Azoverbindungen 196

Barbitursäure 214
Bariumsulfat, $BaSO_4$ 148
Basen 82, 194
Basenkatalyse 212
Basenkonstante 85
Basenpaare 260
Benzaldehyd 199
o, p-Benzochinon 205
Benzoesäure 209
Benzol 172
Benzoldiazoniumchlorid 196
Benzolsulfonsäure 190
Benzolsulfonsäurechlorid 191
3,4-Benzpyren 173
Benzofuran 181
Benzoylchlorid 211
Benzylalkohol 188
Benzylpenicilin 263
Bernsteinsäure 209

bimolekular 130
Bindigkeit 43
Bindung
σ – 43
π – 45
Bindungsarten 35
–, ionische 35
–, kovalente 38
–, metallische 47
– van der Waals 49
– Komplex 50
Bindungslängen 47
Biopolymere 249
Blausäure 221
Bleitetraethyl $Pb(C_2H_5)_4$ 165
Brechungsindex 54
Brenzcatechin 188
Brenztraubensäure 231
Brom, Br_2 22
Brombenzol 173, 178
Butadien 169
Butan 153
–, Konformationen 157
Butanol 182
Buten 155, 166
Buttersäure 209

Calcium
– fluorid, CaF_2 37
– oxalat, CaC_2O_4 52
– phosphat, $Ca_3(PO_4)_2$ 101
– sulfat, $CaSO_4$ 126
Carbanion 201
Carbonsäure 207
– amid 211
– anhydrid 211
– chlorid 211
– ester 211
– thioester 211
Carbonylgruppe 198
Cellulose 250
C-H-Acidität 201
Chalkogene 22
Chelat
– komplex 51
– ligand 50, 51, 52
chemisches Gleichgewicht 65
Chinolin 181
Chinone 189, 204

chiral 223
Chiralität 224
Chiralitätszentrum 224
Chitin 253
Chlorbenzol 175, 178
Chloressigsäuren 208
Chloroform 165
Chlorophyll 263
Chlorpropane 155
Chlorpropionsäuren 208
Cholesterin 163
Cholin 193
chromatographische Methoden 121
cis-trans-Isomerie 166
Citronensäure 88, 155, 231
Coenzym A 263
Colamin 193, 233
Crotonaldehyd 203
Cumaron 181
Cyanide 221
cyclische Konjugation 173, 204
Cyclo
– butan 158
– hexan 155, 158
– hexen 166, 169
– pentan 158
– propan 158
Cyclohexane, substituiert 160
Cysteamin 264
Cystein 234
Cystin 234
Cytosin 180

Dampfdruck 60
– erniedrigung 74
Dehydratisierung 170, 201
Dehydrierung 169
Decalin 158, 160
Decarboxylierung 233
Desoxyhexose 241
Desoxyribose 242
Destillation 120
Deuterium 8
Dialyse 77
Dialysator 78
Diastereomere 223
Diazoniumkation 195
Dibromcyclohexan 169
Dicarbonsäure 208
Dielektrizitätskonstante 72

Dien 167
Diethylether 187
1, 3-Dihydroxyaceton 241
Dimethylamin 193
Dimethylether 187
Dimethylsulfat 182
Dinitrophenylhydrazin 196
Dioxan 181
Dipeptid 238
Dipol 71
– moment 71
Dissoziation 81
Distickstoffoxid, N_2O 34
disubstituierte Benzole 175
disubstituierte Cyclohexane 160
Disulfide 190
D-L-Nomenklatur 228
DNA 259
Donnan-Beziehung 76
– Gleichgewicht 76
Doppelbindung 46

Edelgase 22
Edelgaskonfiguration 22
Effector 125
Eisen-(III)-chlorid, $FeCl_3$ 33
einsame Elektronenpaare 41
Eiweiße 234, 254
ekliptisch 229
Elaidinsäure 209
Elektrolyt 81
Elektromotorische Kraft
    EMK 111
Elektron 5, 6
Elektronen
– affinität 25
– dichteverteilung 12
– gas 45
– konfiguration 17
– negativität 24
– paarbindung 41
– schale 13
– spendender Effekt 207
– Spin 14
– ziehender Effekt 207
Elektrophil 175
elektrophile Substitution 176
Elektrophorese 237
Elementarteilchen 5
Elementarzelle 61

Eliminierung 176
Emissionsspektrum 11
Emulsion 79
Enamin 201
Enantiomere 223
endergonisch 141
Endiol 246
endotherm 140
Energie 10, 11, 137
Energieband 48
Energieniveau 10
Enthalpie 138
Entropie 143
Erdalkalihalogenide 28
Essigsäure 208, 209
– ethylester 211
– anhydrid 211
Esterbildung 182, 214
Esterhydrolyse 115
Ethan 44, 152
–, Konformationen 157
Ethanol 155, 183
Ethanolamin 193
Ethen 45, 166
Ether 186
Ethin 46, 168
Ethylacetat 204
Ethylen 45, 166
Ethylmercaptan 189
Ethylurethan 211
exergonisch 141
exotherm 140
Extinktion 64
Extraktion 121

Faltblatt-Struktur 255
Fehling-Reaktion 204
fester Zustand 61
Fette 219
Fischer Projektion 224, 243
Fließgleichgewicht 70
Formaldehyd 199
Formamid 221
Freie Enthalpie Δ G 141, 145
D-Fructose 242
Fumarsäure 209, 223
funktionelle Gruppe 182, 198, 262
Furan 181
Furanose 246

Gase 55
Gas
– gleichung 58
– konstante R 57
– mischung 58
gauche-Konformation 157
Gefrierpunkt 61
– erniedrigung 75
Gefriertrocknung 120
gekoppelte Reaktionen 66, 142
Geschwindigkeit chemischer Reaktionen 127
Geiger-Müller-Zählrohr 8
Gelfiltration 124
gesättigte Verbindung 42
gestaffelt 157, 229
Gewichtsprozent 90
Gibbs-Helmholtzsche Gleichung 143
Gitterenergie 36
Glaselektrode 104
Gleichgewicht 65
Gluconsäure 244
Glucosamin 254
D-Glucose 244
Glucosid 245
Glucuronsäure 244
Glutarsäure 209
Glutamin 234
– säure 235
Glycerin 182
– aldehyd 228, 234, 241
– säure 231
Glycin 234
Glykol 182
glykosidische Bindung 245
Glykosid 245
Glykogen 253
Glyoxylsäure 233
Gonan 158
Grundgesetze 2
Grundzustand 10
Gruppen (PSE) 22
Gruppennomenklatur 269
Guanidin 221
Guanin 180

Häm 262
Halbacetal 200, 242
Halbmetalle 2, 26
Halbwertszeit 8, 130

Halbzelle 109
Halogene 22, 164
Halogenalkane 164
Halogenbenzole 178
Halogenwasserstoffsäuren 31, 68, 72
Harnstoff 211
Hauptgruppenelemente 22
I. Hauptsatz 137
II. Hauptsatz 141
Hauptquantenzahl 10
Haworth-Formeln 243
α-Helix-Struktur 255
Henderson-Hasselbalch-Gleichung 100
Henry-Daltonsches Gesetz 119
Heptose 242
Hess'scher Satz 141
heterogene Stoffe 54
Heterocyclen 179
Hexan 152
Hexen 154
Hexose 241
Histidin 235
homogene Stoffe 54
homologe Reihe 153
Hundsche Regel 16
hybridisieren 42
Hybridorbitale 42
Hydrat 200
Hydratisierung 147, 169
Hydrazin 201
Hydrazon 201
Hydrindan 158
Hydrierung 169
Hydrochinon 188, 205
Hydrolyse
– von Estern 215
– – Amiden 239
– von Zuckern 245
hydrophil 164, 210
hydrophob 164, 210
– Wechselwirkung 49, 255
3-Hydroxybuttersäure 231
Hydroxycarbonsäuren 231
Hydroxylamin 201

ideales Gas 55
Imidazol 179
Imin 201, 221
Indikator 105
Indol 179

induktiver Effekt 207
Infrarot(IR)-strahlung 63
– spektren 63
innere Energie 137
Invertseife 210
Iod 22
Iodessigsäure 208
Ion 23
Ionenaustauscher 125
Ionenradien 24
Ionengitter 36, 62
Ionenprodukt des Wassers 83
Ionisierungsenergie 26
irreversibel 142
Isocitronensäure 155
isoelektrischer Punkt 235
Isopentenylpyrophosphat 263
Isopren 169
– regel 263
Isotope 6, 8

Kaliumhydroxid, KOH 81
Katalysator 135
Kation 23, 81, 175
Kathode 110
Kephalin 220
Kernladungszahl 6, 18
Ketal 206
Keto-Enol-Tautomerie 232
Ketocarbonsäuren (= Oxocarbonsäure) 231
α-Ketoglutarsäure 231
Keton 199
Ketose 241
Kinetik 127
Kohlendioxid, CO_2 27
Kohlenhydrate 241
Kohlenmonoxid, CO 141
Kohlensäure 89
Kohlenwasserstoffe 152
–, gesättigte 42
–, ungesättigte 45
–, aromatische 172
Kolloide 78
Komplexe 50
Komplexbildungskonstante 53
Konfiguration 23, 163, 228
Konformation 156, 163, 244
Konformere 156
konjugiert 167

Konstitution 163
– isomerie 155
Konzentration 31, 90
Koordinationszahl 50
– gitter 36
Knotenebene 15, 45
Kresol 188
Kristallisation 61, 121
Küvette 64
Kunststoffe 170
Kupfersulfat 109

Lacton 216
Lactose 248
Lambert-Beersches Gesetz 63
Lecithin 220
Leitungsband 48
Ligand 50
Lignin 254
lipophil 164
Löslichkeit 146, 182
Löslichkeits
– produkt 69, 148
– koeffizient 119
Lösungen 71
Lösungsmittel 71
Loschmidtsche Zahl N_L 30
N-Lost 164
Lysin 235

Magnesiumsulfat, $MgSO_4$ 126
magnetische Quantenzahl 12
Maleinsäure 167, 209
Malonsäure 209
Maltose 247
Malzzucker 247
Mannose 246
Markownikow-Regel 169
Massenzahl 6
Massenwirkungsgesetz 66
Mehrelektronenatome 15
Mehrfachbindung 45
Mercaptan 189
Mesomerie 41, 179
meso-Weinsäure 230
Metalle 2, 47
Metallgitter 47, 62
Methan 42, 152

Methanol 183
Methylamin 193
Methylcyclohexan 160
Methylenchlorid 164
Methylchlorid 164
Methylmercaptan 189
Milchsäure 226, 231
MO-Theorie 39
Mol 31, 91
Molalität 31, 90
Molarität 31, 90
Molekül 28
– gitter 62
– schwingung 63
Molekularität 130
Molekularmasse 30
Molenbruch 74
Monocarbonsäure 208
Monochromator 64
Monomer 171
monomolekular 130
Monosaccharid 241, 244
Mutarotation 245

$NAD^{\oplus}$ 262
Naphthalin 173
Naphthochinon 205
Naphthohydrochinon 188
Natriumhydrogencarbonat, $NaHCO_3$ 89
Natriumhydroxid, NaOH 35, 81
Natriumphosphate 89
–, primäres, NaH_2PO_4 89
–, sekundäres, Na_2HPO_4 89
–, tertiäres, Na_3PO_4 89
Nebengruppenelemente 23
Nebenquantenzahl 12
Nernstsche Gleichung 115
Nernstscher Verteilungssatz 119
neutral 84
Neutralpunkt 98
Neutralisationsreaktion 89
Neutron 5
Newman Projektion 156
nicht-konjugierte Doppelbindung 167
Nichtmetalle 2, 26, 27
Nicotinsäureamid 179
Niveau 10, 13
Nitrile 221
Nitrobenzol 196
Nomenklatur 265

– von Kohlenwasserstoffen 154
R,S- 217, 225
D,L- 228
Normalbedingungen 112
normale Kohlenwasserstoffe 154
Normalität 91,
Normalpotential 109, 111
Normalwasserstoffelektrode 111
Normvolumen 31
Nucleinsäure 259
Nucleonen 5
– zahl 6
Nucleophil 175
nucleophile Substitution 176
Nucleosid, Nucleotid 259
Nuclide 6

Oberflächenspannung 208, 210
Ölsäure 208, 209
Orbital 13, 14
Ordnungszahl 6
Osmose 75
Osmotischer Druck 75
Oxalessigsäure 231
Oxalbernsteinsäure 233
Oxalsäure 208, 209
Oxazol 181
Oxidation 107
Oxidationsmittel 109
Oxidationszahl 33
Oxocarbonsäure 231
Oxim 201
Oxoniumionen 187
Ozon, O_3 109

Palmitinsäure 208, 209
Pantoinsäure 264
PAPS 217
Paraffine 164
Parallelreaktionen 134
Pauliprinzip 16
Penicillamin 190
Pentan 153
Pentose 241
Peptid 238
Perioden 22
Periodensystem 18, 21
Peroxide 187
Phase 54

Phasengrenzfläche 210
Phenol 188, 196
Phenylalanin 234
Phenylhydrazin 196, 201
Phenylhydrazon 201
Phenylrest 173
Phosgen 211
Phospholipide 219
Phosphorsäure (Ortho-), H_3PO_4 88
Phosphorsäureester 216
pH-Wert 84
–, Messung des 104, 105
Phytol 264
Piperidin 181
polare Substanzen 146
polare Atombindung 71
Polarisationsebene 224
Polyaddition 171
Polyen 167
Polymere 171, 250
Polykondensation 171
Polymerisation 171
Polypeptid 254
Polysaccharid 241, 250
Porphinring 254, 262
primär 148, 154, 182
Primärstruktur 240
Propan 45, 153
Propanol 183
Propen 166
Propionsäure 206
Protein 254
Protolyse 90
Proton 5
pseudomonomolekular 131
Pteridin 181
Puffer 102
Pufferbereich 102
Pufferkapazität 102
Pufferungskurve 100
Purin 179
Pyranose 243
Pyridin 179
Pyrimidin 179
Pyrophosphorsäure 29
Pyrrol 179
Pyrrolidin 181

Quantenzahlen 10, 12, 13
quartäre Ammoniumverbindung 194

quartäres C-Atom 154
Quecksilber(I)chlorid, Hg_2Cl_2 105

racemisches Gemisch 223
Radikal 42, 164, 175, 177
radikalische Substitution 177
Radikalkette 177
Raoultsches Gesetz 74
Raumgitter 28, 61
Reaktionsenthalphie 134, 140
– geschwindigkeit 127
– gleichung 29
– ordnung 128
Reaktivität 198, 202, 211
reales Gas 55
Redox
– elektroden 105
– gleichung 108
– paar 107
– potential 111
– system 107
– vorgang 108
Redoxreaktionen
– mit Alkoholen 182
– mit Sulfiden 190
– mit Chinonen 205
Reduktion 107
Reduktionsmittel 109
reiner Stoff 54
Reinheitskriterien 54
relative Atommasse 9
Resonanz 173
Resonanzstrukturen 173, 180
reversibel 142
D-Ribose 241
RNA 259
Rohrzucker 246
R-S-System 225

Saccharose 246
Salicylsäure 231
Salpetersäure, HNO_3 108
salpetrige Säure, HNO_2 195
Salz 82
Sauerstoff, O_2 22
Säure 81
– starke 85
– schwache 86
Säurekatalyse 199

Säurekonstante 85
saw horse-Projektion 156
Schiffsche Base 200
Schmelzpunkt 54, 61
Schrödinger-Gleichung 12, 15
Schwefel
– dioxid, SO_2 27, 33, 67
– kohlenstoff, CS_2 189
– säure, H_2SO_4 67, 81
– trioxid, SO_3 67
– wasserstoff, H_2S 189
Sedoheptulose 242
Seife 209, 219
sekundär 154, 182
Sekundärstruktur 254
Sequenz 239
Serin 234
Sesselform 159, 243
Siedepunkt 60
Siedepunkterhöhung 75
Silber
– bromid, AgBr 68
– nitrat, $AgNO_3$ 68
Silberspiegelprobe 204
Siliciumdioxid, SiO_2 29
Solvatisierung 147
– energie 147
Sorbit 182
Spannungsreihe 112
Spektralphotometer 64
Stärke 250, 251
Stammsysteme 265
stationärer Zustand,
  Fließgleichgewicht 70
Stearinsäure 209
Steran 158
Steran-Gerüst 161
Stereoisomere 223
Stickstoff, N_2 22
Stickstoffdioxid, NO_2 27
Stöchiometrie 32
Stoffmengenkonzentration 90
Strahlungsarten, radioaktive 7, 8
Strukturformel 28
Strukturisomere 155
Styrol 173
Sublimation 120
substituierte Systeme 266
Substitution 176, 177
–, nucleophile 176
–, elektrophile 177

–, radikalische 177
Sulfanilamid 191
Sulfonamid 191
Sulfonsäuren 190
Sulfonylrest 194
Summenformel 28
Suspension 79
Synthese 28
System 137

Tautomerie 232
tertiär 154, 182
Tetra
– chlorkohlenstoff 165
– fluorethylen 170
– hydrofuran 179, 187
– hydropyran 179, 187
Tetrose 241
Thermodynamik 137
Thiazol 179
Thioether 189
Thiole 189
Thiophen 181
Thiophenol 189
Thiosulfat (Natrium-), $Na_2S_2O_3$ 53
Threose 241
Thymin 180
Titration 98
Tritrationskurven 98
Tollensreaktion 204
Toluol 173
Trehalose 247
Tricarbonsäure 208
Triebkraft 141
Triglycerid 219
Trimethylamin 193
Triose 241
Tripeptid 238
Tristearin 219
Tritium 8
Twist-Form 161

Übergangselemente 23
ultraviolette Spektren 63
Umesterung 213
ungesättigte Verbindung 45
Uracil 180

Valenzband 48
Valenzelektronen 23
Valenzstrich 41
van der Waalssche Bindung 49
VB-Theorie 41
Verbindung 28
Verbrennung von Alkanen 164
Veresterung 214
Verseifung 182, 214
Verteilungs
– gleichgewicht 119
– koeffizient 119
verzweigte Kohlenwasserstoffe 154
Vinylchlorid 170
Vitamin A 263
Vollacetal 200, 245
Volumenprozent 90

Wanneform 159
Wasser, H_2O 44
Wasserstoff
– brücken 72, 182, 255
– elektrode 111
– ionenkonzentration 84
– peroxid, H_2O_2 205
Weinsäure 230, 231
Wilsonsche Nebelkammer 8

Zelle 109
Zentralteilchen 50
Zerfallsgeschwindigkeit,
   radioaktive 8, 128
Zinkoxid, ZnO 114
Zucker 241
Zwitterion 235

Zuordnungstabelle

Lernzielnummer	Seite	Lernzielnummer	Seite	Lernzielnummer	Seite
1	5	4.1.2	81	7.1.10	139
1.1.1	5	4.1.3	81	7.1.11	143
1.1.2	6	4.1.4	87	7.1.12	141
1.1.3	6	4.1.5	107	7.1.13	141
1.1.4	30	4.1.6	108	7.1.14	142
1.1.5	8	4.1.7	111	7.1.15	145
1.1.6	12	4.1.8	82	9.1.1	42, 45
1.2	18	4.1.9	89, 108	9.1.2	42, 45, 46
1.2.1	18	4.1.10	31, 32	9.1.3	43
1.2.2	24	4.1.11	105, 109	9.1.4	45
1.2.3	22	4.1.12	115	9.1.5	167
1.2.4	15, 18	5.1.1	31, 90	9.1.6	198
1.2.5	22	5.1.2	70	9.1.7	172
1.2.6	23	5.1.3	65	9.1.8	175
1.2.7	23	5.1.4	66	9.1.9	164, 73, 184
2	28	5.1.5	67	9.2	158, 166, 182, 193, 208
2.1.1	28, 30	5.1.6	68		
2.1.2	35	5.1.7	84		
2.1.3	33	5.1.8	85	9.3	155
2.1.4	43	5.1.9	86	9.4.1	155
2.1.5	35, 38	5.1.10	98	9.4.2	159
2.1.6	35	5.1.11	100	9.5	166
2.1.7	46	5.1.12	100	9.6	161
2.1.8	38	5.1.13	104	9.7.1	163
2.1.9	43	5.1.14	105	9.7.2	224
2.1.10	41	6.1.1	119	9.7.3	224, 229
2.1.11	71	6.1.2	120	9.7.4	223
2.1.12	72	6.1.3	119	9.7.5	225
2.1.13	73	6.1.4	75, 77	9.7.6	223
2.2	50	6.1.5	120	9.7.7	229
2.2.1	50	6.1.6	120	10.1.1	169, 176
2.2.2	50	6.1.7	76	10.2.1	177
2.2.3	50, 52	7	127	10.2.2	174
2.2.4	53	7.1.1	129	11.1.1	179
2.2.5	146	7.1.2	128	11.1.2	179
3	54	7.1.3	129	12.1.1	182
3.1.1	54, 78	7.1.4	129	12.1.2	183
3.1.2	54	7.1.5	132	12.1.3	185, 190
3.1.3	63	7.1.6	133	12.1.4	189
3.1.4	64	7.1.7	134	12.2	187
4.1.1	81	7.1.9	139	12.3	188

Lernziel-nummer	Seite	Lernziel-nummer	Seite	Lernziel-nummer	Seite
12.4	192	12.8.3	214	13.3.3	238
12.4.1	194	12.8.4	215	13.3.4	239
12.5.1	198	12.8.5	216	13.4.1	241
12.5.2	199	12.9.1	216	13.4.2	241
12.5.3	199, 204	12.9.2	218	13.4.3	242, 244
12.5.4	201	13.1.1	231	13.4.4	245
12.5.5	202	13.1.2	233	13.4.5	245, 251
12.6.1	204	13.1.3	232	13.5	219
12.6.2	205	13.1.4	233	13.6.1	170
12.7.1	207	13.2.1	234	13.6.2	249, 259
12.7.2	208	13.2.2	235	13.6.3	254
12.7.3	209	13.2.3	237	13.6.4	250
12.8.1	211	13.3.1	238	14	262
12.8.2	212	13.3.2	239	15.9	190

Abbildungsnachweis

Die in der rechten Spalte aufgeführten Abbildungen in diesem Buch wurden, zum Teil mit Änderungen, den nachstehenden Werken entnommen:

Buddecke, E.: Grundriß der Biochemie, Berlin: de Gruyter 1974	92, 100, 101
Christen, H. R.: Grundlagen der allgemeinen und anorganischen Chemie. Aarau-Frankfurt a.M.: Sauerländer-Salle 1968	9, 12, 16, 18, 24, 26, 36, 39
Christen, H. R.: Grundlagen der organischen Chemie. Aarau-Frankfurt a.M.: Sauerländer-Diesterweg-Salle 1970	75, 76, 77, 84, 85, 88, 94, 98
Fluck, E., Brasted, R. C.: Allgemeine und Anorganische Chemie. In: Uni-Taschenbücher, Bd. 53. Heidelberg: Quelle & Meyer 1973	3, 20, 44
Gray, H. B.: Elektronen und Chemische Bindung. Berlin-New York: de Gruyter 1973	28, 31
Hiller, J.-E.: Grundriß der Kristallchemie. Berlin: de Gruyter 1952	45
Holleman/Wiberg: Lehrbuch der anorganischen Chemie, 71.–80. Aufl. Berlin: de Gruyter 1971	10, 14
Jander, G., Jahr, K. F., Knoll, H.: Maßanalyse. In: Sammlung Göschen, Bd. 221/221 a. Berlin: de Gruyter 1966	55
Jander, G., Spandau, H.: Kurzes Lehrbuch der anorganischen und allgemeinen Chemie. 8. Auflage von J. Fenner, J. Jander und H. Siegers. Berlin-Heidelberg-New York: Springer 1977	46, 59, 73
Karlson, P. Kurzes Lehrbuch der Biochemie. Stuttgart: G. Thieme 1973	86, 96

Mislow, K.: Einführung in die Stereochemie. Weinheim: Verlag Chemie 1967 — 78

Morrison, R. T., Boyd, R. N.: Lehrbuch der organischen Chemie. Weinheim: Verlag Chemie 1974 — 89, 90

Mortimer, C.-E.: Chemie. Das Basiswesen der Chemie in Schwerpunkten. Übersetzt von P. Jacobi und J. Schweizer. Stuttgart: Thieme 1973 — 1, 17, 19, 21-23, 25, 30, 32–35, 37, 42–43, 79

Ruske, W.: Einführung in die organische Chemie. Weinheim: Verlag Chemie 1968 — 74, 80, 82

Steudel, R.: Chemie der Nichtmetalle. Berlin-New York: de Gruyter 1974 — 5b

Sund, H.: Große Moleküle, Suhrkamp Verlag 1970 — 87, 91, 93, 95, 97

Sutton, L. E.: Chemische Bindung und Molekülstruktur. Übertragen von E. Fluck. In: Anorganische und allgemeine Chemie in Einzeldarstellungen (Hrsg. M. Becke-Goehring), Bd. III. Berlin-Göttingen-Heidelberg: Springer 1961 — 4

Für die ärztliche Vorprüfung

Chemie für Mediziner

H. P. Latscha, H. A. Klein, P. Pitz
Chemie für MTA. 1983. DM 48,-
ISBN 3-540-12565-5

Examens-Fragen Chemie für Mediziner.
3. Auflage. 1980. DM 19,80
ISBN 3-540-09775-9

Physik für Mediziner

H.-U. Harten: **Physik für Mediziner.**
4. Auflage. 1980. DM 49,50
ISBN 3-540-10315-5

Examens-Fragen Physik für Mediziner.
3. Auflage. 1981. DM 24,-
ISBN 3-540-10500-X

Physiologie

W. F. Ganong: **Lehrbuch der Medizinischen Physiologie.** 4. Auflage. 1979.
DM 64,-. ISBN 3-540-08908-X

Grundriß der Neurophysiologie. Herausgeber: R. F. Schmidt. 5. Auflage. 1983.
HTB 96. DM 29,80. ISBN 3-540-11926-4

Grundriß der Sinnesphysiologie. Herausgeber: R. F. Schmidt. 4. Auflage. 1980.
HTB 136. DM 24,80. ISBN 3-540-09909-3

Physiologie des Menschen. Herausgeber:
R. F. Schmidt, G. Thews. 21. Auflage.
1983. DM 98,-. ISBN 3-540-12222-2

G. Thews, P. Vaupel: **Grundriß der vegetativen Physiologie** 1981. HTB 210.
DM 29,80. ISBN 3-540-10631-6

Examens-Fragen Physiologie. 5. Auflage.
1980. DM 22,-. ISBN 3-540-10222-1

Medizinische Terminologie

M. Michler, J. Benedum: **Einführung in die medizinische Fachsprache.** 2. Auflage.
1981. DM 78,-. ISBN 3-540-10667-7

J. H. Wolf: **Kompendium der medizinischen Terminologie.** Korrigierter Nachdruck. 1982. HTB 221. DM 24,80
ISBN 3-540-11911-6

Physiologische Chemie

K. Jungermann, H. Möhler: **Biochemie.**
1980. DM 98,-. ISBN 3-540-09302-8

K. Jungermann, H. Möhler: **Übungen und Prüfungsfragen Biochemie.** 1980.
DM 19,80. ISBN 3-540-09300-1

Physiologische Chemie. Von G. Löffler,
P. E. Petrides, L. Weiss, H. A. Harper
2. Auflage. 1979. DM 98,-.
ISBN 3-540-09332-X

Examens-Fragen Physiologische Chemie.
3. Auflage. 1979. DM 28,-.
ISBN 3-540-09334-6

Springer-Verlag
Berlin
Heidelberg
New York
Tokyo

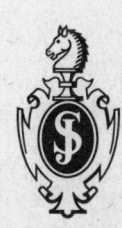

Biologie für Mediziner

K. Bachmann: **Biologie für Mediziner**
2. Auflage. 1982. DM 49,50
ISBN 3-540-11546-3

Biologie. Ein Lehrbuch. Herausgeber:
G. Czihak, H. Langer, H. Ziegler.
3. Auflage. 1981. DM 84,-
ISBN 3-540-09363-X

W. Buselmaier: **Biologie für Mediziner**
4. Auflage. 1979. HTB 154. DM 22,-
ISBN 3-540-09617-5

Anatomie

R. Bertolini, G. Leutert: **Atlas der Anatomie des Menschen (in 3 Bänden)**

Band 1: **Arm und Bein.**
1978. DM 55,-. ISBN 3-540-08752-4

Band 2: **Rumpf und Rumpfeingeweide.**
1979. DM 55,-. ISBN 3-540-09599-3

Band 3: **Kopf und Hals, Gehirn, Rückenmark und Sinnesorgane.** 1982. DM 55,-.
ISBN 3-540-11479-3

Die Fachwörter der Anatomie, Histologie und Embryologie. 29. Auflage. Bearbeitet von A. Faller. 1978. DM 42,-.
ISBN 3-8070-0300-2

W. G. Forssmann, C. Heym: **Neuroanatomie.** 3. Auflage. 1982. HTB 139.
DM 24,80. ISBN 3-540-11404-1

Grosser/Ortmann: **Grundriß der Entwicklungsgeschichte des Menschen.** 7. Auflage. 1970. DM 44,-. ISBN 3-540-04828-6

H. Knoche: **Lehrbuch der Histologie.**
1979. DM 76,-. ISBN 3-540-09221-8

R. V. Krstić: **Die Gewerbe des Menschen und der Säugetiere.** Korrigierter Nachdruck. 1982. DM 64,- ISBN 3-540-08906-3

R. V. Krstić: **Ultrastruktur der Säugetierzelle.** 1976. DM 64,- ISBN 3-540-07506-2

Lehrbuch der gesamten Anatomie des Menschen. Herausgeber: T. H. Schiebler.
3. Auflage. 1983. DM 84,-
ISBN 3-540-12400-4

R. Nieuwenhuys, J. Voogd,
C. van Huijzen: **Das Zentralnervensystem des Menschen.** 1980. DM 56,-.
ISBN 3-540-10031-8

E. M. W. Weber: **Gehirnschnitt-Modell. Brain Section Model.** 9. Auflage. 1979.
DM 14,-. ISBN 3-540-09267-6

E. M. Weber: **Schemata der Leitungsbahnen des Menschen.** 12. Auflage. 1978.
DM 14,-. ISBN 3-540-09000-2

Examens-Fragen Anatomie. 3. Auflage.
1979. DM 27,80. ISBN 3-540-ß9397-4

Medizinische Psychologie und medizinische Soziologie

C. von Ferber: **Soziologie für Mediziner.**
1975. DM 48,-. ISBN 3-540-07275-6

Medizinische Psychologie. Herausgeber:
M. von Kerekjarto. 2. Auflage. 1976.
HTB 149. DM 22,-. ISBN 3-540-07578-X

P. G. Zimbardo: **Psychologie.** 4. Auflage.
1983. DM 58,-. ISBN 3-540-12123-4

HTB = Heidelberger Taschenbücher

Springer-Verlag
Berlin
Heidelberg
New York
Tokyo

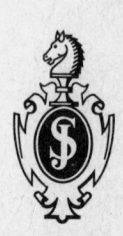